Sabine Ritter | Birgit Ziegler

Bi-Syndrome in der Chinesischen Medizin

Syndromdifferenzierung und integrative Therapie

Band 2

Hinweis: Dieser Band der Therapiehandbuch-Reihe befasst sich mit Schmerzen im Bereich von Knochen, Gelenken, Schleimbeuteln, Muskeln, Sehnen, Bändern und Faszien, die weder Folgen von Infektionen, Tumoren, Gefäßerkrankungen oder Erkrankungen des Stoffwechsels noch – mit Ausnahme von Bandscheibenvorfällen – neurologisch bedingt sind. Im Mittelpunkt stehen Krankheitsbilder, die in der TCM-Praxis häufig vorkommen.

ISBN 978-3-87569-237-2

Sabine Ritter | Birgit Ziegler

Bi-Syndrome in der Chinesischen Medizin

Syndromdifferenzierung und integrative Therapie

Band 2

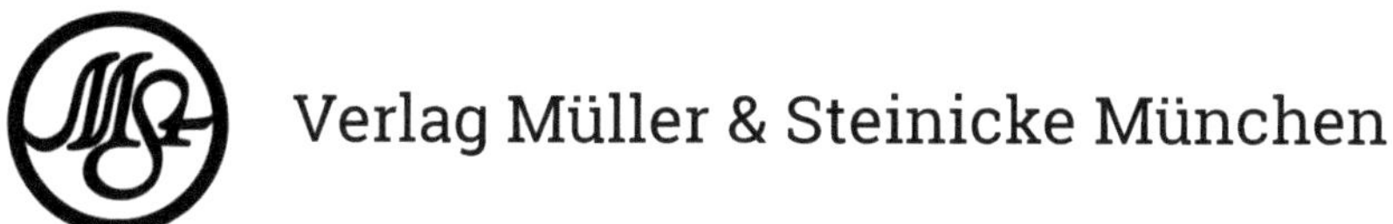

Verlag Müller & Steinicke München

Inhalt

Vorwort

Unserer Erfahrung nach haben die meisten Patienten unabhängig vom Anlass ihres Besuchs in unseren Praxen häufig auch Schmerzen im muskuloskelettalen Bereich. Eine Umfrage des Bund Deutscher Heilpraktiker e. V . (BDH) ergab 2021 sogar, dass gut 75% der Patienten eine Heilpraktiker-Praxis aufsuchen, weil sie unter Beschwerden im Bewegungsapparat leiden. Die Betroffenen benötigen vielfach eine medikamentöse Therapie, die sie mal mehr, mal weniger gut vertragen. Viele wünschen sich „von ihren Tabletten los zu kommen". Auch wenn dieser Wunsch mit chinesischer Medizin nicht immer zu erfüllen ist, so ist es doch in vielen Fällen möglich durch eine Kombination unterschiedlicher Behandlungsansätze das Leid der Betroffenen zu lindern, die Verträglichkeit von Medikamenten zu verbessern und die Lebensqualität zu steigern. Manch einer kann die Dosierung seiner Arzneistoffe dann in Absprache mit seinem behandelnden Arzt sogar reduzieren.

Wir beschreiben in diesem Band einen komplementärmedizinischen Ansatz zur Behandlung von Bi-Syndromen. Dieser sieht vor, dass die notwendige medikamentöse Therapie durch Akupunktur, chinesische oder westliche Kräuterrezepturen sowie eine Anpassung der Lebensführung (Yang Sheng) unterstützt wird. Allerdings müssen bei einer Kombination von Heilpflanzen mit Arzneistoffen mögliche Wechselwirkungen ausgeschlossen werden. Auf diese weisen wir im letzten Kapitel hin, wo wir auch einen kurzen Überblick über die Wirkungen ausgewählter Arzneistoffe aus der Perspektive der TCM geben. Wir zeigen hier auf, wie eine medikamentöse Dauertherapie das aus TCM-Sicht zugrundeliegende Syndrom, die Wurzel (Ben) der Erkrankung, verstärken kann. Ein langfristiger Erfolg ist daher vor allem dann zu erwarten, wenn diese meist konstitutionell oder durch den Lebensstil bedingte Ursache behoben wird.

Dieses Buch befasst sich mit verbreiteten Erkrankungen des Bewegungsapparats. Es ist in die medikamentöse Therapie, die Ursachen aus Sicht der chinesischen Medizin, Behandlungsansätze mit Akupunktur, Phytotherapie mit chinesischen und westlichen Arzneipflanzen, andere nicht-medikamentöse Therapien sowie unterstützende Konzepte aus dem Yang Sheng gegliedert. Diese sind auch optisch durch ein Farbschema voneinander abgesetzt, so dass jeder Behandler sich schnell einen Überblick über die Methoden verschaffen kann, die er beherrscht.

Farbkonzept zur schnelleren Orientierung

Farbe	Inhalte
blaue Überschriften und Tabellen	klinische Inhalte und medikamentöse Therapie
grüne Überschriften und Tabellen	Inhalte der chinesischen Medizin
gelb-orange Überschriften und Tabellen	Inhalte rund um die integrative Medizin

Wir danken der Grafikerin, Frau Viehauser, für die Entwicklung dieses wunderbaren Layouts. Unser Dank gilt ebenso dem Verlag Müller & Steinicke, dass er uns auch bei der Umsetzung dieses zweiten Bandes dieser Therapiehandbuchreihe unterstützt hat.

Allen Behandlern wünschen wir, dass es ihnen gelingt, die Schmerzen ihrer Patienten zügig zu lindern, damit diese ihr Leben wieder mehr genießen können.

Aus Gründen der besseren Lesbarkeit haben wir in diesem Buch bewusst auf das Gendern verzichtet. Die maskuline Schreibweise gilt für alle Geschlechter gleichermaßen.

Februar 2022, Sabine Ritter und Birgit Ziegler

1. Einleitung

Erkrankungen des muskuloskelettalen Systems gehen für die Betroffenen mit einer hohen Krankheitslast einher und verursachen für das Sozialsystem hohe Kosten. Grundsätzlich können sie im gesamten Bewegungsapparat auftreten, Rückenschmerzen werden jedoch am häufigsten beschrieben. So sind Nackenschmerzen hierzulande Anlass für 4 % der Hausarztbesuche. 85 % der Deutschen haben schon mindestens einmal in ihrem Leben unter Kreuzschmerzen gelitten. Neben Erkrankungen der Knochen, Gelenke, Schleimbeutel, Muskeln, Sehnen, Bänder oder Faszien können auch Erkrankungen der Gefäße oder des Nervensystems für Schmerzen im Bewegungsapparat verantwortlich sein.

Der Anteil der Patienten mit muskuloskelettalen Schmerzen steigt mit zunehmendem Alter. Frauen erkranken häufiger als Männer. Die Schmerzen können akut auftreten, sie können aber auch chronifizieren. Allerdings sind beispielsweise 90 % der schmerzhaften Beschwerden im unteren Rücken selbst limitierend und heilen innerhalb von sechs Wochen wieder aus.

Vielfach werden Schmerzerkrankungen als unspezifisch eingestuft, weil eine organische Ursache nicht gefunden werden kann. Sie weisen dann oftmals auf eine zugrundeliegende Überlastungssituation hin und quälen den Patienten noch zusätzlich – ein Teufelskreis beginnt, aus dem die Betroffenen meist nur mit guter und geduldiger Unterstützung wieder herausfinden. Entspannungsverfahren können daher einen erheblichen Beitrag zur Linderung der Beschwerden von Schmerzpatienten leisten. Darüber hinaus müssen die Betroffenen lernen Belastungen im Alltag zu reduzieren.

Bei 2–7 % der Patienten, die anfangs unter akuten Kreuzschmerzen leiden, werden die Schmerzen jedoch chronisch - vielfach, weil sich die Betroffenen zu sehr schonen. Während sich die schmerzbedingte, reduzierte Lebensqualität auf das Gemüt legt, erschlafft die Muskulatur in Folge von gut gemeintem Bewegungsmangel. Etwa jeder Sechste kann auch gut ein halbes Jahr nach Krankheitsbeginn seinen gewohnten alltäglichen Aktivitäten noch nicht wieder nachgehen. Dies kann den Grundstein für einen Teufelskreis legen, den es bei chronischen Schmerzen zu durchbrechen gilt. Zudem erleiden mehr als die Hälfte der Betroffenen einen Rückfall und etwa ein Drittel wird erneut arbeitsunfähig. Die nachlassende Lebensqualität schürt im Verbund mit den Schmerzen Ängste. Aber auch Depressionen sind mögliche Folgen. Diese können mit Schlafstörungen einhergehen, die durch den Bewegungsmangel und die Schmerzen noch verstärkt werden.

Schmerzen im Bewegungsapparat sind in der chinesischen Medizin als Bi-Syndrome bekannt. „Bi" bedeutet Blockade und erklärt den auftretenden Schmerz. Blockiert wird der freie Fluss von Qi und Blut, einerseits durch von außen in den Körper eintretende pathologische Einflüsse wie Wind, Kälte, Hitze und Feuchtigkeit. Andererseits können aber auch innere Faktoren den freien Fluss von Qi und Blut behindern und Schmerzen im Bewegungsapparat nach sich ziehen. Die Pathomechanismen werden in den folgenden Kapiteln beschrieben, sowie die adäquate Behandlungsmethode dargelegt.

Die traditionelle chinesische Medizin hält mit Akupunktur, chinesischen Heilkräuter-Rezepturen, mit Moxibustion, Tuina und Guasha, aber auch mit Ernährungsempfehlungen und Empfehlungen für ein gesundes Leben (Yang Sheng) hier ein weites Spektrum an Behandlungsmöglichkeiten bereit und kann damit, wenn auch nicht immer zur Heilung, so doch zu einer substantiellen Linderung der Beschwerden beitragen. Das Ziel der chinesischen Medizin ist es, die Funktion der Muskeln, Sehnen, Gelenke und der Wirbelsäule schmerzfrei zu erhalten beziehungsweise die Schmerzfreiheit wieder zu erlangen, auch wenn das Gewebe selbst degeneriert ist, wie das z.B. bei Arthrose der Fall ist.

2. Chronische Schmerzen und ihre Auswirkungen

Viele Patienten suchen eine Praxis für traditionelle chinesische Medizin aufgrund von akuten oder chronischen Schmerzen auf. Ein akuter Schmerz ist ein physiologisches Warnsignal des Körpers, ausgelöst durch eine Stimulation der Schmerzrezeptoren, die damit auf einen thermischen, chemischen oder physikalischen Reiz reagieren. Dieser löst einen Schutzreflex aus und lenkt die Aufmerksamkeit bei Bedarf auf eine Gefahrenquelle. Im Zusammenhang mit einem akuten Schmerz wird der Sympathikus aktiviert, sodass der Blutdruck ansteigt während Herzfrequenz und Atmung beschleunigt werden. Im limbischen System wird eine emotionale Reaktion ausgelöst, die sich in Form von Angst oder Verzweiflung zeigen kann. Zur Linderung der Schmerzen werden Endorphine ausgeschüttet, notfalls wird das Bewusstsein allerdings auch ausgeschaltet (▶ Abbildung 1).

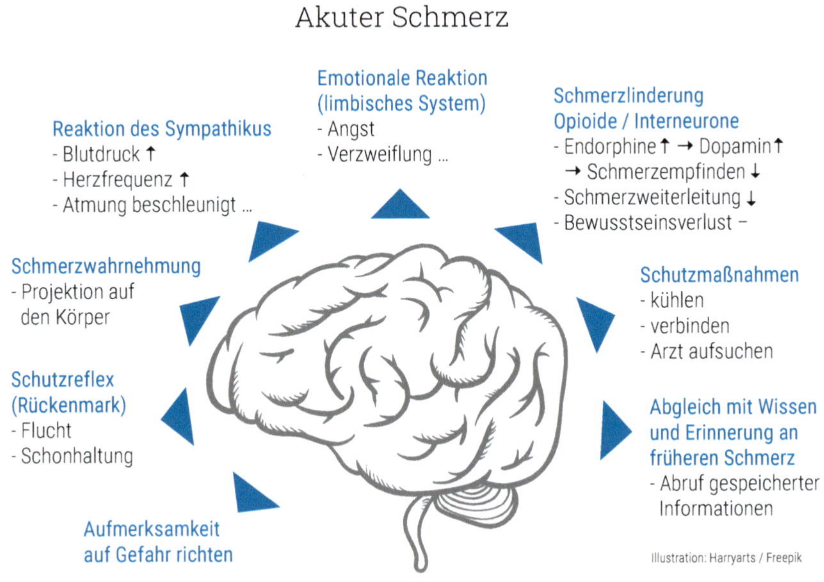

[Abbildung 1]

Beim chronischen Schmerz handelt es sich jedoch um eine eigenständige Erkrankung. Er kann zwar, wie z. B. bei Rückenschmerzen, einen ursprünglichen Auslöser haben, entwickelt sich dann aber unabhängig davon zu einer eigenständigen Erkrankung. In Folge dessen senden die Neuronen, losgelöst von einem ursächlichen Reiz, unkontrolliert Signale. Dabei nimmt sowohl die Zahl der Schmerzrezeptoren an den Nervenenden als auch die Konzentration der Transmitter zu. Aufgrund der permanent im peripheren und zentralen Nervensystem eintreffenden Signale erschöpft derweil das körpereigene schmerzhemmende System. Zusätzlich kommt es zu strukturellen Veränderungen in den Nervenbahnen, die zu einer Steigerung der Schmerzwahrnehmung beitragen, so dass die betroffenen Patienten immer empfindlicher werden. Schon eine leichte Berührung kann dann unerträglich sein.

Nach Angaben der Deutschen Gesellschaft für Schmerzmedizin leben hierzulande etwa 15 bis 20 Millionen Menschen mit chronischen Schmerzen. Häufigste Ursache sind Schmerzen im Bewegungsapparat.

Chronische Schmerzen beeinträchtigen die Lebensqualität. Kleine Freuden im Alltag werden nicht mehr wahrgenommen. Alle Aufmerksamkeit richtet sich auf den Schmerz, der in allen Lebenssituationen eine dominante Position einnimmt, weil der bisherige Alltag nicht mehr fortgesetzt werden kann. Oftmals klagen die Betroffenen nicht nur über Einsamkeit, weil ihnen soziale Kontakte fehlen, sie entwickeln auch Ängste oder werden depressiv, was die schmerzbedingte Passivität noch verstärken kann. Schmerzpatienten können sich unter Umständen nicht einmal mehr über ein gutes Essen freuen, verlieren ihren Appetit und vernachlässigen ihre Ernährung. Andere trösten sich mit Süßigkeiten. Zusammen mit Bewegungsmangel lassen die körperlichen Kräfte dann zunehmend nach. Die fehlende Aktivität kann auch Schlafstörungen Vorschub leisten. So sinkt die Lebensqualität der Betroffenen immer weiter. All diese Faktoren können sich zugleich verstärkend auf den Schmerz auswirken – ein Teufelskreis, der im ungünstigsten Fall in die Berufsunfähigkeit führt (▶ Abbildung 2).

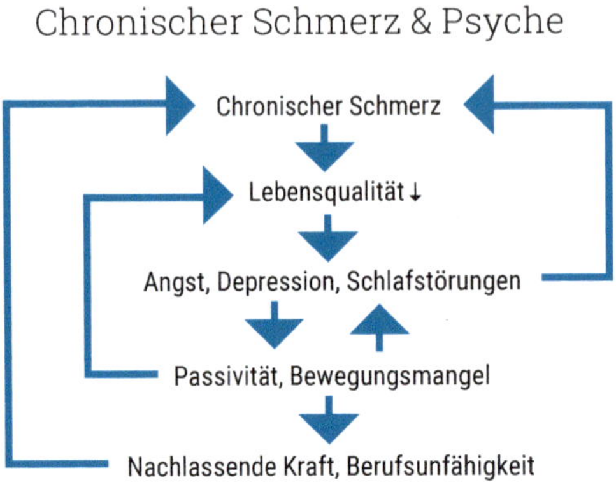

[Abbildung 2]

Die Lebensfreude kann so stark in Mitleidenschaft gezogen werden, dass Suizidgedanken auftauchen, insbesondere wenn die Schmerzen sehr intensiv sind, lange andauern und den Schlaf beeinträchtigen. Schwindet dann noch die Hoffnung auf Besserung, erscheint das Leben den Betroffenen oftmals nicht mehr lebenswert. Neben einer spezifischen Behandlung der konkreten Beschwerden sollte man sich als aufmerksamer Therapeut daher auch immer mit dem seelischen Befinden von Schmerzpatienten befassen.

Es ist bekannt, dass der Erfolg einer Behandlung wesentlich durch die Erwartungshaltung des Patienten mitbestimmt wird. Gerade Patienten, die bereits eine Reihe von Behandlungsversuchen abgebrochen haben, weil diese nicht den gewünschten Erfolg brachten, hoffen mit jedem neuen Versuch, dass sich endlich eine Besserung einstellt und zweifeln zugleich zunehmend daran. Der Therapeut kann durch die von ihm ausgestrahlte Zuversicht wesentlich dazu beitragen, die negative Erwartungshaltung des Patienten aufzufangen. Zudem ist ein offenes Gespräch über Belastungen, Sorgen und Ängste sowie über das, was die Betroffenen irgendwo gehört oder gelesen haben, unerlässlich, da die Erwartungen des Patienten an ein Behandlungsverfahren nicht nur auf eigenen Erfahrungen, sondern vielfach auch auf einer Konditionierung durch das Umfeld oder die Medien beruht. Fundierte Informationen zur geplanten integrativen Therapie einschließlich einer ehrlichen Aufklärung über deren Grenzen können eine wichtige Grundlage schaffen, dass der Patient über seine innere Einstellung seiner Genesung eine realistische Chance gibt.

Bei jedem Gespräch mit dem Patienten sollte der Fokus immer auch auf die positiven Seiten des Lebens gelenkt werden.

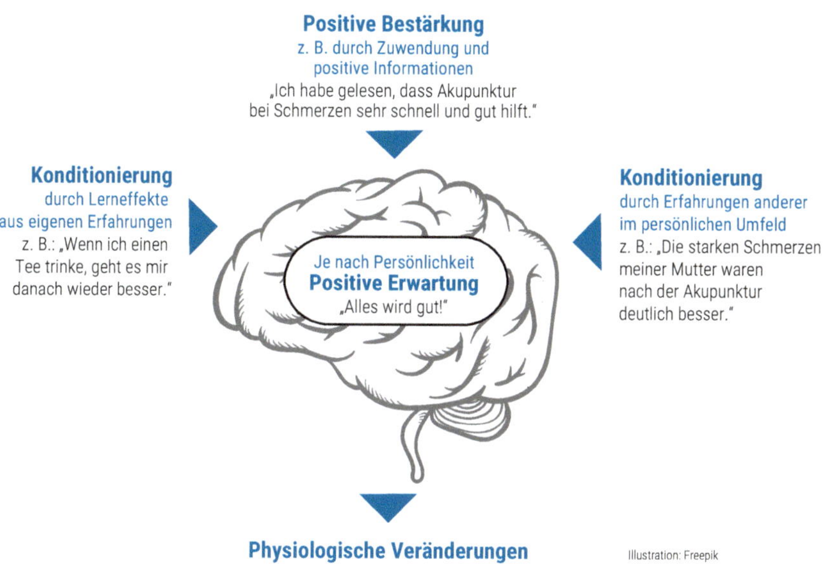

[Abbildung 3]

Quellen

Colagiuri B, Schenk LA, Kessler MD et al. The placebo effect: from concepts to genes. Neuroscience 2015 October 29; 307: 171–190.

Dahlke LA, Sable JJ, Andrasik F. Behavioral therapy: emotion and pain, a common anatomical background. Neurol Sci. 2017 May;38(Suppl 1):157-161.

Deutsche Gesellschaft für Schmerzmedizin http://forum-schmerzmedizin.de

Fonseca Das Neves J, Sule N, Serra E.Encephale. [The pain-emotion: Advocating pain as an emotion]. 2017 Dec;43(6):603-606.

Kroppenstedt S et al. (2017), S2k-Leitlinie Spezifischer Kreuzschmerz.

Rittner H et al. (2017), Nationale Versorgungsleitlinie Nicht-spezifischer Kreuzschmerz.

Wittwer A, Folkers G. Schmerz: Innenansichten eines Patienten und was die Wissenschaft dazu sagt. Leipzig 2016

3. Therapeutische Grundlagen der chinesischen Medizin

3.1. Häufige Ursachen für Bi-Syndrome

Die folgenden Erkrankungen des Bewegungsapparates werden in der chinesischen Medizin als sogenannte Bi-Syndrome diagnostiziert und behandelt:

- Nackenschmerzen
- Schulter- und Rückenschmerzen
- Fibromyalgie
- Osteoporose
- Arthrose
- Rheumatoide Arthritis
- Andere Entzündungen des Bewegungsapparates
- Gelenkzysten
- Deformitäten
- Stumpfe Traumata

Diese Bi (Blockaden) entstehen durch verschiedene Ursachen, wie Wind, Kälte, Feuchtigkeit und Hitze. Dabei ist Wind immer das Vehikel für die anderen klimatischen Faktoren, um in den Körper zu gelangen, so dass wir von Wind-Kälte-Bi, Wind-Feuchtigkeits-Bi und Wind-Hitze-Bi sprechen. Es gibt jedoch auch die Kombination von allen drei Agenzien Wind, Kälte und Feuchtigkeit. In diesem Fall sprechen wir von San Bi (dreifaches Bi oder wahres Bi).

Die pathogenen Energien, allen voran der Wind, dringen über die Poren der Haut in den Raum zwischen Haut und Muskeln ein, sofern die Abwehrenergie (Wei-Qi) nicht stark genug ist, um sie fern zu halten. Die pathogenen Energien, die über die Yu-Yuan-Punkte der Yang-Leitbahnen an Knie und Ellenbogen in den Körper gelangen, verursachen eine Blockade von Qi und Blut in den Muskelmeridianen. Die Schmerzen bleiben vorerst auf die Sehnen und Muskeln beschränkt. Sie sind reversibel, obwohl die Schmerzen im Akutstadium heftig sein können. Ist das Wei-Qi allerdings zu schwach, kann die Stagnation langfristig fortbestehen oder sich auf die Gelenke ausbreiten. Hier kann die pathogene Energie stecken bleiben und ziemlich lange verweilen. Sie kann jedoch auch über die Jing Luo tiefer in den Körper eindringen und schließlich die Haupt-Leitbahn blockieren, was letztendlich zu einer Schädigung der Organe (Zang/Fu) führen kann. Bleibt dieser Zustand über einen längeren Zeitraum bestehen, so entwickelt sich aus dieser Blockade eine Stagnationshitze. Stagniert das Qi, so werden in absehbarer Zeit auch die Körpersäfte stagnieren. Wenn übermäßige Feuchtigkeit im Körper vorhanden ist, wird sich aus dieser Akkumulation von Hitze und Feuchtigkeit eine feuchte Hitze entwickeln. So entsteht letztendlich das Hitze-Bi. Durch die Hitze verdampft die Feuchtigkeit und es entsteht Schleim, der die Gelenke und Knochen deformieren lässt. Diesen Zustand nennt man dann Knochen-Bi.

Gelenke sind wichtige Verteilungsorte für Qi und Blut. Dort sammeln sich die pathogenen Energien und blockieren den freien Qi-Fluss, was wiederum den Schmerz verursacht. Die pathogenen Energien dringen umso leichter ein, je schlechter die Gelenke mit Qi und Blut versorgt werden. Auch wenn die Gelenke durch Überbeanspruchung geschwächt sind, dringt pathogene Energie leichter ein, da eine ständige Wiederholung ein und derselben Bewegung zu einer Unterversorgung des Gewebes mit Qi, Blut und Wei-Qi führt.

Ein schwaches Wei-Qi wird also immer das Eindringen von pathogener Energie begünstigen. Die Qualität des Wei-Qi ist von folgenden Faktoren abhängig:

- Der Qualität von Qi und Blut
- Der Qualität der Körpersäfte
- Der Qualität des Zhen-Qi
- Der Qualität des Jing
- Der Qualität des Nieren-Yang und der Fähigkeit der Blase, das weniger Unreine des Unreinen zurück zu gewinnen, um damit die Muskeln und Sehnen zu befeuchten.

Deshalb lautet das Therapieziel bei der Behandlung von Bi-Syndromen:
„Verbessere die Zirkulation von Qi und Blut, vertreibe den Wind und löse den Schmerz, befreie die Leitbahnen und stelle die Bewegung von Muskeln und Sehnen wieder her."

Es gibt jedoch auch andere Ursachen für die verschiedenen Bi, und zwar

- **Verletzungen**
  Eine leichte Verletzung führt zu einer Qi-Stagnation, die sich wieder lösen kann. Eine stärkere Verletzung hingegen führt zu einer Stagnation von Qi und Blut, die latent immer vorhanden sein wird. Sie fällt unter Umständen nicht weiter auf, führt aber zu einer erhöhten Anfälligkeit weiterer Verletzungen und zu einer lokalen Wei-Qi-Leere in dieser Region, so dass pathogene Energien hier leichter eindringen und es zu immer wieder kehrenden Schmerzen in dieser Region kommen kann.
- **Überbelastung**
  Eine starke Überbeanspruchung des gesamten Organismus, eines Gelenkes oder einer bestimmten Körperregion wie sie beim Sport vorkommt, führt oft zu einer Qi- und Yang-Leere. Qi und Yang werden gebraucht, um Blut und Körperflüssigkeiten zu transportieren und zu wärmen. In diesem Fall muss weiter differenziert werden, und zwar in
  - **Milz-Qi-Leere**: Qi-Leere, die vornehmlich die Milz betrifft, welche über Muskeln und Fleisch herrscht, begünstigt Feuchtigkeit im Körper.
  - **Nieren-Yang-Leere:** Bei Yang-Leere der Nieren können Kälte und Feuchtigkeit leicht in den Körper eindringen.
  - **Blut- und Yin-Leere**: Sie begünstigen die Umwandlung von Wind-Kälte zu Wind-Hitze.
- **Organische Störungen**
  - **Magen-Hitze** führt zum Austrocknen der Körperflüssigkeiten
  - **Milz-Qi-Leere** führt zu Ansammlung von Feuchtigkeit im Körper. Ist im Körper schon Feuchtigkeit vorhanden, so hat diese eine besondere Affinität zu äußerer Feuchtigkeit, die leichter in den Körper eindringt. Lange bestehende Milz-Qi-Leere zieht eine Blut-Leere nach sich.
  - **Milz-Yang-Leere** verursacht Blut-Leere, wodurch die Muskeln nicht richtig ernährt werden. Milz-Yang-Leere und Nieren-Yang-Leere können sich gegenseitig begünstigen. Eine Nieren-Yang-Leere kann eine Milz-Yang-Leere nach sich ziehen. Aber auch eine lange bestehende Milz-Yang-Leere kann eine Nieren-Yang-Leere begünstigen. Die gewissenhafte Anamnese kann über die genaue Genese Klarheit bringen.
  - **Nieren-Yang-Leere** begünstigt das Eindringen von Kälte und Feuchtigkeit.
  - **Nieren-Yin-Leere** lässt schneller eine Hitze-Symptomatik entstehen.

- **Blut-Leere** führt zu Unterernährung der Sehnen, Bänder und Muskeln, außerdem entsteht schneller Hitze.
- **Qi-Leere der Blase** wirkt sich negativ auf die Befeuchtung der Haut aus.
- **Chronische Blutstagnation** begünstigt das Eindringen pathogener Energien und verstärkt sowohl die Symptomatik als auch die Schmerzen.
- **Leber-Qi-Stagnation** bewirkt u.a. chronische Verspannungen und somit eine schlechtere Versorgung der Muskeln. Außerdem begünstigt sie das Eindringen von Wind, vornehmlich in die Nackenregion.

› **Psychische Störungen**

Trauer, Kummer und Schock können zu einer Qi- und Blut-Leere führen, somit eine Stagnation von Qi und Blut begünstigen und Schmerzen verursachen.

3.2. Differenzierung der Bi-Syndrome nach klimatischen Faktoren

› **Wanderndes Bi (Feng-Bi)**
Wind dominiert als pathogene Energie

› **Feuchtigkeits-Bi (Shi-Bi)**
Feuchtigkeit dominiert als pathogene Energie

› **Kälte-Bi (Han-Bi)**
Kälte dominiert als pathogene Energie

› **Heißes Bi (Re-Bi)**
Hitze dominiert als pathogene Energie

Diagnosebogen zum Download:

https://www.mueller-und-steinicke.de/wp-content/uploads/diagnosebogen.pdf

3.3. Therapiestrategien

Die meisten Patienten mit Bi-Syndromen entscheiden sich zu Beginn ihrer Erkrankung für einen Therapieansatz. Natürlich ist es bei Bedarf unabdingbar, etwaige somatische Ursachen mittels bildgebender Diagnose-Verfahren zu erkennen. Die einen vertrauen anfangs auf eine medikamentöse Therapie, die anderen auf Akupunktur oder andere nicht medikamentöse Maßnahmen. Für eine Kombination unterschiedlicher Behandlungsansätze entscheiden sie sich vielfach erst, wenn ein Konzept nicht schnell genug zum gewünschten Erfolg führt und der Leidensdruck somit unverändert fortbesteht. Der Zeitpunkt hierfür ist individuell sehr verschieden.

Erfahrungsgemäß kann im Rahmen eines integrativen Therapiekonzeptes die Dosierung von Medikamenten schrittweise reduziert werden. Dies ist immer eine Einzelfallentscheidung, die vom Verlauf der Behandlung abhängt und die der Patient gemeinsam mit dem behandelnden Arzt fällen sollte. Hierzu können hier keine allgemeinen Empfehlungen gemacht werden.

Die nachfolgende Tabelle gibt eine Übersicht über die verschiedenen Formen eines Bi-Syndroms. In den Kapiteln zu den einzelnen Beschwerdebildern wird auf diese Übersicht verwiesen.

Path. Energie	Wanderndes Bi (Feng-Bi)	Feuchtigkeits Bi (Shi-Bi)	Kälte-Bi (Han-Bi)	Heißes Bi (Re-Bi)
Schmerz	Wandernd, plötzlich einsetzende heftige Schmerzen, schubweiser Verlauf, Muskeln und Gelenke betroffen	Dumpfe, diffuse, fixierte Schmerzen, wundes oder schweres Gefühl, Taubheitsgefühl, Schwellung von Muskeln, Sehnen und Gelenken, Schmerz am Anfang der Bewegung	Festsitzender, bohrender, lokaler, sehr starker Schmerz in Muskeln und Gelenken, Kältegefühl an der betroffenen Stelle, u.U. livide oder blasse Verfärbung	Brennender, heißer, starker Schmerz, lokal begrenzter Bereich eines oder mehrerer Muskeln bzw. Gelenke, heißes Gefühl, Schwellung, Rötung
Modalitäten	▼ Wind, Wetterwechsel, Föhn ▲ Frühling, Herbst	▼ Regen, Nebel, hohe Luftfeuchtigkeit ▲ trockenes Wetter	▼ Kälte, Winter ▲ Wärme, Sommer, Massage, Bewegung	▼ Hitze, Wärme, Druck, Bewegung ▲ Kälte

Path. Energie	Wanderndes Bi (Feng-Bi)	Feuchtigkeits Bi (Shi-Bi)	Kälte-Bi (Han-Bi)	Heißes Bi (Re-Bi)
Begleit-symptome	Allgemeines Frösteln, Taubheitsgefühle, Muskelzuckungen, Tremor, Tics, Hautjucken, das kommt und geht, Nackensteifigkeit, Bewegungen sind starr und steif	Schwere, Kraftlosigkeit, Müdigkeit, allgemeine Trägheit, Wind-Kälte-Empfindlichkeit, Ödeme der unteren Extremitäten, Bewegung eingeschränkt, da Yin das Yang blockiert	Müde, schlapp, leichtes Frieren, Angst vor Kälte, blasses Gesicht, Kurzatmigkeit, Nackensteifigkeit Bewegung: verlangsamt, Steifigkeit Urin: hell und klar	Anfallsartige Beschwerden, evtl. Fieber, trockener Mund, rote Augen, rotes Gesicht Urin: dunkel
Durst	Unauffällig	Wenig	Wenig oder kein Durst	Viel Durst auf Kaltes
Schweiß	Wenig		Kein oder wenig Schwitzen	Viel Schweiß
Syndrome	Leber-Qi-Stagnation, Wind, Wind-Kälte	Milz-Qi-Leere, Milz-Yang-Leere, Nieren-Yang-Leere	Milz-Yang-Leere Nieren-Yang-Leere	Yin-Leere
Affinität	Kopf, Nacken, Schulter (Wind geht nach oben)	Yin-Seite des Körpers, Feuchtigkeit sinkt nach unten	Yin-Seite des Körpers	Kann alle Körperbereiche betreffen
Pulse	Oberflächlich, etwas schneller, gespannt, drahtig	Schlüpfrig, langsam, weich	Gespannt, tief, fest, langsam	Schlüpfrig, schnell
Zunge	Unverändert, evtl. abweichend, sehr dünner, evtl. einseitiger weißer Belag	Geschwollen, Zahneindrücke, dicker, feuchter, gelb-weißer Belag	Blass, dicker weißer Belag	Rot, evtl. rote Punkte, gelber Belag
Therapie-strategie	Pathogene Energie ausleiten, Blut stärken, Leber-Qi bewegen	Feuchtigkeit ausleiten, Milz-Qi und Milz-Yang tonisieren	Kälte ausleiten, Yang tonisieren, Blut bewegen	Hitze ausleiten, Yin tonisieren, innere Hitze kühlen
Moxa	Ja	Ja	Ja	Nein
Schröpfen	Ja	Ja	Ja, nach vorheriger Erwärmung d. Mox	Blutiges Schröpfen
Massage	Ja	Ja	Ja	Nein

Tabelle 1: Übersicht über die verschiedenen Varianten des Bi-Syndroms

Ob eine Behandlung mit Akupunktur, chinesischen oder westlichen Kräutern durchgeführt wird, obliegt der Entscheidung des Therapeuten und seiner Ausbildung. Akupunktur und Arzneipflanzen können kombiniert werden, sie können aber auch unabhängig voneinander zum Einsatz kommen.

3.3.1. Therapiestrategien der Akupunkturbehandlung

3.3.1.1. Behandlung über distale, lokale und Nah-Punkte

Die genaue Lokalisation der Schmerzregion und der entsprechenden Leitbahnen ist unabdingbare Voraussetzung für eine gute Akupunkturbehandlung. Daran orientiert sich die Auswahl der distalen Punkte, die stark ausleitend genadelt werden, und der lokalen Punkte, die entweder ausleitend oder neutral zu nadeln sind. Zum Schluss wählt man Nahpunkte aus, die entweder kontra- oder homolateral genadelt werden.

Distale Punkte

Die distalen Punkte liegen unterhalb des Ellenbogens beziehungsweise unterhalb des Knies. Durch ihre Nadelung werden die Leitbahnen wieder durchgängig, indem sie die Qi- und Blutstagnation beseitigen und die pathogenen Energien ausleiten. Es werden immer ein oder mehrere distale Punkte verwendet. Im akuten Zustand werden sie sehr stark sediert und als erstes genadelt. Erst danach werden lokale Punkte verwendet. Im chronischen Zustand werden sie neutral genadelt, nachdem die lokalen Punkte beziehungsweise die Ashi-Punkte genadelt wurden.

Die Auswahl der Punkte ergibt sich aus der betroffenen Leitbahn. Die distalen Punkte wählt man analog der betroffenen Schicht:

Betroffene Leitbahn und vice versa	behandelte Leitbahn	Schicht
Magen	Dickdarm	Yangming
Dünndarm	Blase	Taiyang
Dreifach-Erwärmer	Gallenblase	Shaoyang
Lunge	Milz	Taiyin
Pericard	Leber	Jueyin
Herz	Niere	Shaoyin

Behandlung der korrespondierenden Gelenke zwischen oberen und unteren Extremitäten:

Schulter	Hüfte
Ellenbogen	Knie
Handgelenk	Fußgelenk
Finger	Zehen

Folgende Punkte bieten sich für eine Behandlung nach den Gelenkentsprechungen der oberen und unteren Extremitäten an:

betroffene Leitbahn	Oben	Unten
	Schulter	***Hüfte***
Dickdarm	Di 15	Ma 31
Dreifach Erwärmer	3E 14	Gb 30
Dünndarm	Dü 10	Bl 36
	Dü 11	Bl 53
Lunge	Lu 2	Mi 12
Herz	He 1	Ni 11
Pericard	Pe 2	Le 11
	Ellenbogen	***Knie***
Dickdarm	Di 11	Ma 36
Dreifach Erwärmer	3E 10	Gb 23
Dünndarm	Dü 8	Bl 40
Lunge	Lu 5	Mi 9
Herz	He 3	Ni 10
Pericard	Pe 3	Le 8
	Handgelenk	***Fußgelenk***
Dickdarm	Di 5	Ma 41
Dreifach Erwärmer	3E 4	Gb 40
Dünndarm	Dü 5	Bl 60
Lunge	Lu 9	Mi 5
Herz	He 6	Ni 5
Pericard	Pe 7	Le 4

Tabelle 2: Punkte für eine Behandlung nach Gelenkentsprechungen

Lokale Punkte

Als lokale Punkte werden diejenigen Punkte bezeichnet, die in der direkten Umgebung des Schmerzbereichs liegen. **Bei akuten Schmerzen werden sie neutral oder sedierend genadelt, aber erst nachdem die distalen Punkte verabreicht wurden. Bei chronischen Schmerzen nadelt man sie neutral, und zwar vor den distalen Punkten.**

Die Ashi-Punkte zählen zu den lokalen Punkten. Es sind direkte Schmerzpunkte, die nicht unbedingt auf einer Leitbahn liegen müssen. Sie werden gefunden, indem durch Druckanwendung ein Schmerzreiz ausgelöst wird. Sie können zusätzlich zu den anderen Punkten genadelt oder mit Reiskornmoxa behandelt werden. Das Moxa kann kurz bevor die Glut die Hautoberfläche erreicht ausgedrückt werden, der Patient sollte jedoch unbedingt die Hitze in Form eines leichten Stichs fühlen. Je nach Anzahl der behandelten Ashi-Punkte können drei und mehr Moxafäden auf jedem Punkte abgebrannt werden. Die Punkte sollten im Anschluss weniger druckdolent sein. Handelt es sich bei den druckdolenten Punkten um Myogelosen, kann die Nadel auf die Oberfläche der Myogelose eingeführt werden und dort auf und ab bewegt werden, bis sich die Verhärtung auflöst. Alternativ kann man die Nadel bis zum Knoten einführen und oberhalb der Nadelspitze das Reiskornmoxa anwenden.

Nah-Punkte

Schließlich kann man noch Nah-Punkte in der direkten Umgebung der betroffenen Stellen behandeln.

Im Folgenden sind die distalen, lokalen und Nahpunkte im Bezug zum Schmerzort aufgeführt. Aus Platzgründen wird an dieser Stelle auf die Erwähnung der Punktenamen verzichtet. Eine genaue Bezeichnung mit Punktnummer und -namen finden Sie am Ende des Buches in der Punkte-Tabelle.

	Distale Punkte	Lokale Punkte	Nah-Punkte
Nacken	Gb 39, Dü 3, 3E 5, 3E 8, Bl 60, Ma 40, Ni 4, Luoshen (Extrapunkt)	Bl 10, Gb 20	Gb 21, Du 14, Bl 11
Schulter	3E 5, Di 4, Lu 7, 3E 1, Di 1, Ma 36, Ma 38, Gb 34, Bl 40, Bl 58, Dü 3 Mi 9	Di 15, Di 16, 3E 12, 3E 14, Bl 10, Jian Nei Ling (Extrapunkt)	Dü 9, Dü 10, Dü 11, Dü 12, Dü 13, Dü 14, Dü 15, 3E 15, 3E 13, Gb 20, Gb 21, Di 10, Di 14
Ellbogen	Gb 33, Gb 34, Bl 40, Ma 35, Ma 36, Ma 37, Ma 38, Mi 6, Mi 8, Ni 10	Di 11, 3E 10, Dü 8, Lu 5	Di 13, Di 14, 3E 12, Di 4, 3E 5, Di 1
Handgelenk	Ma 36, Mi 5, Gb 40	3E 5, Lu 7	3E 4, Di 5, Dü 4, Dü 5, Pe 7
Finger	Ba Feng (8 Winde) 4 Extrapunkte zwischen den Zehen	3E 5	3E 3, Di 3, Baxie (8 Übel), 4 Extrapunkte zwischen den Köpfen der Metakarpale
LWS	Bl 39, Bl 40, Bl 59, Bl 60, Bl 62	Bl 23, Bl 24, Bl 25, Bl 26, Du 3, Shiqizhuixia (Extrapunkt)	Ashi-Punkte
Sakrum	Bl 40, Bl 58	Bl 27, Bl 28, Bl 32	Bl 23
Hüfte	Gb 41, Bl 62	Gb 29, Gb 30	Gb 31, Mi 12
Knie	Mi 5, Dü 5	Ma 36, Ma 34, Mi 9, Mi 10, Le 7, Le 8, Ni 10, Gb 34, Bl 40	Xiyan (2 Extrapunkte, Knieaugen)
Fußgelenke	Di 5, Dü 4, Dü 5, Gb 34, Ma 36	Ni 3, Ni 4, Ni 5, Ni 6, Ni 7, Ni 8, Bl 60, Bl 61, Bl 62, Bl 63, Gb 40	Mi 5, Gb 41, Gb 42, Ma 41, Bl 64, Bl 65, Bl 66, Bl 67, Le 2, Le 3, Le 4
Zehen	Di 4, Baxie	Mi 4, Ma 41, Gb 34, Mi 9	Bafeng, Mi 3

Tabelle 3: distale, lokale und Nahpunkte im Bezug zum Schmerzort

Natürlich ist es unabdingbar, die pathogenen Energien Wind, Kälte, Feuchtigkeit und Hitze mit den entsprechenden Punkten auszuleiten.

3.3.1.2. Behandlung durch Leitbahnausgleich

Eine weitere Möglichkeit, erkrankte Leitbahnen zu behandeln, ist aus der folgenden Tabelle ersichtlich:

System 1 Gekoppelte Yin-/Yang-Paare, Yin/Yang, Hand/Fuß Rechts-links Kontralaterale Nadelung		**System 2** Innerhalb der sechs Schichten Yang/Yang, Yin/Yin, Hand/Fuß Rechts-links Kontralaterale Nadelung		**System 3** Schichtpartner innen-außen: Taiyang – Shaoyin, usw. Yin/Yang, Hand/Fuß Rechts-links Kontralaterale Nadelung		**System 4** Gleicher Yin/Yang Name der 6 Schichten, z.B. Taiyang/Taiyin, usw., Yin/Yang, Hand/Fuß Rechts-links und rechts-rechts, homo- oder kontralaterale Nadelung		**System 5** Mittag-Mitternachts-Regel der Organuhr Yin/Yang, Hand/Fuß Rechts-links und rechts-rechts, homo- oder kontralaterale Nadelung		**System 6** Benachbarte Paare der Organuhr, Hand/Fuß, Yin-Yin und Yang-Yang Rechts-links Kontralaterale Nadelung	
Erkrankte LB	**Genadelte LB**	**Erkrankte LBn**	**Genadelte LB**	**Erkrankte LB:**	**Genadelte LB**	**Erkrankte LB**	**Genadelte LB**	**Erkrankte LB**	**Genadelte LB**	**Erkrankte LB**	**Genadelte LB**
Dünn-darm	Herz	Dünndarm	Blase	Dünndarm	Niere	Dünndarm	Milz	Gallen-blase	Herz	Dünndarm	Blase
Blase	Niere	Blase	Dünndarm	Blase	Herz	Blase	Lunge	Dickdarm	Niere	Blase	Dünndarm
Dreifach Erwärmer	Pericard	3E	Gallen-blase	Dreifach Erwärmer	Leber	Dreifach Erwärmer	Niere	Magen	Pericard	Dreifach Erwärmer	Gallen-blase
Gallen-blase	Leber	Gallen-blase	Dreifach Erwärmer	Gallen-blase	Pericard	Gallen-blase	Herz	Dünndarm	Leber	Gallen-base	3E
Dickdarm	Lunge	Magen	Dickdarm	Dickdarm	Milz	Dickdarm	Leber	Blase	Lunge	Dickdarm	Magen
Magen	Milz	Dickdarm	Magen	Magen	Lunge	Magen	Pericard	Dreifach Erwärmer	Milz	Magen	Dickdarm
Lunge	Dickdarm	Lunge	Milz	Lunge	Magen	Lunge	Blase	Leber	Dünn-darm	Leber	Lunge
Milz	Magen	Milz	Lunge	Milz	Dickdarm	Milz	Dünndarm	Lunge	Blase	Lunge	Leber
Leber	Gallen-blase	Herz	Niere	Herz	Blase	Herz	Gallen-blase	Milz	Dreifach Erwärmer	Herz	Milz
Pericard	3E	Niere	Herz	Leber	Dreifach Erwärmer	Niere	Dreifach Erwärmer	Herz	Gallen-blase	Milz	Herz
Niere	Blase	Pericard	Leber	Pericard	Gallen-blase	Leber	Dickdarm	Niere	Dickdarm	Niere	Pericard
Herz	Dünndarm	Leber	Pericard	Niere	Dünndarm	Pericard	Magen	Pericard	Magen	Pericard	Niere

Tabelle 4: Behandlung erkrankter Leitbahnen durch Leitbahnausgleich

Sechs Systeme zur Behandlung erkrankter Leitbahnen durch Leitbahnausgleich - die erkrankte Leitbahn steht links, die genadelte Leitbahn rechts.

3.3.1.3. Die Muskelmeridiantherapie

Außerdem gibt es die Möglichkeit der Behandlung der Bi-Syndrome mit der Muskelmeridian-Therapie. In den Muskelmeridianen (Tendinomuskuläre Leitbahnen) fließt das Wei-Qi (Abwehr-Energie), das die eingedrungenen pathogenen Energien abfangen soll, damit diese nicht in die Hauptmeridiane eindringen können. Die Muskelmeridiane liegen an der Oberfläche, direkt unter der Haut. Sie haben keine tieferen Gefäße, stehen aber mit den zwölf Haupt-Leitbahnen in direktem Kontakt. Sie versorgen die Muskeln und Sehnen und sind für die Koordination, den Muskeltonus und die Kraftausübung der Muskeln zuständig. Sie beginnen an den Ting-Punkten und fließen von unten nach oben über die Gelenke zum Rücken, beziehungsweise zur Brust, wo sich die drei Yang- und die drei Yin-Muskelmeridiane der oberen und der unteren Extremität vereinigen. Diese Vereinigungspunkte werden Jing-Punkte genannt. Hier können pathogene Energien auf andere Leitbahnen überspringen. Diese Jing-Punkte werden auch als Diagnose-Punkte verwendet. Sind sie schmerzhaft, so ist der dazugehörige Muskelmeridian betroffen. Wird jetzt der Jing-Punkt sediert, kann das weitere Eindringen der pathogenen Energien verhindert, beziehungsweise die pathogenen Energien können ausgeleitet werden. Mit dieser Technik werden vorzugsweise lokale Störungen der Sehnen, Muskeln und Bänder behandelt. Bevorzugt werden sie bei akuten Schmerzzuständen eingesetzt, aber auch die Behandlung chronischer Schmerzen ist erfolgreich. Bei der Therapie der Muskelmeridiane wird allerdings schon ein Schmerzzustand, der älter als drei Tage besteht, als chronischer Schmerzzustand charakterisiert.

Jing-Punkte

Dü 18 Quanliao

Vereinigungspunkt der drei Yang-Muskelmeridiane der Beine
→ Magen, Blase, Gallenblase

Gb 13 Benshen

Vereinigungspunkt der drei Yang-Muskelmeridiane der Arme
→ Dreifach-Erwärmer, Dickdarm und Dünndarm

Ren 3 Zhongji

Vereinigungspunkt der drei Yin-Muskelmeridiane der Beine
→ Niere, Leber, Milz

Gb 22 Yuanye

Vereinigungspunkt der drei Yin-Muskelmeridiane der Arme
→ Pericard, Herz, Lunge

Die Behandlung mit den Jing-Punkten erfolgt nach dem folgenden Schema:

	Akuter Zustand	Chronischer Zustand
	Das Wei-Qi ist stark und die pathogenen Energien bleiben im Muskelmeridian	Das Wei-Qi ist schwach, die pathogenen Energien dringen in den Hauptmeridian ein
Schmerz	Akuter Schmerz, scharf stechend, Spasmen, Kontrakturen der Sehnen, Muskeln, Bänder, Schmerz entlang des Muskelmeridians bei Druck	Schmerzen bestehen schon eine längere Zeit, dumpfer Schmerz
Lokalisation	In der Haut, Druckempfindlichkeit der Haut, Fülle des Muskelmeridians durch pathogene Energie	Pathogene Energie ist in den Hauptmeridian eingedrungen und verursacht hier eine Fülle
Therapie	Ashi-Punkte sedieren, Punkte des Hauptmeridians tonisieren	Ashi-Punkte mit Moxibustion oder Guasha behandeln, die Punkte des betroffenen Hauptmeridians sedierend behandeln
Jing-Punkte	Sedieren bei Schmerzhaftigkeit	Tonisieren bei Schmerzhaftigkeit

Tabelle 5: Behandlung mit den Jing-Punkten

3.3.1.4. Behandlung der Qi Jing Ba Mai (Acht außerordentliche Gefäße)

Eine weitere Möglichkeit zur Behandlung der Bi-Syndrome besteht in der Anwendung der acht außerordentlichen Gefäße (Qi Jing Ba Mai). Die folgenden fünf außerordentlichen Gefäße bieten sich besonders zur Behandlung von Bi-Syndromen an:

1. Dumai (Gouverneurs-Gefäß)
2. Yangweimai (Bewahrer des Yang)
3. Daimai (Gürtelgefäß)
4. Yangqiaomai (Yang-Fersen-Gefäß)
5. Yinqiaomai (Yin-Fersen-Gefäß)

Dumai

Der Dumai ist der wichtigste und am häufigsten benutzte außerordentliche Meridan bei Lumbalgie und Ischialgie. Er kann die Wirbelsäule kräftigen, das Nieren-Yang stärken und somit die Willenskraft des Menschen, sein „Rückrat" festigen. Er wird auch als Meer des Yang bezeichnet. Der Dumai ist gleichermaßen effektiv bei akuten und chronischen Beschwerden, die oftmals auf einer Nieren-Schwäche beruhen. Im Nan Jing wird erwähnt, dass wenn der Dumai erkrankt, Verspannungen der Wirbelsäule und eine große Erschöpfung entstehen.

Der Dumai läuft direkt entlang der Wirbelsäule und eignet sich somit hervorragend für alle die Wirbelsäule betreffenden Beschwerden, z.B. Nackenschmerzen, Kreuzschmerzen, Lumbago und Ischias. Im Falle von akuten Rückenschmerzen wird der Dumai nicht geöffnet, sondern es werden Punkte auf dem Dumai je nach Schmerzort, genadelt. Ebenso wird er bei der Ausleitung pathogener Energien, wie Wind und Kälte nicht geöffnet. Bei akuter Lumbalgie oder Ischialgie ist der Schmerz zumeist stechend, lokalisiert und intensiv.

Handelt es sich jedoch um chronische Rückenschmerzen, so kann der Dumai geöffnet werden, wenn vorherige Behandlungen nicht den gewünschten Erfolg erzielt haben. Dies geschieht mit der **Punktkombination Dü 3 Houxi und Bl 62 Shenmai.** Da chronische Rückenschmerzen meistens mit einer generellen Yang-Leere einhergehen, dient die Öffnung des Dumai einer generellen Yang-Mobilisierung. Der chronische Schmerz ist eher dumpf, tief und konstant. Das Öffnen des Dumai stärkt den Rücken und richtet die Wirbelsäule auf. Nach dem Öffnen ist der Dumai empfänglicher für die weitere Behandlung. Kommt es durch eine lange bestehende Schwäche zu einer Hyperflexion des Rückens, so kann dieser mit Hilfe der Nadelung des Dumai seine physiologische Position wieder erlangen. Auch bei Patienten nach einer Wirbelsäulen-Operation kann mittels Öffnung des Dumai die energetische Blockade durch die Operationsnarbe, die meist zwischen dem dritten und fünften Lendenwirbel liegt, behoben und die Beschwerden gelindert werden.

Wichtige Punkte des Dumai für die Behandlung von Bi-Syndromen sind:
Du 2 Yaoshu, Du 3 Yaoyangguan, Du 4 Mingmen, Du 8 Jinsuo, Du 13 Taodao, Du 14 Dazhui, Du 15 Yamen, Du 16 Fengfu, Du 20 Baihui und Du 26 Renzhong.

Insbesondere der Punkt Du 26 Renzhong ist indiziert bei akuten Schmerzen im unteren Rücken, bei denen der Patient sich nicht mehr aufrichten kann. Wird Du 26 appliziert und etwas manipuliert, so kann der starke Schmerz gelindert werden, und dem Patienten gelingt es, sich wieder aufzurichten.

Yangweimai

Der Yangweimai hat durch seine starke Verbindung zur Gallenblase eine besondere Affinität zu Wind. Deshalb bietet er sich zur Behandlung an, wenn es zu wandernden Schmerzen kommt. Typische Symptome für diesen Zustand sind

- Schüttelfrost und Fieber
- Die Zunge weist einen einseitigen weiß-öligen Belag auf und zeigt eventuell einseitig rote Punkte.
- Der Puls ist drahtig oder gespannt.

Diese Wind-Bi manifestieren sich außer in Schmerzhaftigkeit auch mit Steifheit und Taubheit der Muskeln, Sehnen, Knochen und Gelenke, insbesondere an der Außenseite des Nackens, der Schultern, des Brustkorbs, der Hüften und der Beine.

Der Yangweimai verbindet alle Yang-Meridiane und Yang-Schichten miteinander und hat auch Verbindung zum Dumai. Da der Yangweimai alle Yang-Meridiane und -Schichten verbindet, wirkt sich eine Schwäche in diesen Gebieten letztendlich auch auf den Yangweimai aus.

Der Yangweimai eignet sich besonders gut zur Ausleitung der pathogenen Energien Wind und Wind-Kälte. Auch hier gilt die Regel, dass das Gefäß im Akutfall nicht geöffnet wird. In diesem Fall werden die Punkte des Yangweimai sedierend genadelt. **Die Öffnung des Yangweimai erfolgt mit den Punkten 3E 5 Waiguan und Gb 41 Zulinqi.**

Wichtige Punkte des Yangweimai für die Behandlung von Bi-Syndromen sind:
3E 5 Waiguan, Gb 14 Yangbai, Gb 20 Fengchi, Gb 21 Jianjing, Gb 35 Yangjiao, Dü 10 Naoshu, Bl 63 Jinmen, Du 15 Yamen und Du 16 Fengfu..

Daimai

Der Daimai wird als Auswuchs des Gallenblase-Meridians betrachtet und ist indiziert, wenn sich im oberen Teil des Körpers Fülle-Symptome zeigen und im unteren Teil des Körpers Leere-Symptome vorhanden sind. Dies entspricht einer ausgeprägten Leber-Qi-Stagnation, denn das Leber-Qi kann seine Aufgabe, Qi und Blut frei fließen zu lassen, nicht mehr erfüllen, weil u.a. der Daimai zu fest ist. Die Hauptsymptome in diesem Fall sind:

- Chronisch verspannte Schultern
- Schwere und Kältegefühl des Rückens
- Schwäche und Lähmung der Beine, Atrophie der Beinmuskulatur
- Eiskalte Füße, bläuliche und dunkel verfärbte Gefäße an den Füßen
- Hüftschmerzen durch Blut- und Yin-Leere. Sie strahlen in den Unterbauch aus. Schmerzen können allerdings auch im Bauch entstehen und strahlen in den Rücken aus.

Aus einer lange bestehenden Disharmonie im Daimai mit Fülle im oberen Bereich des Körpers und Leere im unteren Bereich kann es zu einer Mangelversorgung der Beine kommen, in deren Folge eine Erschlaffung der Beinmuskulatur eintritt bis hin zu Atrophie und Lähmung derselben.

Wenn der Daimai in Balance ist, kann die Energie der umschlossenen Meridiane (alle außer Leber und Blase, diese liegen oberflächlicher) ungehindert von unten nach oben und von oben nach unten fließen.

Wichtige Punkte des Daimai zur Behandlung von Bi-Syndromen sind:
Gb 26 Daimai, Gb 27 Wushu, Gb 28 Weidao, Gb 41 Zulinqi und 3E 5 Waiguan. Geöffnet wird der Daimai mit der Punktkombination Gb 41 Zulinqi und 3E 5 Waiguan.

Yangqiaomai

Der Yangqiaomai hat eine verteilende und verbindende Funktion. Er ist ein Ausläufer des Blasenmeridians und verläuft auf der Außenseite des Körpers. Er reguliert zusammen mit dem Yinqiaomai den Muskeltonus der Beine und gemeinsam regeln sie die Balance bei körperlichen strukturellen Problemen. Durch seinen Verlauf und als Auswuchs des Blasenmeridians ist der Yangqiaomai sehr effektiv bei akuten lumbalen Rückenschmerzen mit Schmerzausstrahlung ins Bein. Die Schmerzen sind einseitig, scharf, stechend und lokalisiert. Neben seiner Funktion, äußere Winderkrankungen vom Kopf und dem Gesicht abzuleiten, ist er deshalb auch sehr effektiv bei Schmerzen im Bewegungsapparat. Die Hauptsymptome sind folgende:

- Akute lumbale Rückenschmerzen und Schmerzen in den Beinen
- Schmerzen auf dem Blasenmeridian, die einseitig lokalisiert, scharf und stechend sind
- Eiskalte Füße, bläuliche und dunkel verfärbte Gefäße an den Füßen
- Schulter-Arm-Syndrom
- Ungleichmäßiger Muskeltonus der Beine
- Beckenschiefstand

Wichtige Punkte des Yangqiaomai für die Behandlung von Bi-Syndromen sind:
Bl 59 Fuyang, Bl 61 Pucan, Bl 62 Shenmai, Dü 3 Houxi, Dü 10 Naoshu, Di 15 Jianyu, Di 16 Jugu und Gb 29 Juliao. Geöffnet wird er mit der Punktkombination Bl 62 Shenmai und Dü 3 Houxi.

Yinqiaomai

Der Yinqiaomai verläuft an der Innenseite der Beine nach oben. Er wird als Auswuchs des Nierenmeridians gesehen. Sein tieferer Verlauf zieht durch den Bauch- und Brustraum und vereinigt sich bei Bl 1 mit dem Yangqiaomai. Die den Bewegungsapparat betreffenden Versorgungsgebiete beinhalten aufgrund seines Verlaufes die Ferse, Achillessehne und die Innenseite der Beine. Seine Aufgabe ist es u.a., das Körpergewebe weich und elastisch zu halten. Im Zusammenhang mit den hier beschriebenen Bi-Syndromen interessiert uns insbesondere die Anwendung des Yinqiaomai zusammen mit dem Yangqiaomai, wenn die Lendenwirbelsäule durch ein instabiles Ileo-Sacral-Gelenk immer wieder schmerzhaft auffällt. Wenn das Ileo-Sacral-Gelenk trotz einer erfolgreichen Reponierung nicht stabil bleibt und wieder verrutscht, dann empfiehlt sich das Öffnen der beiden Fersengefäße, und zwar beim

Mann zuerst der Yangqiaomai und bei der Frau zuerst der Yinqiaomai. In den meisten Fällen gelingt mit dieser Nadelung eine Stabilisierung des Ileo-Sacral-Gelenkes und damit eine längerfristige Schmerzfreiheit im unteren Rücken.

Geöffnet wird der Yinqiaomai mit der Kombination Ni 6 Zhaohai und Lu 7 Lieque. Ein weiterer wichtiger Punkt ist Ni 8 Jiaoxin (Xi-Punkt).

3.3.1.5. Behandlung mit Dauernadeln

Um den Therapieeffekt zu verlängern, können druckdolente Punkte lokal am betroffenen Körperteil und / oder dem korrespondierenden Areal am Ohr mit Dauernadeln versehen werden. Sie können auch auf Myogelosen zum Einsatz kommen. Ebenso können über die funktionelle Leitbahndiagnostik Nah- oder Fernpunkte gefunden werden, die sich für eine Behandlung mit Dauernadeln eignen. Dabei werden auf den Leitbahnen, die an einer Bewegungseinschränkung beteiligt sein können, Punkte ermittelt, über die eine Bewegung erleichtert wird. Hierzu führt der Patient die schmerzhafte oder eingeschränkte Bewegung aus, während der Therapeut einen Finger auf einen in Frage kommenden Akupunkturpunkt auflegt. Wird die Bewegung leichter, kann eine Dauernadel aufgesetzt werden. Meist kommen mehrere Leitbahnen in Frage, in der Regel sollte jedoch nicht mehr als ein Punkt pro Leitbahn ausgewählt werden. Insbesondere bei sensiblen Patienten sollte die Zahl der eingesetzten Dauernadeln zudem gering sein.

3.3.2. Behandlung mit chinesischen oder westlichen Kräutern

Die Anwendung der Kräuterrezepturen setzt eine entsprechende Ausbildung in chinesischer oder westlicher Kräutermedizin voraus.

Die Zusammensetzung einer Rezeptur mit westlichen Kräutern richtet sich nach der bereits dargelegten Therapiestrategie und basiert auf der Diagnose nach den Regeln der chinesischen Medizin. Dabei können bekannte pharmakologische Wirkungen der Arzneipflanzen im Rahmen der chinesischen Syndromlehre eingeordnet werden, um eine gezielte Auswahl der Kräuter für den individuellen Patienten zu ermöglichen. Die in den Abschnitten zu den verschiedenen Erkrankungen des Bewegungsapparats zusammengestellten Rezepturen sollten bei Bedarf immer modifiziert werden. Dabei ist auch ein Austausch von Bestandteilen einzelner Rezepturen sinnvoll, wenn dies aufgrund der individuellen Beschwerden des Patienten erforderlich ist.

Das gleiche gilt für die chinesischen Kräuterrezepturen. Sie sind gut abgestimmt auf die verschiedenen Arten der Bi-Syndrome einschließlich des zugrunde liegenden Mangel- oder Fülle-Syndroms. Die klassischen Rezepturen können je nach individueller Situation adaptiert werden, d.h. man fügt entweder Kräuter entsprechend des Bedarfs hinzu oder nimmt überflüssige Kräuter heraus. Die Voraussetzung für eine erfolgreiche Therapie ist eine exakte Diagnose nach den Regeln der Traditionellen Chinesischen Medizin, die sowohl die Puls- als auch die Zungendiagnose umfasst.

3.3.3. Integrative Phytotherapie

Eine integrative Phytotherapie, das heißt eine gemeinsame Anwendung von Kräuterrezepturen oder pflanzlichen Präparaten begleitend zu einer medikamentösen Therapie, kann mit Chancen und Risiken für die betroffenen Patienten verbunden sein. Im Idealfall benötigen sie weniger Medikamente und vertragen diese besser. Doch eventuelle Wechselwirkungen zwischen den Wirkstoffen und den Arzneipflanzen können auch dazu führen, dass die Wirkung von Medikamenten vermindert wird oder das Risiko für Nebenwirkungen zunimmt. Deshalb müssen mögliche Interaktionen immer ausgeschlossen werden. Außerdem müssen das Behandlungsziel und die Behandlungsstrategie aufeinander abgestimmt werden. Es empfiehlt sich daher folgendes Vorgehen:

1. **Behandlungsziel besprechen**

Mögliche Ziele sind eine:

- Behandlung von Nebenwirkungen
- begleitende Phytotherapie zur medikamentös behandelten Beschwerde
- phytotherapeutische Behandlung einer anderen Erkrankung als der medikamentös behandelten Beschwerde

2. **Diagnostik nach den Regeln der chinesischen Medizin**

3. **Erfassung aller eingenommenen Medikamente und Nahrungsergänzungsmittel**

Sind die Präparate erfasst, sollte deren Wirkungsmechanismus aus Sicht der chinesischen Medizin mit den diagnostizierten Syndromen abgeglichen werden, um zu klären, ob es Überschneidungen gibt.

Es empfiehlt sich regelmäßig nachzufragen, ob sich am Medikationsplan etwas geändert hat oder ob neue Nahrungsergänzungsmittel eingenommen werden.

4. Zusammenstellung der Arzneipflanzen

Bei der Auswahl der Arzneipflanzen muss immer sichergestellt werden, dass diese die Wirkung der Medikamente nicht ungünstig beeinflussen. Informationen hierzu finden sich unter anderem im folgenden Abschnitt, in den Monographien der Arzneipflanzen, den Fachinformationen der Medikamente, in der Literaturdatenbank wissenschaftlicher Studien beispielsweise unter https://pubmed.ncbi.nlm.nih.gov sowie in dem Buch „Arzneimittel-Interaktionen in der Phytotherapie" von Sabine Ritter.

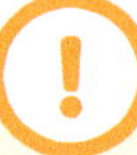

Praxistipp:

- *Mögliche Wechselwirkungen von Kräutern und Arzneistoffen einmal gründlich erfassen*
  - *Kontraindizierte Arzneipflanzen in der Kartei notieren*
  - *Manifestationen möglicher Interaktionen für die verbleibenden Arzneipflanzen in der Kartei zusammenstellen*
- *Der Patient sollte über potentielle Wechselwirkungen, die nicht kontraindiziert sind, informiert werden. Entsprechende Hinweise sollten bei den Folgeterminen abgefragt werden.*

5. Erstellung bzw. Anpassung der individuellen Rezeptur

- Sofern unerwünschte Wechselwirkungen eingetreten sind (z. B. erhöhte Blutungsneigung, Blutdruckveränderungen oder Hypoglykämie) sollten die hierfür in Frage kommenden Arzneipflanzen in der Rezeptur ersetzt werden.

Zur Behandlung der Nebenwirkungen einer Schmerztherapie können die in diesem Band vorgestellten Rezepturen bei Bedarf in modifizierter Form verwendet werden, sofern keine Wechselwirkungen vorliegen. Kapitel 5.2. (s. Seite 207) erläutert die Wirkungen ausgewählter Arzneistoffe aus Sicht der chinesischen Medizin und informiert über deren Nebenwirkungen und mögliche Interaktionen.

Mögliche Wechselwirkungen werden hier nur zu den häufig in der medikamentösen Schmerztherapie zum Einsatz kommenden Arzneistoffen aufgelistet. Kontraindizierte Kombinationen müssen immer vermieden werden. Hierzu gehören unter anderem:

- ein möglicher Wirkungsverlust der Arzneistoffe durch einen beschleunigten Abbau, der die Bioverfügbarkeit verkürzt, oder eine entgegengesetzte Wirkung der Arzneipflanzen.
- eine mögliche Wirkungssteigerung oder –verlängerung der Wirkstoffe durch eine Verzögerung ihres Abbaus und eine Verlängerung der Bioverfügbarkeit, wenn beispielsweise das Risiko für Nebenwirkungen dadurch gesteigert wird. Eine Steigerung der erwünschten Wirkung muss im Einzelfall abgewogen werden und sollte unter allen in die Behandlung eingebundenen Personen abgestimmt werden.
- additive oder wirkungsmindernde Effekte durch eine Kombination von
  - Monoaminooxidase-Hemmern mit entsprechend wirkenden Arzneipflanzen.
  - serotonerg wirkenden Arzneistoffen mit entsprechend wirkenden Arzneipflanzen, da das Risiko für ein lebensbedrohliches Serotonin-Syndrom mit Verwirrung und Agitiertheit, aber auch Fieber, Schwitzen, Diarrhö, Ataxie, Tremor, Hyperreflexie und Myoklonie sowie Hypertonie und Tachykardie zunehmen kann.
  - dopaminerg wirkenden Arzneipflanzen mit entsprechend wirkenden Arzneistoffen oder Inhibitoren
  - anticholinerg wirkenden Arzneipflanzen mit entsprechend wirkenden Arzneistoffen
  - Gerinnungshemmern mit Arzneipflanzen, die die Blutgerinnung stimulieren. Bezüglich einer Kombination von Arzneipflanzen, die ebenfalls die Blutgerinnung hemmen, sollten die Angaben in den Fachinformationen beachtet werden.
  - Arzneistoffen und Arzneipflanzen, die die QT-Zeit verlängern
  - Arzneipflanzen mit hormoneller Wirkung mit bestimmten Hormonpräparaten oder Antihormonen
  - Immunsuppressiva und Immunmodulatoren mit Arzneipflanzen, die das Immunsystem beeinflussen
  - Medikamenten und Arzneipflanzen, die die Krampfneigung erhöhen
  - Medikamenten und Arzneipflanzen, die Organe – insbesondere Leber oder Nieren – schädigen
  - Medikamenten und Arzneipflanzen, deren gemeinsame Anwendung das Risiko für eine Rhabdomyolyse erhöht.
- eine gleichzeitige Anwendung von Antitussiva mit Mukolytika und Sekretolytika wegen der Gefahr eines Sekretstaus.

Über andere mögliche Interaktionen sollten die Patienten ausführlich informiert werden, sie sollten zudem regelmäßig überwacht werden. Hierzu gehören, sofern in den Fachinformationen der Medikamente nicht anderes angegeben, zum Beispiel die Beeinträchtigung des Reaktionsvermögens durch Überlagerung von zentral dämpfenden Effekten, Blutdruckveränderungen oder eine Veränderung des Blutzuckers.

Einige Wechselwirkungen können durch Einhaltung eines Mindestabstands zwischen der Einnahme der Kräuter und der Medikamente vermieden werden. Dies kann man gegebenenfalls bei den hier vorgestellten Arzneistoffen, in den Fachinformationen und in der Fachliteratur nachlesen. Besondere Vorsicht ist bei Medikamenten mit einer geringen therapeutischen Breite geboten, da das Risiko einer Unter- oder Überdosierung hier besonders groß ist. Darüber hinaus sollte eine integrative Behandlung von multimorbiden Patienten und von Patienten mit Erkrankungen von Leber oder Nieren gut abgewogen werden. Dies gilt auch für Patienten, die viele verschiedene Wirkstoffe einnehmen.

In diesem Zusammenhang sei ausdrücklich darauf hingewiesen, dass sich die Wirkungen von Arzneistoffen mit dem Syndrom des Patienten, der Wurzel (Ben) oder den Zweigen (Biao) der Erkrankung, überlagern können. Oftmals entstehen Schmerzen im Bewegungsapparat beispielsweise aus einer Schwäche des Milz-Qi oder einer Leber-Qi-Stagnation. Sie werden durch Medikamente meist effektiv und schnell gelindert. Dadurch verbessert sich die Lebensqualität der Betroffenen und das Risiko für die Entstehung von einem Schmerzgedächtnis wird verringert. In vielen Fällen können Medikamente jedoch nicht die Ursache der Erkrankung aus Sicht der chinesischen Medizin beheben, im Falle einer Daueranwendung können sie eine entsprechende Prädisposition mitunter sogar verstärken. Dennoch kann die medikamentöse Therapie notwendig und zielführend sein. Dann profitiert der Patient von einer Begleittherapie nach den Regeln der chinesischen Medizin, wenn die Vorteile beider Systeme miteinander kombiniert werden. Im Idealfall werden nicht nur Nebenwirkungen und der Bedarf an Medikamenten reduziert, es wird auch die Krankheitsursache behoben. Im Anschluss an die Akutbehandlung kann es allerdings empfehlenswert sein, das zugrunde liegende Muster im Sinne einer Rezidivprophylaxe längerfristig mit Akupunktur oder Phytotherapie weiter zu behandeln sowie dauerhaft die Ernährung umzustellen und die Lebensführung (Yang Sheng) anzupassen.

4. Klinische Grundlagen & Therapie

4.1 Klassifikation

Klassifikation nach Ursache

Schmerzen im Bewegungsapparat werden als unspezifisch eingestuft, wenn keine somatische Ursache wie beispielsweise Traumata, Infektionen, Entzündungen, degenerative Veränderungen, Tumore, Medikamente oder neurologische Erkrankungen gefunden werden. So kann vielfach bei Rückenschmerzen keine Ursache gefunden werden. Im Unterschied hierzu spricht man von spezifischen Schmerzen, wenn eine somatische Ursache diagnostiziert werden kann.

Klassifikation nach zeitlichem Verlauf

Es werden akute, subakute, chronische und rezidivierende Schmerzen im Bewegungsapparat unterschieden. Die Einteilung richtet sich nach der jeweiligen Krankheitsdauer. Über das Mainzer Stadiensystem der Schmerzchronifizierung kann darüber hinaus der Chronifizierungsgrad ermittelt werden.

4.2 Krankheitsbilder

4.2.1. Rücken- und Schulterschmerzen

4.2.1.1. Definition, Modalitäten und Lokalisation

Nackenschmerzen sind Schmerzen, die zwischen der Linea nuchalis superior und dem ersten Brustwirbel auftreten. Lateral sind sie durch die schultergelenksnahen Ansätze des Musculus trapezius begrenzt. Eine Abgrenzung zu Schulterschmerzen ist weder klinisch noch anamnestisch in jedem Fall möglich. Vielfach werden sowohl Nacken- als auch Schulterschmerzen von Verspannungen begleitet. Kreuzschmerzen treten dagegen unterhalb vom Rippenbogen und oberhalb der Gesäßfalten auf.

Rücken- und Schulterschmerzen können mit Kraftlosigkeit oder Bewegungseinschränkungen einhergehen. Zudem können sie in andere Körperareale ausstrahlen. Als myofasziale Dysfunktion wird eine Störung der myofaszialen Funktionseinheit mit Schmerzen und/oder eine Dysfunktion der Bewegungskontrolle bezeichnet. Über Triggerpunkte kann ein Muskelschmerz ausgelöst werden, der sich brennend, bohrend und stechend manifestiert. Als Zeichen einer zentralen Sensibilisierung können zudem unter anderem Parästhesien auftreten. Die Schmerzen können von Bewegungs- und Haltungsunsicherheit sowie Steifheit in der Lenden-Becken-Hüftregion bis zum Schultergürtel begleitet werden.

Blockaden werden unter der Bezeichnung hypomobile Bewegungsstörung zusammengefasst. Charakteristische Folge ist ein gerichteter Bewegungsschmerz ohne erkennbare strukturelle Ursache. Die Schmerzen können ausstrahlen und unter anderem von zentraler Sensibilisierung und lokalen oder plurisegmentalen Muskelverspannungen begleitet sein. Blockaden im unteren Rücken werden auch als akuter Lumbago, Hexenschuss oder Lumbo-Sakralgie bezeichnet.

Im Falle einer Reizung oder Schädigung der Nervenwurzel (Radikulopathie) sind meist die Segmente C5 bis Th1 der Halswirbelsäule oder die Segmente L3/L4, L4/L5 bzw. L5/S1 im unteren Rücken betroffen. Die Patienten leiden unter intensiven einschießenden Schmerzen, im Falle einer zervikalen Radikulopathie möglicherweise unter vernichtenden Schulterschmerzen, bei lumbaler Radikulopathie je nach betroffener Nervenwurzel unter Schmerzen in Knie, Unterschenkel oder Füßen. Die Schmerzen können durch das Drehen oder Neigen des Kopfs nach hinten und/oder zur betroffenen Seite sowie durch Husten, Pressen oder Niesen verstärkt werden. Begleitend werden lokale Klopf- und Druckschmerzen der Wirbelsäule sowie ein reaktiver schmerzhafter paravertebraler muskulärer Hartspann, der unter Umständen nur einseitig auftritt, beschrieben. Zusätzlich können die Betroffenen unter Parästhesien im Ausbreitungsgebiet der betroffenen Nervenwurzel, Nervendehnungszeichen und neurologischen Ausfällen wie Paresen, Sensibilitätsverlust oder Verminderung der Reflexe leiden.

4.2.1.2. Ursachen und Risikofaktoren

Zu den Ursachen von **spezifischen Rückenschmerzen** zählen unter anderem

- Bandscheibenvorfall
- Spinalkanalstenose (s. Seite 105)
- Blockaden
- Wirbelgleiten (Spondylolisthesis, s. Seite 105)
- Fibromyalgie (s. Seite 68)
- Degenerative Erkrankungen wie Arthrose (s. Seite 104) oder Osteoporose (s. Seite 90)
- Rheuma (s. Seite 124) oder andere Entzündungen (s. Seite 148)
- Infektionen
- Traumata (s. Seite 197)
- Tumore

Eine Radikulopathie kann durch einen Bandscheibenvorfall, aber auch durch Tumore, intraspinale Prozesse, Entzündungen oder Infektionen hervorgerufen werden.

Mögliche Auslöser **unspezifischer Rückenschmerzen** sind dagegen beispielsweise

- Muskuläre Fehlbelastungen eventuell mit erhöhtem Muskeltonus und Triggerpunkten
- psychosoziale Faktoren wie Stress, Depressionen, Ängste
- Adipositas
- Schwangerschaft

Als **Risikofaktoren** für eine Chronifizierung wurden am Beispiel von Schmerzen im unteren Rücken unter anderem ermittelt:

- psychosoziale Faktoren
  wie Stress, Depressionen, passive oder überaktive Reaktionen der Betroffenen auf den Schmerz wie unangemessene Schonung, Neigung zur Somatisierung oder schmerzbezogene Kognitionen wie Hoffnungslosigkeit oder Ängste
- arbeitsplatzbezogene Faktoren
  wie körperlich schwere Arbeit, monotone Körperhaltung, geringe berufliche Qualifikation, geringer Einfluss auf die Gestaltung der Arbeit, Unzufriedenheit, Mobbing, Ängste oder Verlust des Arbeitsplatzes
- iatrogene Faktoren
  wie unbegründete Krankschreibung, übertriebene Förderung von Passivität, Vernachlässigung der multikausalen Genese, Überbewertung von Befunden, insbesondere bei unspezifischen Schmerzen
- Bewegungsmangel einschließlich fehlender Kondition
- Adipositas
- Rauchen
- Alkoholkonsum

Schulterschmerzen können die Folge einer Über- oder Fehlbelastung, einer degenerativen Erkrankung (z. B. Impingement-Syndrom, seltener Arthrose), einer Entzündung (z. B. Frozen Shoulder, Bursitis), eines Traumas oder Einlagerungen von Kalziumkristallen in eine Sehne der Rotatorenmanschette sein. Man sollte bei plötzlich akut auftretenden Schulterschmerzen allerdings auch an einen Herzinfarkt oder eine Aortendissektion denken!

4.2.1.3. Einteilung

Nackenschmerzen

Akut	bis zu 3 Wochen anhaltende Nackenschmerzen
Subakut	4 bis 12 Wochen bestehende Nackenschmerzen
Chronisch	länger als 12 Wochen bestehende Nackenschmerzen

Kreuzschmerzen

Akut	weniger als 6 Wochen anhaltende Schmerzen im unteren Rücken
Subakut	länger als 6 Wochen aber kürzer als 12 Wochen bestehende Kreuzschmerzen
Chronisch	länger als 12 Wochen bestehende Schmerzen im unteren Rücken
Rezidivierend	nach mindestens 6 Monaten Symptomfreiheit wieder auftretende Kreuzschmerzen

4.2.1.4. Rücken- und Schulterschmerzen aus Sicht der TCM

Ätiologie

Der gesamte Rücken einschließlich des Nackens und des Hinterkopfes gehören zu der Schicht Taiyang, in der das meiste Wei-Qi zirkuliert. Diese Schicht wird von der Blasen- und Dünndarm-Leitbahn gebildet. Die Blasen-Leitbahn ist die längste Leitbahn des Körpers, beginnend am inneren Augen-Canthus und endend an der Außenseite des kleinen Zehs. In diesem Bereich finden die meisten Angriffe äußerer pathogener Energien statt, vorzugsweise Wind und Wind-Kälte.

Folgende Syndrome kommen bei allen Rücken- und Schulterschmerzen in Betracht

- Äußerer Wind
- Äußere Wind-Kälte
- Leber-Qi-Stagnation
- Blut-Leere
- Blutstagnation
- Nieren-Yin-Leere
- Nieren-Yang-Leere

Differentialdiagnose

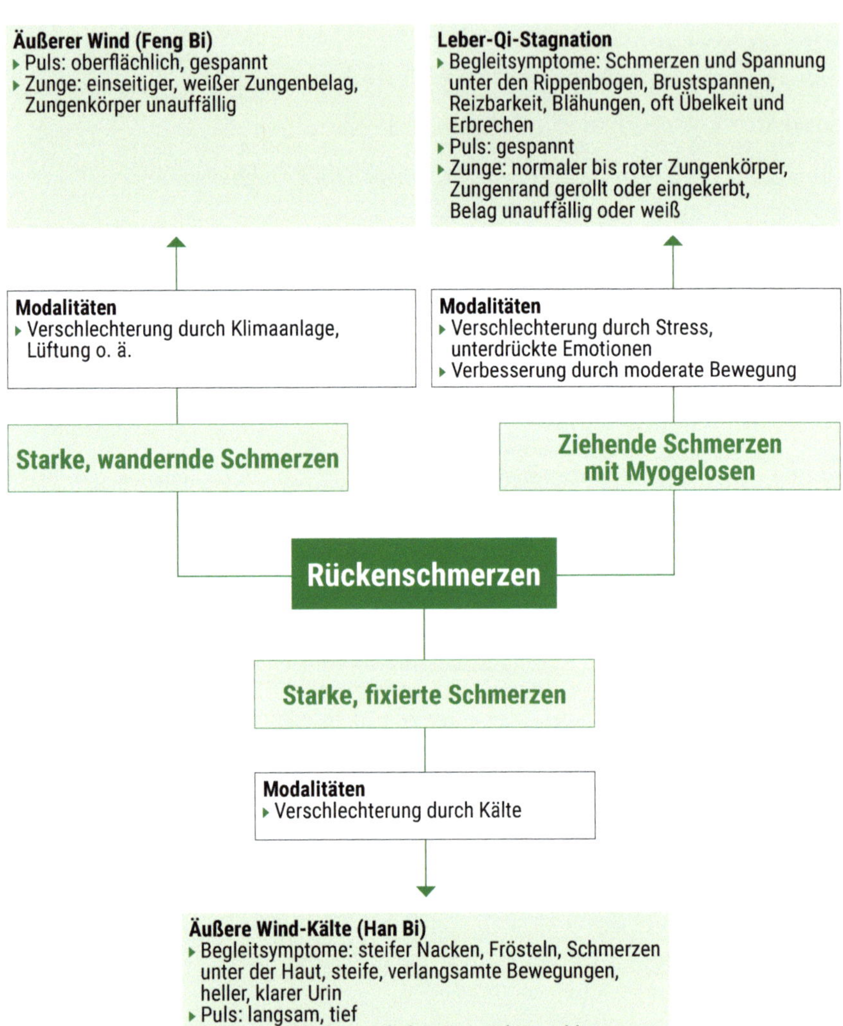

Nieren-Yin-Leere
- Begleitsymptome: abendliche Hitze, Schwindel, Tinnitus, wenig dunkler Urin, leichte Verstopfung
- Puls: schnell, oberflächlich
- Zunge: roter, belagloser Zungenkörper, eingezogene Ränder am Zungengrund

Nieren-Yang-Leere
- Begleitsymptome: Kältegefühl im unteren Rücken, kalte Beine und Füße, vermehrtes Wasserlassen, heller Urin, Schwindel, Tinnitus
- Puls: tief, langsam, schwach
- Zunge: blasser, feuchter Zungenkörper, dünner weißer Zungenbelag

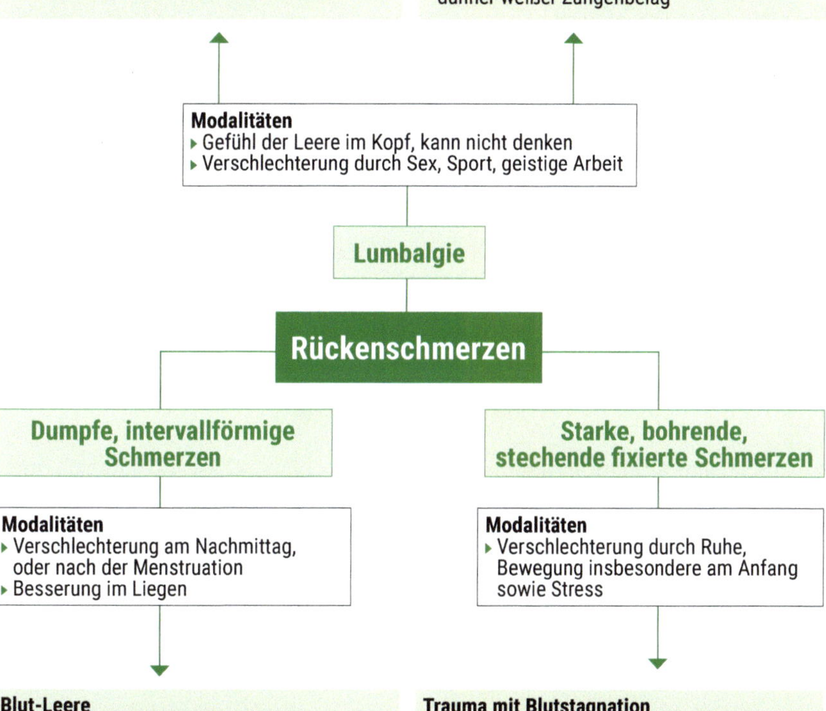

Blut-Leere
- Begleitsymptome: unklares Sehen, Schwindel, Taubheit oder Kribbeln der Extremitäten, Muskelkrämpfe, Schlaflosigkeit, blasse Lippen
- Puls: dünn, rau, evtl. schwach
- Zunge: blass mit blassen und evtl. orangefarbenen Zungenrändern

Trauma mit Blutstagnation
- Begleitsymptome: Trauma evtl. mit Übelkeit, Schwindel, Konzentrationsstörungen, Sehstörungen
- Puls: saitenformig schnell bei Hitze, saitenförmig langsam bei Kälte, rau und saitenförmig bei Blut-Leere
- Zunge: u. U. noch keine Veränderung, kann aber auch livide sein mit Stauungs-zeichen an den Rändern, gestaute Unterzungenvenen

Syndrome der Fülle

Syndrom	Differenzierung	Symptome
Äußerer Wind (Feng Bi)	Schmerzqualität	starker wandernder Schmerz
	Lokalisation	Schulter, Nacken, Hals-, Brust- oder Lendenwirbelsäule
	Modalitäten	▼ Klimaanlage, Lüftung u. ä.
	Begleit-symptome	allgemeines Frösteln, Taubheitsgefühle, Muskelzuckungen, Tremor, Tics, Hautjucken, das kommt und geht, Nacken-steifigkeit, Bewegungen sind starr und steif
	Puls	oberflächlich, gespannt
	Zunge	einseitiger, weißer Belag, Zungenkörper unauffällig
Äußere Wind-Kälte (Han Bi)	Schmerzqualität	starke, fixierte Schmerzen
	Lokalisation	Schulter, Nacken, Hals-, Brust- oder Lendenwirbelsäule
	Modalitäten	▼ Kälte
	Begleit-symptome	müde, schlapp, leichtes Frieren, blasses Gesicht, Kurzatmig-keit, Nackensteifigkeit, Schmerzen unter der Haut, Angst vor Kälte, Bewegung sind steif und verlangsamt. Urin: hell und klar
	Puls	langsam, tief
	Zunge	weißer Zungenbelag, Zungenkörper blass
Leber-Qi-Stagnation	Schmerzqualität	ziehend, mit Myogelosen
	Lokalisation	wechselnd
	Modalitäten	▼ Stress, emotionale Spannung ▲ Bewegung
	Begleit-symptome	oft Übelkeit und Erbrechen, (Dickdarm/Magen-Disharmonie), Schmerzen und Spannung unter den Rippenbögen, Brust-spannen, Reizbarkeit, Verdauungsstörungen wie Aufstoßen und Blähungen
	Puls	gespannt
	Zunge	normaler bis roter Zungenkörper, Zungenrand gerollt oder eingekerbt, Belag unauffällig oder weiß
Blutstagnation nach Trauma	Schmerzqualität	sehr starker, stechender, bohrender, fixierter Schmerz
	Modalitäten	▼ Ruhe, Bewegung insbesondere am Anfang, Stress
	Begleit-symptome	Trauma, evtl. Übelkeit, Schwindel, Konzentrationsstörungen, Schlafstörungen
	Puls	saitenförmig schnell bei Hitze saitenförmig langsam bei Kälte, rau und saitenförmig bei Blut-Leere
	Zunge	zeigt u.U. noch keine Veränderung, kann aber auch livide sein, mit Stauungszeichen an den Rändern, gestaute Unterzungenvenen

Syndrome der Leere

Syndrom	Differenzierung	Symptome
Leber-Blut-Leere	Schmerzqualität	dumpfe, intervallförmige Schmerzen
	Modalitäten	▼ am Nachmittag, nach Periode ▲ im Liegen
	Begleit-symptome	unklares Sehen, Schwindel, Taubheit oder Kribbeln in den Extremitäten, Schlaflosigkeit, blasse Lippen, Muskelkrämpfe
	Puls	dünn, rau, evtl. schwach
	Zunge	blass mit blassen und evtl. orangefarbenen Zungenrändern
Nieren-Yin-Leere	Schmerzqualität	dumpfe Schmerzen
	Lokalisation	Lenden-Becken-Hüftregion
	Modalitäten	▼ nach Sex, Sport, geistiger Arbeit
	Begleit-symptome	Lumbalgie, abendliche Hitze, wenig dunkler Urin, Unfähigkeit zu denken, Schwindel, Tinnitus, leichte Verstopfung
	Puls	schnell, oberflächlich
	Zunge	roter, belagloser Zungenkörper, eingezogene Ränder am Zungengrund
Nieren-Yang-Leere	Schmerzqualität	dumpfe Schmerzen
	Lokalisation	Lenden-Becken-Hüftregion
	Modalitäten	▼ nach Sex, Sport, geistiger Arbeit
	Begleit-symptome	Lumbalgie, Kältegefühl im unteren Rücken, kalte Beine und Füße, vermehrtes Wasserlassen, heller Urin, Unfähigkeit zu denken, Schwindel, Tinnitus
	Puls	tief, langsam, schwach
	Zunge	blasser, feuchter Zungenkörper, dünner weißer Zungenbelag

Nacken- und Schulterschmerzen

Nackenschmerzen können plötzlich akut einsetzen. In diesem Fall handelt es sich um einen Angriff von äußerem Wind. Die Schmerzen sind heftig und nicht unbedingt fixiert auf einen Punkt. Der Puls ist oberflächlich und gespannt, die Zunge zeigt eventuell einen einseitigen, weißen Zungenbelag. Hier handelt es sich um ein Feng-Bi (wanderndes Bi).

Liegt ein Angriff von Wind-Kälte vor, dann sind die Schmerzen stark, bohrend, eher fixiert und man spricht von einem Han Bi (Kälte Bi). Der Puls ist langsam, gespannt und tief. Die Zunge zeigt einen weißen Belag.

Bei chronischen oder immer wieder kehrenden Nackenschmerzen gelingt es dem Wind oder der Wind-Kälte immer wieder in den Körper einzudringen, weil das Wei-Qi zu schwach ist. Ursächlich dafür kommt eine Leber-Qi-Stagnation in Betracht, die dazu führt, dass das Milz-Qi geschwächt wird. Diese kann ihre nährende Funktion dann nicht mehr richtig erfüllen, so dass letztendlich die Abwehrenergie geschwächt wird.

Eine Leber-Qi-Stagnation hat natürlich immer eine Verbindung zu Emotionen, einschließlich unterdrückter Emotionen. Der Volksmund kennt Redewendungen, wie „halt die Ohren steif" oder „etwas sitzt mir im Nacken" oder die berühmten „Nackenschläge". Sie weisen auf die Problematik hin, dass sich als Reaktion auf eine emotionale Belastung die Muskeln der Nackenpartie anspannen und schlimmstenfalls so verhärten, dass sich Myogelosen bilden. Die Schultern werden permanent hochgezogen und eine Entspannung ist kaum mehr möglich. Dadurch können Qi und Blut nicht mehr frei zirkulieren, so dass Schmerzen entstehen. Schon relativ junge Leute kommen mit diesem Beschwerdebild in die Praxis. Neben der Akutbehandlung ist es sehr wichtig, die unterliegenden Syndrome zu behandeln, um eine Chronifizierung zu vermeiden.

Kreuzschmerzen

Schmerzen im Lendenwirbelbereich zählen zu den häufigsten Beschwerdebildern in der Praxis. Sie lassen sich aufgrund ihrer Lokalisation in der Regel einer Leitbahn zuordnen. Betroffen sind meist die Taiyang- oder die Shaoyang-Schicht sowie unter den außerordentlichen Gefäßen der Dumai, der Yangqiaomai oder der Daimai.

Die Krankheitsursachen und -mechanismen sind in Kapitel 4.2.1.2. und 4.2.1.4. beschrieben. Auch junge Menschen leiden sowohl an unspezifischen als auch an spezifischen Schmerzen im unteren Rücken. Bei plötzlich einsetzendem Schmerz handelt es sich oft um einen äußeren Angriff von Wind-Kälte. Bei immer wiederkehrenden Schmerzen kann auch eine Nieren-Leere zugrunde liegen, die aufgrund von Schicht- und/oder Nachtarbeit entstehen kann, bei Frauen auch durch Geburten, die eventuell dicht hintereinander folgen.

Integrative Therapie

Die Deutsche Gesellschaft für Allgemeinmedizin und Familienmedizin empfiehlt Akupunktur bei chronischen Nackenschmerzen. Zudem wird Akupunktur in der Nationalen Versorgungs-Leitlinie "Nicht-spezifischer Kreuzschmerz" in akuten und chronischen Fällen empfohlen.

Die Therapie von Rücken- und Schulterschmerzen mit Akupunktur, Moxibustion und chinesischen Heilkräuter-Mischungen oder westlichen Arzneipflanzen kann auch zusammen mit Tuina oder anderen nichtmedikamentösen Therapiemaßnahmen und einer medikamentösen Therapie effektiv zu einer Schmerzreduzierung beitragen. Man muss allerdings immer das individuelle Geschehen betrachten, um schnell einen Behandlungserfolg und eine vollständige Remission zu erzielen.

Neben den unspezifischen Rückenschmerzen sind folgende somatische Erkrankungen im Bereich der Lendenwirbelsäule nach westlicher Definition mit der traditionellen chinesischen Medizin gut behandelbar:

- Akuter Lumbago
- Chronische Lumbalgie
- Spondylarthrose
- Coxarthrose-Schmerzen in der Lendenwirbelsäule aufgrund eines Morbus Bechterew

Wie in den Abschnitten 3.3.3. und 5. ausführlich erläutert, können Überschneidungen zwischen dem Syndrom, das der Erkrankung zu Grunde liegt, und möglichen unerwünschten Wirkungen der medikamentösen Therapie darauf beruhen, dass sich die Wirkungen von Arzneistoffen mit dem Syndrom des Patienten, der Wurzel (Ben) oder den Zweigen (Biao) der Erkrankung, überlagern. Dies sollte insbesondere bei einer medikamentösen Dauerbehandlung berücksichtigt werden.

Medikamentöse Therapie

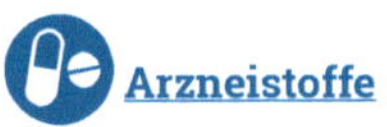

Arzneistoffe

Bei der folgenden Liste handelt es sich um eine zusammenfassende Übersicht. Nicht alle der aufgeführten Arzneistoffe sind bei allen Diagnosen gleichermaßen indiziert. Über die genannten Arzneistoffe hinaus kann eine spezifische Behandlung erforderlich sein, die hier nicht erwähnt ist. (Unerwünschte Wirkungen ausgewählter Arzneistoffe und ihre Wirkung aus Sicht der chinesischen Medizin s. Abschnitt 5.2.)

Arzneistoffe	Wirkung
NSAR – Nichtsteroidale Antirheumatika (Auswahl) Ibuprofen (s. Seite 207), Diclofenac (s. Seite 208), Naproxen (s. Seite 209)	**Wirkung** analgetisch, antiphlogistisch, antipyretisch **Hinweis** NSAR werden insbesondere bei Daueranwendung in der Regel zusammen mit Protonenpumpenhemmern (s. Seite 233) verordnet, um schweren Nebenwirkungen wie Ulzera im Magen-Darm-Trakt vorzubeugen.
Opioide Buprenorphin, Fentanyl, Hydromorphon (s. Seite 213), Morphin, Oxycodon, Tapentadol, Tilidin, Tramadol (s. Seite 214)	**Wirkung** analgetisch
Nichtopioid-Analgetika Metamizol (s. Seite 211), Paracetamol (s. Seite 211)	**Wirkung** analgetisch analgetisch, antipyretisch
Phytotherapeutika Weidenrinde (oral), Capsaicinpflaster und -cremes (topisch)	**Wirkung** analgetisch, antiphlogistisch
Antidepressiva (Auswahl) Amitriptylin (s. Seite 220), Clomipramin, Imipramin, Trimipramin	**Wirkung** Reduktion von Schmerzen

Antikonvulsiva (Antiepileptika)	Wirkung
Carbamazepin, Gabapentin, Pregabalin (s. Seite 222)	Reduktion von Schmerzen

Muskelrelaxantien	Wirkung
Baclofen, Eperison, Flupirtin, Methocarbamol, Pridinol, Tetrazepam, Tizanidin, Tolperison	Senkung des Muskeltonus

Glucocorticoide (Auswahl)	Wirkung
Dexamethason, Prednisolon, Prednison (s. Seite 226), Triamcinolon	immunsuppressiv, antiinflammatorisch

Chinesische Medizin

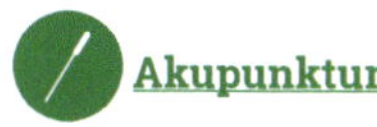

Akupunktur

Nackenschmerzen

In allen Fällen ist es notwendig sowohl den Zweig (Biao) als auch die Wurzel (Ben) der Erkrankung zu behandeln. Wenn der Puls kräftig ist, kann in einer Akutbehandlung nur der Zweig behandelt werden; in den weiteren Akupunktursitzungen sollte jedoch immer auch die Wurzel der Beschwerden mit ein oder zwei Akupunkturpunkten behandelt werden.

Für die Auswahl der Akupunkturpunkte und der Behandlungsstrategie, sowohl der akuten Phase als auch der chronischen Zustände, liefert die schmerzhafte Bewegungseinschränkung wichtige Hinweise (s. auch Kapitel 3.3.1. Seite 20–31).

Bewegungseinschränkung	Schmerzort	Betroffene Meridiane / Schichten
Beugen und Strecken	Medialer Anteil des Nackens, am Ansatz des M. trapezius und paravertebral bis zum medialen Scapularand	Dünndarm, Blase, Dumai, Schicht Taiyang
Seitliches Drehen des Kopfes	Lateraler Anteil des Nackens, am lateralen Teil des M. trapezius	Dreifacher Erwärmer, Gallenblase Schicht Shaoyang

Tabelle 6: Zuordnung von Bewegungseinschränkungen zu Meridianen und Schichten

	Distale Punkte	Lokale Punkte	Nah-Punkte
Nacken	Gb 39, Dü 3, 3E 5, 3E 8 Bl 60, Ma 40, Ni 4 Luoshen (Extrapunkt)	Bl 10, Gb 20	Gb 21, Du 14, Bl 11

Tabelle 7: Distale, lokale und Nahpunkte zur Behandlung von Nackenschmerzen

Häufig können bei Nackenschmerzen im Bereich des Beckens weitere druckdolente Punkte gefunden werden, die man zusätzlich nadeln oder mit Reiskornmoxa behandeln sollte, um einen dauerhaften Behandlungserfolg zu erzielen. Dauernadeln können lokal, am Ohr sowie an Nah- oder Fernpunkten aufgesetzt werden und den Therapieerfolg verlängern. Kurze Nadeln können am Ohr drei Tage verweilen, sollten jedoch umgehend entfernt werden, wenn sie Beschwerden wie Druckschmerz oder anhaltenden Juckreiz verursachen. Am Körper können längere Dauernadeln eingesetzt werden, die spätestens nach fünf bis sieben Tagen entfernt werden.

Schulterschmerzen

Schmerzcharakter, Schmerzort und die Bewegungseinschränkung führen zu der einzuleitenden Therapie mittels Akupunktur. Unterstützend werden Arzneimittelrezepturen mit chinesischen oder westlichen Heilkräutern verabreicht.

Bewegungseinschränkung	Schmerzort	Betroffene Meridiane / Schichten
Bewegen des Armes nach rückwärts ist schmerzhaft und eingeschränkt, sogenannter „Schürzengriff"	Schulter vorne, zwischen dem Ende der vorderen Achselfalte und dem lateralen Ende der Clavicula	Lunge, Schicht Taiyin
Heben des Armes nach vorne ist schmerzhaft und eingeschränkt	Schulter oben vorne, in der vorderen der beiden Vertiefungen, die beim seitlichen Heben des Armes entsteht, entspricht Di 15	Dickdarm Schicht Yangming
Seitliches Heben des Armes ist schmerzhaft und eingeschränkt	Schulter oben-hinten, in der hinteren der beiden Vertiefungen, die beim seitlichen Heben des Armes entsteht, entspricht 3E 14	Dreifacher Erwärmer Schicht Shaoyang
Verschränken der Arme über der Brust ist schmerzhaft und eingeschränkt	Schulterblatt, unter der spina scapulae oder in der Fossa infraspinam	Dünndarm Schicht Taiyang
Jede Bewegung ist schmerzhaft und eingeschränkt	Schulter, ulnar ausstrahlend zur Kleinfingerseite des Armes, Radial ausstrahlend zur Daumenseite des Armes	alle Yang-Leitbahnen des Armes

Tabelle 8: Zuordnung von Bewegungseinschränkungen zu Meridianen und Schichten

	Distale Punkte	Lokale Punkte	Nah-Punkte
Schulter	3E 5, Di 4, Lu 7, 3E 1, Di 1, Ma 36, Ma 38, Gb 34, Bl 40, Bl 58*, Dü 3, Mi 9 **Luo-Leitbahnen, die die Schulter versorgen:** Di-Luo LB → Di 6 3E-Luo LB → 3E 5 Dü-Luo LB → Dü 7	Di 15, Di 16, 3E 12, 3E 14, Bl 10 Jian Nei Ling (Extrapunkt)	Dü 9, Dü 10, Dü 11, Dü 12, Dü 13, Dü 14, Dü 15, 3E 15, 3E 13, Gb 20, Gb 21, Di 10, Di 14

* Der TMM (tendinomuskuläre Meridian) der Blase zweigt vom oberen Rücken ab zur hinteren Achselhöhle, geht dann zur vorderen Axilla und von hier zu Ma 12 Quepen in der Fossa Supraclavicularis und von dort zum Akromium. Damit umfasst er geradezu das Schultergelenk. Deshalb ist die Behandlung von Bl 58 Feiyang als distaler Punkt bei akuter Steifigkeit und Schmerz in der Schulter erklärbar und auch erfolgreich.

Tabelle 9: Distale, lokale und Nahpunkte zur Behandlung von Schulterschmerzen

Bei allen schmerzhaften Bewegungseinschränkungen im Schulterbereich hat sich darüber hinaus die folgende Vorgehensweise bewährt, vorausgesetzt es handelt sich um eine Fülle. Der Patient zeigt einen vollen und gespannten Puls:
Der Patient sitzt aufrecht. Zuerst wird Ma 38 Tiaokou als Universalpunkt für die Schulter gestochen und stark manipuliert. Ist der Schmerz jünger als drei Tage, so wird homolateral gestochen, ist der Schmerz älter, sticht man kontralateral. Während der Manipulation bewegt der Patient den Arm bis zur Schmerzgrenze. Durch die Manipulation der Nadel über einen Zeitraum von 2 - 3 Minuten gelingt es, die Reichweite der Bewegung zu verbessern und die Schmerzen zu lindern. Nach dieser Manipulation werden die anderen ausgewählten Punkte gestochen und die Nadeln verbleiben ungefähr 20 Minuten.

Zusätzlich sollte im Bereich des Beckens nach druckdolenten Punkte gesucht werden, die man für einen dauerhaften Behandlungserfolg zusätzlich nadeln oder mit Reiskornmoxa behandeln sollte.

Handelt es sich um ein Wind- oder Wind-Kälte Bi, so ist eine Moxibustion sinnvoll, auch indem ein Moxa-Kästchen auf der Schulter über der schmerzenden Stelle fixiert wird. Außerdem kann Guasha oder Tuina angewandt werden, um die lokale Stagnation zu beheben. Dauernadeln können lokal, am Ohr sowie an Nah- oder Fernpunkten angewendet werden, um den Therapieerfolg zu verlängern. Kurze Nadeln können am Ohr drei Tage verweilen, sollten jedoch umgehend entfernt werden, wenn sie Beschwerden wie Druckschmerz oder anhaltenden Juckreiz verursachen. Am Körper können längere Dauernadeln eingesetzt werden, die spätestens nach fünf bis sieben Tagen entfernt werden.

Rückenschmerzen im Intercostal-Bereich

Auch in diesem Bereich kann es zu einem Bandscheiben-Vorfall kommen, wenngleich das nicht so häufig der Fall ist wie im Lendenwirbel-Bereich. Sowohl Intercostalneuralgien und Herpes Zoster-Schmerzen als auch Pleura-Reizungen können wirksam mit Akupunktur behandelt werden. Auch hier gilt wieder, dass die akute Bewegungseinschränkung Hinweise auf die betroffenen Meridiane und Schichten gibt. Die zu behandelnden Akupunkturpunkte können aus den Tabellen im Kapitel 3.3.1. (s. Seiten 20-31) entnommen werden.

Bewegungseinschränkung	Schmerzort	Betroffene Meridiane / Schichten
Drehen	Intercostalbereich	Gallenblase, Dreifacher Erwärmer, Schicht Shaoyang
Vorbeugen und Aufrichten des Oberkörpers sowie tiefes Bücken	Lateraler Teil des M. trapezius	Dünndarm, Blase, Dumai Schicht Taiyang

Tabelle 10: Zuordnung von Bewegungseinschränkungen zu Meridianen und Schichten im Intercostal-Bereich

Kreuzschmerzen

Auch bei Schmerzen im Bereich der Lendenwirbelsäule geben der Schmerzort und die Bewegungseinschränkung einen Hinweis auf die betroffenen Meridiane und Schichten. Die zu behandelnden Akupunkturpunkte können aus den Tabellen im Kapitel 3.3.1. entnommen werden (s. Seiten 20-31).

Bewegungseinschränkung	Schmerzort	Betroffene Meridiane / Schichten
Drehen des Körpers um die Längsachse, Heben des Beines nach vorne	Lumbalgebiet, meistens über den Beckenkamm nach inguinal ausstrahlend	Beckenkamm: Gallenblase, Dreifacher Erwärmer, Schicht Shaoyang Lumbal-medial: Blase, Dünndarm, Schicht Taiyang Inguinal ausstrahlend: Leber, Milz
Beugen und Strecken im Lumbalgebiet	Medial: Innerer Ast der Blasen-Leitbahn	Dünndarm, Blase, Dumai Schicht Taiyang
Beugen und Strecken im Lumbalgebiet	Lateral: Äußerer Ast der Blasen-Leitbahn	Dünndarm, Blase, Dumai Schicht Taiyang
Beugen und Strecken im Lumbalgebiet	Inguinal ausstrahlend	Lumbal-medial: Blase, Dünndarm, Schicht Taiyang Beckenkamm: Gallenblase, Dreifacher Erwärmer, Schicht Shaoyang Inguinal ausstrahlend: Leber, Milz

Tabelle 11: Zuordnung von Bewegungseinschränkungen zu Meridianen und Schichten im Lumbal-Bereich

Ergänzend können Guasha, Schröpfmassage und Moxibustion zum Einsatz kommen. Dauernadeln können lokal, am Ohr sowie an Nah- oder Fernpunkten verwendet werden, um den Therapieerfolg zu verlängern. Kurze Nadeln können am Ohr drei Tage verweilen, sollten jedoch umgehend entfernt werden, wenn sie Beschwerden wie Druckschmerz oder anhaltenden Juckreiz verursachen. Am Körper können längere Dauernadeln eingesetzt werden, die spätestens nach fünf bis sieben Tagen entfernt werden.

Bei Blockaden des Ileo-Sakralgelenks sollte der Patient auf der Seite liegen, so dass die Beckenseite, in der sich die Blockade befindet, oben liegt. Man nadelt dann drei druckdolente Punkte um den Trochanter sowie einen druckschmerzhaften Punkt um Gb 30 Huantiao. Darüber hinaus wird je ein druckdolenter Punkt in der Mitte der Oberschenkelrückseite und einer um Bl 57 Chengsan genadelt. Anschließend kann man die Muskulatur von Gesäß, Ober- und Unterschenkel massieren. Die Spannung lässt dort unter dem Einfluss der Nadeln in der Regel innerhalb von ein bis zwei Minuten nach. Das Ileo-Sakralgelenk ist dann ebenfalls wieder frei, was man kurz durch eine leichte Bewegung des Beckens testen kann, bevor man die Nadeln wieder entfernt.

▶ Phytotherapie

Werden Kräuterrezepturen begleitend zu einer medikamentösen Therapie angewendet, sollten diese im Falle möglicher Wechselwirkungen angepasst werden. Informationen über die Angaben in den Abschnitten 3.3.3. und 5.2. hinaus enthalten die Fachinformationen und die Fachliteratur.

Chinesische Arzneipflanzen

Nacken- und Schulterschmerzen

Ge Gen Tang (Puerariae radix Dekokt)
Wirkung: Entlastet das Äußere und die Muskulatur, fördert die Bildung von Körpersäften. Der Puls ist oberflächlich und gespannt. Die Zunge weist u.U. einen dünnen weißen Belag auf.

Arzneipflanze	Dosis	Wirkung
Ge Gen (Puerariae lobatae radix)	12 g	befreit die Muskeln, klärt Hitze
Ma Huang (Ephedrae herba)*	9 g	ernährt die Flüssigkeiten befreit das Äußere, zerstreut Kälte
Gui Zhi (Cinnamomi ramulus)	6 g	tonisiert Leber-Blut, entspannt die Muskulatur
Bai Shao (Paeoniae radix alba)	6 g	befreit das Äußere, zerstreut Kälte
Sheng Jiang (Zingiberis rhizoma recens)	9 g	harmonisiert Wei-Qi, zerstreut Wind-Kälte
Da Zao (Jujubae fructus)	3-10 g	stärkt Milz- und Magen-Qi
Zhi Gan Cao (Glycyrrhizae radix et rhizoma praeparata)	6 g	tonisiert Qi, harmonisiert die anderen Kräuter

* Ma Huang ist in Deutschland verschreibungspflichtig. Kann ggfs. durch eine andere Substanz aus der Kategorie ersetzt werden.

Weitere Rezepturen

Chai Ge Jie Ji Tang

(Bupleuri radix und Puerariae radix Dekokt zur Entlastung der Muskulatur).

Indikation: Ein ursprüngliches Wind-Kälte-Syndrom, das sich in Hitze umgewandelt hat. Der Puls ist oberflächlich, leicht überfließend, die Zunge weist einen gelben Belag auf.

Arzneipflanze	Dosis	Wirkung
Chai Hu (Bupleuri radix)	6 g	vertreibt Wind-Hitze
Ge Gen (Puerariae lobatae radix)	9 g	vertreibt Wind-Hitze
Qiang Huo (Notopterygii rhizoma seu radix)	3 g	vertreibt Wind-Kälte
Bai Zhi (Angelica dahuricae radix)	3 g	vertreibt Wind-Kälte
Huang Qin (Scutellariae radix)	6 g	klärt feuchte Hitze
Jie Geng (Platycodi radix)	3 g	transformiert kalten Schleim
Bai Shao (Paeoniae radix alba)	6 g	tonisiert Blut
Gan Cao (Glycyrrhizae radix et rhizoma)	3 g	tonisiert Qi

Jiu Wei Qiang Huo Tang (Neun Arzneien Dekokt mit Notopterygii rhizoma seu radix)
Indikation: Wind-Kälte im Äußeren und Hitze im Inneren. Der Puls ist oberflächlich, die Zunge zeigt einen weißen Belag.

Arzneipflanze	Dosis	Wirkung
Qiang Huo (Notopterygii rhizoma seu radix)	6 g	vertreibt Wind-Hitze
Fang Feng (Saposhnikoviae radix)	6 g	vertreibt Wind-Kälte
Cang Zhu (Atractylodis rhizoma)	6 g	transformiert Feuchtigkeit
Xi Xin (Asari radix et rhizoma)*	2 g	vertreibt Wind-Kälte
Chuan Xiong (Chuanxiong rhizoma)	2 g	bewegt Blut
Bai Zhi (Angelica dahuricae radix)	3 g	klärt feuchte Hitze
Sheng Di Huang (Rehmanniae radix)	3 g	kühlt Blut
Huang Qin (Scutellariae radix)	3 g	klärt feuchte Hitze
Gan Cao (Glycyrrhizae radix et rhizoma)	3 g	tonisiert Qi

* Xi Xin ist in Deutschland nicht erhältlich. Kann ggfs. durch ein anderes Wind-Kälte vertreibendes Kraut ersetzt werden

Gui Zhi Jia Ge Gen Tang (Cinnamomi cassiae ramulus Dekokt mit Puerariae radix)
Indikation: Taiyang-Wind-Syndrom mit starker Nackensteifigkeit. Der Puls ist dünn, die Zunge zeigt einen weißen Belag.

Arzneipflanze	Dosis	Wirkung
Gui Zhi (Cinnamomi ramulus)	6 g	vertreibt Wind-Kälte
Bai Shao (Paeoniae radix alba)	6 g	tonisiert Blut
Zhi Gan Cao (Glycyrrhizae radix et rhizoma praep.)	6 g	tonisiert Qi
Sheng Jiang (Zingiberis rhizoma recens)	9 g	vertreibt Wind-Kälte
Da Zao (Jujubae fructus)	12 g	tonisiert Qi
Ge Gen (Puerariae lobatae)	12 g	vertreibt Wind-Hitze

<u>Rezeptur zur Behandlung der akuten Zoster-Neuralgie</u>

Sheng Ma Ge Gen Tang (Cimicifugae rhizoma und Puerariae radix Dekokt).
Der Puls ist oberflächlich und beschleunigt, die Zunge ist rot und trocken.

Arzneipflanze	Dosis	Wirkung
Sheng Ma (Cimicifugae rhizoma)	3 – 9 g	vertreibt Wind-Hitze
Ge Gen (Puerariae lobatae)	3 – 9 g	vertreibt Wind-Hitze
Chi Shao (Paeoniae radix rubra)	6 g	bewegt Blut
Zhi Gan Cao (Glycyrrhizae radix et rhizoma praep.)	3 g	tonisiert Qi

Rezeptur zur Behandlung der Post-Zoster-Neuralgie

Xiang Fang Huo Ming Yin (Erhabene Rezeptur zur Erhaltung des Lebens) modifiziert für Neuralgien

Arzneipflanze	Dosis	Wirkung
Jin Yin Hua (Lonicerae flos)	9 g	klärt toxische Hitze
Fang Feng (Saphoshnikoviae radix)	3 g	vertreibt Wind-Kälte
Ru Xiang (Olibanum)	3 g	bewegt Blut
Mo Yao (Myrrha)	3 g	bewegt Blut
Zao Jiao Zi (Gleditisae spina)	3 g	transformiert kalten Schleim
Bai Zhi (Angelica dahurica radix)	3 g	vertreibt Wind-Kälte
Chi Shao (Paeoniae radix rubra)	3 g	bewegt Blut
Dang Gui Wei (Angelica sinensis extremitas radix)	3 g	bewegt Blut
Tian Hua Fen (Trichosanthis radix)	3 g	transformiert heißen Schleim
Chen Pi (Citri reticulatae pericarpium)	9 g	reguliert Qi
Chuan Shan Jia (Manitis squama)	3 g	bewegt Blut
Gan Cao (Glycyrrhizae radix et rhizoma)	3 g	tonisiert Qi
Bei Mu (Fritillariae bulbus)	3 g	transformiert heißen Schleim

Kreuzschmerzen

Shen Tong Zhu Yu Tang

(Dekokt, das Blutstagnation aus einem schmerzhaften Körper vertreibt).

Wirkung: Regt die Qi- und Blutzirkulation an, löst Bi Zheng (schmerzhaftes Blockade-Syndrom), öffnet die Leitbahnen und Kollateralen. Der Puls ist gespannt bis drahtig, die Zunge hat eine livide Farbe.

Arzneipflanze	Dosis	Wirkung
Tao Ren (Persica semen)	9 g	bewegt Blut
Hong Hua (Carthami flos)	9 g	bewegt Blut
Dang Gui (Angelica sinensis radix)	9 g	tonisiert Blut
Chuan Xiong (Chuanxiong rhizoma)	6 g	bewegt Blut
Mo Yao (Myrrha)	6 g	bewegt Blut
Wu Ling Zhi (Trogopterori faeces)	6 g	bewegt Blut
Di Long (Pheretima)	6 g	vertreibt inneren Wind
Qin Jiao (Gentianae macrophyllae radix)	3 g	tonisiert Qi, leitet Feuchtigkeit aus
Qiang Huo (Notopterygii rhizoma seu radix)	3 g	befreit Äußeres, vertreibt Wind-Kälte
Xiang Fu (Cyperi rhizoma)	3 g	bewegt Leber-Qi
Niu Xi (Achyranthis radix)	9 g	bewegt Blut
Gan Cao (Glycyrrhizae radix et rhizoma)	6 g	tonisiert Qi, harmonisiert die anderen Kräuter

Du Huo Ji Sheng Tang (Angelica pubescentis radix und Taxilli herba Dekokt)
Wirkung: Vertreibt Wind-Feuchtigkeit, befreit den Körper von Bi Zheng (schmerzhafte Blockade), nährt Leber und Niere, tonisiert Qi und Blut. Der Puls ist dünn, schwach und langsam, die Zunge ist blass mit einem weißen Belag.

Arzneipflanze	Dosis	Wirkung
Du Huo (Angelica pubescentis radix)	9 g	vertreibt Wind-Feuchtigkeit
Xi Xin (Asari herba und radix)*	6 g	vertreibt Wind-Kälte
Fang Feng (Ledebouriellae radix)	6 g	vertreibt Wind-Kälte
Qin Jiao (Gentianae macrocephalae radix)	6 g	vertreibt Wind-Feuchtigkeit
Sang Ji Sheng (Taxili herba)	6 g	tonisiert Yin
Du Zhong (Eucommiae cortex)	6 g	tonisiert Yang
Chuan Niu Xi (Cyathulae radix)	6 g	tonisiert Yang
Dang Gui (Angelicae sinensis radix)	6 g	tonisiert Blut
Chuan Xiong (Chuanxiong rhizoma)	6 g	bewegt Blut
Sheng Di Huang (Rehmannia viride radix)	6 g	kühlt Blut
Bai Shao (Paeoniae radix alba)	6 g	tonisiert Blut
Ren Shen (Ginseng radix und rhizoma)	6 g	tonisiert Qi
Fu Ling (Poria)	6 g	leitet Feuchtigkeit aus
Rou Gui (Cinnamomi cassiae cortex)	6 g	wärmt das Innere
Gan Cao (Glycyrrhizae radix)	6 g	tonisiert Qi

* Xi Xin ist in Deutschland nicht erhältlich, es kann ggfs. durch ein anderes Wind-Kälte vertreibendes Kraut ersetzt werden

Weitere Rezepturen

Jin Gui Shen Qi Wan (Nieren-Qi Pille aus dem Goldenen Schrein)

Wirkung: Wärmt und tonisiert das Nieren Yang bei Nieren-Yang-Mangel.

Indikation: Schmerzen im unteren Rücken, schwache Beine, Kältegefühl. Blasse, geschwollene Zunge mit dünnem, weißen Belag und tiefer, dünner Puls

Arzneipflanze	Dosis	Wirkung
Shu Di Huang (Rehmanniae praep. radix)	24 g	tonisiert Blut
Shan Zhu Yu (Corni fructus)	12 g	adstringiert
Shan Yao (Dioscoreae rhizoma)	12 g	tonisiert Qi
Fu Ling (Poria)	9 g	leitet Feuchtigkeit aus
Mu Dan Pi (Moutan cortex)	9 g	kühlt Blut
Ze Xie (Alismatis rhizoma)	9 g	leitet Feuchtigkeit aus
Gui Zhi (Cinnamomi ramulus)	3 g	vertreibt Wind-Kälte
Fu Zi (Aconiti radix lateralis praeparata)*	3 g	wärmt Inneres

* In Deutschland verschreibungspflichtig, ggfs. durch ein anderes Kraut aus der Kategorie ersetzen.

Si Wu Tang (Vier Arzneien Dekokt) kombiniert mit

Li Zhong Wan (Pille, die die Mitte reguliert)

Wirkung: Nährt das Blut, reguliert die Blutzirkulation. Die Zunge ist blass und geschwollen, mit einem weißen Belag. Der Puls ist dünn und leer oder dünn und saitenförmig.

Arzneipflanze	Dosis	Wirkung
Shu Di Huang (Rehmanniae praep. radix)	12 g	tonisiert Blut
Dang Gui (Angelicae sinensis radix)	9 – 12 g	tonisiert und bewegt Blut
Bai Shao (Paeoniae radix alba)	9 – 12 g	tonisiert Qi
Chuan Xiong (Chuanxiong rhizoma)	6 – 9 g	bewegt Blut
Gan Jiang (Zingiberis rhizoma)	9 g	wärmt das Innere
Ren Shen (Ginseng radix et rhizoma)	9 g	tonisiert Qi
Bai Zhu (Atractylodis macrocephalae rhizoma)	9 g	tonisiert Qi
Zhi Gan Cao (Glycyrrhizae radix et rhizoma praep.)	9 g	tonisiert Qi

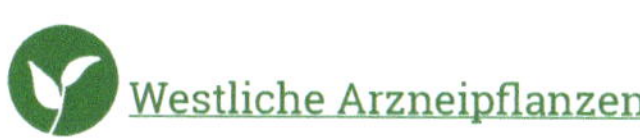

Westliche Arzneipflanzen

Wind-Kälte eliminierende und Qi bewegende Rezeptur

Puls: langsam, tief

Zunge: unauffälliger Zungenkörper, weißer, eventuell einseitiger Belag

Arzneipflanze	Dosis	Wirkung
Artemisiae herba	35 g	öffnen die Oberfläche, eliminieren Wind-Kälte und Feuchtigkeit, tonisieren Milz-Qi, Nieren-Qi und –Yang, bewegen Leber-Qi
Saturejae herba	35 g	
Majoranae herba	30 g	öffnet die Oberfläche, eliminiert Wind-Kälte und Feuchtigkeit, tonisiert Milz-Qi, bewegt Leber-Qi
Millefoli herba	25 g	bringt pathogene Faktoren zur Oberfläche, bewegt Leber-Qi und Blut, tonisiert das Milz-Qi
Rosmarini folium	25 g	öffnet die Oberfläche, eliminiert Wind-Kälte und Feuchtigkeit, tonisiert Milz- und Nieren-Qi und -Yang, bewegt Leber-Qi
Zingiberis rhizoma*		eliminiert Wind-Kälte
Glycyrrhizae radix	10 g	tonisiert Milz-Qi und –Yin, harmonisiert die Rezeptur

Anwendung: 1 Teelöffel bis 1 Esslöffel mit 200 bis 250 ml kochendem Wasser überbrühen, eine Scheibe Ingwer (*) zufügen und abgedeckt 5 – 15 Minuten ziehen lassen. Dreimal täglich eine Tasse.

Leber-Qi bewegende, Shen und Wind beruhigende Rezeptur

Puls: gespannt bis saitenförmig

Zunge: normaler bis roter Zungenkörper, evtl. zittrig oder abweichend; gerollter, eingekerbter Zungenrand

Arzneipflanze	Dosis	Wirkung
Betonicae herba	35 g	bewegt Leber-Qi, beruhigt inneren Wind und Shen
Artemisiae herba	35 g	bewegt Leber-Qi, öffnet die Oberfläche, eliminiert Wind-Kälte und Feuchtigkeit, tonisiert Milz-Qi, Nieren-Qi und –Yang
Valerianae radix	30 g	bewegt Leber-Qi, nährt Yin und Blut, beruhigt Shen und inneren Wind
Sorbi fructus	25 g	tonisiert Blut, beruhigt inneren Wind
Hyperici herba	25 g	bewegt Leber-Qi und -Blut, beruhigt inneren Wind und Shen
Verbenae herba	25 g	bewegt Leber-Qi, beruhigt Shen und inneren Wind
Lavandulae flos	5 g	bewegt Leber-Qi, beruhigt Shen und Wind, senkt aufsteigendes Yang ab

Anwendung: 1 Teelöffel bis 1 Esslöffel mit 200 bis 250 ml kochendem Wasser überbrühen und abgedeckt 15 Minuten ziehen lassen. Dreimal täglich eine Tasse.

Blut bewegende, Hitze kühlende Rezeptur

Puls: oberflächlich, schnell, gespannt bis saitenförmig

Zunge: Livider Zungenkörper, gestaute Unterzungenvenen, gelber Belag

Arzneipflanze	Dosis	Wirkung
Meliloti herba	35 g	bewegt Blut, kühlt Hitze
Paeoniae radix rubra*	35 g	bewegt Leber-Qi und -Blut, tonisiert das Blut
Cynosbati fructus	30 g	tonisiert Blut und Nieren-Qi, kühlt Hitze
Millefoli herba	25 g	bewegt Leber-Qi und -Blut, tonisiert Milz-Qi
Calendulae flos	25 g	bewegt Qi und Blut, eliminiert Hitze
Taraxaci herba cum radicis	25 g	eliminiert Hitze, bewegt Qi
Levistici radix	25 g	tonisiert Blut und Qi, bewegt Leber-Qi, eliminiert Feuchtigkeit

* Paeoniae radix rubra kann durch Paeoniae radix alba ersetzt werden, um das Blut stärker zu tonisieren.

Anwendung: 1 Teelöffel bis 1 Esslöffel mit 200 bis 250 ml kochendem Wasser überbrühen und abgedeckt 20 Minuten ziehen lassen. Dreimal täglich eine Tasse.

Zusätzlich zum Tee können die Patienten entweder drei Esslöffel Hagebuttenmus pro Tag oder bis zu dreimal täglich eine Saftschorle des Muttersafts der Heidelbeere (Myrtilli fructus), der Holunderbeere (Sambuci fructus) oder der schwarzen Johannisbeere (Ribes nigri fructus) trinken sowie täglich einen Teelöffel Brennnesselsamen, Blütenpollen und / oder Weizengras zu sich nehmen, um das Blut nähren.

Milz-Qi und Blut tonisierende Rezeptur

Puls: schwach, dünn, eher tief, eventuell rau

Zunge: blasser, eventuell geschwollener Zungenkörper, Zahneindrücke, dünner weißer Belag

Arzneipflanze	Dosis	Wirkung
Angelicae archangelicae radix	35 g	tonisiert Milz-Qi, wärmt, öffnet die Oberfläche, eliminiert Wind-Kälte, bewegt das Blut in die Peripherie
Levistici radix	35 g	tonisiert Blut und Qi, bewegt Leber-Qi, eliminiert Feuchtigkeit
Cetrariae lichen	30 g	tonisiert Milz- und Magen-Qi, Leber-Blut, Nieren-Yin
Urticae folium	25 g	tonisiert Blut und Yin, eliminiert Feuchtigkeit
Rosmarini folium	25 g	öffnet die Oberfläche, eliminiert Wind-Kälte und Feuchtigkeit, tonisiert Milz-Qi, Nieren-Qi und -Yang, bewegt Leber-Qi
Valerianae radix	25 g	bewegt Leber-Qi, nährt Yin und Blut, beruhigt Shen
Avenae herba	25 g	tonisiert Blut, Milz-Qi und -Yin, Nieren-Qi und -Yin, beruhigt Shen

Anwendung: 1 Teelöffel bis 1 Esslöffel mit 200 bis 250 ml kochendem Wasser überbrühen und abgedeckt 20 Minuten ziehen lassen. Dreimal täglich eine Tasse.

Zusätzlich zum Tee sollten die Patienten entweder drei Esslöffel Hagebuttenmus pro Tag oder bis zu dreimal täglich eine Saftschorle des Muttersafts der Heidelbeere (Myrtilli fructus), der Holunderbeere (Sambuci fructus) oder der schwarzen Johannisbeere (Ribes nigri fructus) trinken, um das Blut nähren.

Milz- und Nieren-Yang tonisierende Rezeptur

Puls: tief, langsam, schwach

Zunge: blasser, feuchter Zungenkörper, dünner weißer Belag

Arzneipflanzen	Dosis	Wirkung
Artemisiae herba	35 g	tonisiert Milz-Qi, Nieren-Yang, bewegt Leber-Qi, eliminiert Feuchtigkeit und Wind-Kälte
Saturejae herba	35 g	tonisiert Milz-Qi, Nieren-Yang, bewegt Leber-Qi, eliminiert Feuchtigkeit und Schleim
Angelicae archangelicae radix	30 g	tonisiert Milz-Qi, eliminiert Wind-Kälte, Feuchtigkeit und kalten Schleim
Rosmarini herba	25 g	tonisiert Milz-Qi, Nieren-Yang, bewegt Leber-Qi, eliminiert Feuchtigkeit und Wind-Kälte
Millefoli herba	25 g	tonisiert Milz- und Nieren-Qi, bewegt Leber-Qi
Anethi fructus cont.	25 g	tonisiert Milz-Qi und Jing, eliminiert Feuchtigkeit
Avenae herba	25 g	tonisiert Milz-Qi und -Yin, Nieren-Qi und Yin sowie Blut

Anwendung: 1 Teelöffel bis 1 Esslöffel mit 200 bis 250 ml kochendem Wasser überbrühen und abgedeckt 15 Minuten ziehen lassen. Dreimal täglich eine Tasse.

Nieren-Yin tonisierende Rezeptur

Puls: schnell und oberflächlich

Zunge: Zungenkörper rot, belaglos

Tee 1

Arzneipflanzen	Dosis	Wirkung
Equiseti herba	50 g	tonisiert Nieren-Qi, -Yin und Jing, eliminiert Feuchtigkeit

Tee 2

Arzneipflanzen	Dosis	Wirkung
Avenae herba	50 g	tonisiert Blut, Yin, Jing, Milz- und Nieren-Qi
Betulae folium	35 g	tonisiert Nieren-Qi und Jing, eliminiert Feuchtigkeit und feuchte Hitze
Phaseoli pericarpium	25 g	tonisiert Nieren-Yin und Jing, eliminiert Feuchtigkeit
Calami rhizoma*	25 g	tonisiert Milz-Qi und Jing

* bei starker Unruhe und Schlafstörungen kann der Kalmus in der Anfangsphase der Behandlung durch Baldrianwurzel (Valerianae radix) ersetzt werden.

Anwendung: 1 Esslöffel von Tee 1 über Nacht in 750 ml Wasser kalt ansetzen, morgens 30 Minuten auskochen. Anschließend 1 Esslöffel von Tee 2 zugeben und 20-30 Minuten mit Tee 1 ziehen lassen. Morgens 1 Tasse direkt trinken, den übrigen Tee in einer Thermoskanne aufbewahren und mittags und abends jeweils eine weitere Tasse trinken.

Zum Tee sollten die Patienten bis zu dreimal täglich eine Saftschorle des Muttersafts des Granatapfels (Punica granatum) oder der schwarzen Johannisbeere (Ribes nigri fructus) trinken sowie bis zu dreimal täglich einen Teelöffel Brennnesselsamen, Blütenpollen und / oder Weizengras zu sich nehmen, um das Nieren-Yin zu nähren.

Arzneipflanzen zur Modifikation der Rezepturen

Grundsätzlich sind alle Arzneipflanzen geeignet, die die Wurzel (Ben) der Erkrankung behandeln.

Birkenblätter (Betulae folium)

Birkenblätter tonisieren das Nieren-Yin und Jing. Außerdem eliminieren sie Feuchtigkeit und Hitze. Sie können beim Wind-Hitze oder -Feuchtigkeits-Bi zum Einsatz kommen.

Bohnenschalen (Phaseoli pericarpium)

Bohnenschalen nähren das Yin von Milz und Nieren sowie Jing. Sie eliminieren zudem Feuchtigkeit und sind beim Hitze- und Feuchtigkeits-Bi indiziert.

Eisenkraut (Verbenae herba)
Das kühlende Eisenkraut sollte zum Bewegen von Leber-Qi immer dann in Rezepturen aufgenommen werden, wenn sich die Beschwerden des Patienten unter psychoemotionalen Belastungen verschlechtern.

Gelbwurz (Curcumae rhizoma)
Curcuma kann in Form eines Fertigpräparats gegeben werden, wenn ein Tee abgelehnt wird, um Leber-Qi und -Blut zu bewegen sowie die Mitte und das Wei-Qi zu tonisieren.

Königskerze (Verbasci flos)
Die Königskerze ist eine gute Wahl, wenn Schmerzen im Bewegungsapparat mit Neuralgien bzw. Wind-Hitze einher gehen.

Mädesüß (Filipendulae herba / flos)
Mädesüß kann unter anderem aufgrund ihres Gehalts an Salicylsäure bei Wind-Hitze- oder Feuchtigkeits-Bi eingesetzt werden, um Schmerzen zu lindern.

Schachtelhalm (Equiseti herba)
Schachtelhalm tonisiert das Nieren-Qi und -Yin sowie Jing. Gleichzeitig eliminiert er Feuchtigkeit.

Schlüsselblume (Primulae flos)
Die Schlüsselblume kann beim Wind-Hitze-, Wind-Kälte- oder Feuchtigkeits-Bi schmerzlindernd wirken.

Spargel (Asparagi radix)
Die Spargelwurzel tonisiert unter anderem das Nieren-Yin und eliminiert Feuchtigkeit.

Traubensilberkerze (Cimicifugae rhizoma)
Die Traubensilberkerze bewegt das Leber-Qi, senkt das aufsteigende Yang ab und hält das Yin. Zugleich beruhigt sie Shen und Hun. Sie kann insbesondere im Klimakterium und beim Schulter-Arm-Syndrom sowie bei Beschwerden der Halswirbelsäule (Hormonbuckel) oder einer Lumbalgie verwendet werden.

Wacholder (Juniperi fructus)
Wacholderbeeren tonisieren das Yang und wärmen das Innere. Dabei eliminieren sie unter anderem Wind-Kälte und Feuchtigkeit. Sie können vorübergehend in einer Rezeptur verwendet werden.

Weide (Salicis cortex)
Die Weidenrinde wirkt unter anderem aufgrund ihres Gehalts an Salicylsäure analgetisch und kann bei Wind-Hitze- oder Feuchtigkeits-Bi eingesetzt werden.

Weihrauch (Olibanum indicum)
Weihrauch kann in Form eines Fertigpräparats gegeben werden, wenn ein Tee abgelehnt wird, und ein Wind-Hitze-, Wind-Kälte- oder Feuchtigkeits-Bi bzw. eine Leber-Qi-Stagnation oder eine Blutstase vorliegt.

Weinraute (Rutae herba)
Die Weinraute ist eine gute Wahl, wenn Kälte den freien Fluss von Qi und Blut beeinträchtigt.

Äußerliche Anwendungen

Die folgenden Arzneipflanzen können äußerlich zur unterstützenden Behandlung bei Nacken-, Schulter- und Kreuzschmerzen einschließlich Verspannungen eingesetzt werden, um zu wärmen sowie Qi und Blut zu bewegen:

- Auflagen mit Ingwer (Zingiberis rhizoma), geriebener Meerrettichwurzel (Armoraciae rusticanae radix) oder Senfmehl (Sinapis semen)
- Bäder mit Fichtennadel- (Piceae aetheroleum), Lavendel- (Lavandulae aetheroleum), Rosmarin- (Rosmarini aetheroleum; nicht täglich und nicht am Abend) oder Wacholderöl (Juniperi aetheroleum)
- Einreibungen mit Cayennepfeffer (Capsici fructus), Campherspiritus (Spiritus camphoratus) oder anderen Zubereitungen mit Campher, Rosmarinspiritus (Spiritus rosmarini), Franzbranntwein (Spiritus Vini gallici) mit Fichtennadel- oder Kiefernnadelöl, Wermutsalbe nach Hildegard von Bingen
- Fette Massageöle (z. B. Arnika- (Arnicae oleum), Johanniskraut- (Hyperici oleum) oder Ringelblumenöl (Calendulae oleum) mit Zusätzen von Eucalyptusöl (Eucalypti aetheroleum), Fichtennadelöl (Piceae aetheroleum), Ingweröl (Zingiberis aetheroleum), Kiefernnadelöl (Pini aetheroleum), Lavendelöl (Lavandulae aetheroleum), Minzöl (Menthae arvensis aetheroleum), Rosmarinöl (Rosmarini aetheroleum) oder Wacholderöl (Juniperi aetheroleum)

Bitte die Sicherheitshinweise in der Fachliteratur beachten!

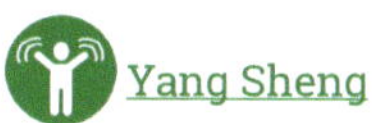

Yang Sheng

Allgemein

Wichtig ist eine gesunde Balance von Aktivität und Ruhe.

Ernährung

Qi- und Blut stärkende Nahrungsmittel sind zu empfehlen. (Liste s. Anhang)

Bewegung

Stretching, Schwimmen, Wassergymnastik, Progressive Muskelentspannung nach Jacobsen, Qigong und Taiji, Yoga

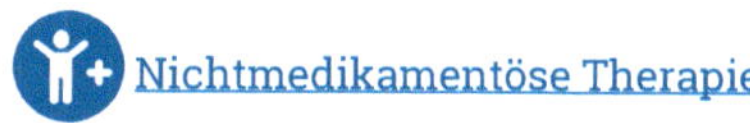

Nichtmedikamentöse Therapie

Nackenschmerzen

Körperliche Aktivität, Mobilisation, Manipulation, Physiotherapie, Physikalische Therapie, Ergotherapie, Postisometrische Relaxation, Entspannungsverfahren, Verhaltenstherapie; Elektrotherapie, Massagen, Progressive Muskelrelaxation, Rückenschule und Ultraschall nur bei subakuten bandscheibenbedingten Beschwerden

Kreuzschmerzen

Spezifische Kreuzschmerzen

Balneo-, Bewegungs-, Ergo-, Verhaltens-, Wärmetherapie, physikalische Therapie, manuelle Therapie, Orthesen; Elektrotherapie, Massagen, Progressive Muskelrelaxation, Rückenschule und Ultraschall nur bei subakuten bandscheibenbedingten Beschwerden, Bettruhe nur in der Akutphase der Radikulopathie sofern eine Mobilisierung aufgrund der Schmerzen nicht möglich ist, Operation

Nicht spezifische Kreuzschmerzen

Bewegungstherapie, Progressive Muskelrelaxation, Manuelle Therapie, Rückenschule, Wärmetherapie, Verhaltenstherapie, Patientenschulung, Maßnahmen am Arbeitsplatz

4.2.2. Fibromyalgiesyndrom

4.2.2.1. Definition und Lokalisation

Beim Fibromyalgiesyndrom treten chronische Schmerzen in mehreren, unter Umständen wechselnden Körperregionen in Verbindung mit Schlafstörungen bzw. nichterholsamem Schlaf und Müdigkeit oder körperlicher und / oder geistiger Erschöpfungsneigung auf. Die Diagnose kann erst gestellt werden, wenn die Betroffenen mindestens drei Monate unter anhaltenden Schmerzen ober- und unterhalb der Taille und im Bereich der Wirbelsäule oder des Brustkorbs sowie auf beiden Körperseiten gelitten haben.

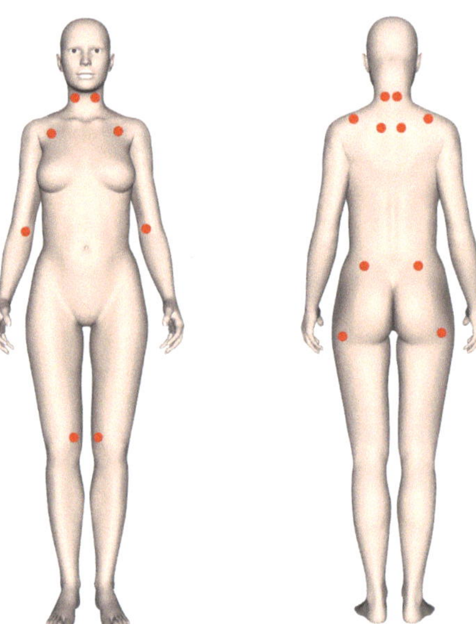

(▶ Abbildung 4)

Bis die Diagnose richtig gestellt wird, haben die Patienten oft einen langen Leidensweg hinter sich, weil es durch die vielen unterschiedlichen Begleitsymptome äußerst schwierig ist, die Erkrankung zu erkennen. Alle beschriebenen Symptome können vielen anderen Krankheitsmustern zugeordnet werden, so dass die Differentialdiagnose oftmals langwierig ist. Man kann von einem Fibromyalgie-Syndrom ausgehen, wenn an mindestens 11 von 18 „Tender Points" bei digitaler Palpation Schmerzen auftreten. Diese befinden sich im Bereich von Schultern, Nacken und unterem Rücken sowie am Brustkorb, an den Armen, am Gesäß und den Knien (s. Abb. 4).

Folgende Symptome gehören zusätzlich zu den Muskel- und Gelenkschmerzen und der chronischen Müdigkeit zum Beschwerdebild der Fibromyalgie:

- Parästhesien
- Schwellungen von Muskeln und Gelenken
- Taubheit und Prickeln in Händen und Füßen
- Eventuell Restless Legs
- Kopfschmerzen

4.2.2.2. Ursachen und Risikofaktoren

Eine somatische oder psychische Ursache kann für das Fibromyalgiesyndrom vielfach nicht gefunden werden. Allerdings sind einige Betroffene aufgrund ihrer Beschwerden anhaltend sehr besorgt und widmen entsprechend ihrer Krankheit viel Zeit und Energie oder leiden unter ausgeprägten Ängsten. Als Komorbiditäten können daher eine somatische Belastungsstörung oder andere psychische Erkrankungen durchaus festgestellt werden (s. auch Seite 10 ff.).

Eine genetische Veranlagung, entzündlich-rheumatische Erkrankungen, Vitamin-D-Mangel, Rauchen, Adipositas, Bewegungsmangel, Misshandlungen und Missbrauch sowie Infektionen und Unfälle gehören ebenso wie Depressionen zu den diskutierten Risikofaktoren. Allerdings können bisher noch keine eindeutigen Aussagen zur Ätiologie getroffen werden.

4.2.2.3. Fibromyalgiesyndrom aus Sicht der TCM

Ätiologie

Folgende Syndrome kommen bei Fibromyalgie in Betracht

- Leber-Qi-Stagnation
- Milz-Qi-Leere
- Akkumulation von Feuchtigkeit
- Schleim
- Blut-Leere
- Nieren-Yin- und Yang-Leere

Es handelt sich um ein San-Bi (Wahres Bi), das alle Agenzien Wind, Kälte, Feuchtigkeit und Hitze enthält, und zu Bi Zheng (schmerzhaftes Blockade-Syndrom) führt.

Die Entwicklung des Beschwerdebildes ist aus nachfolgendem Diagramm zu ersehen:

Entstehung der Fibromyalgie

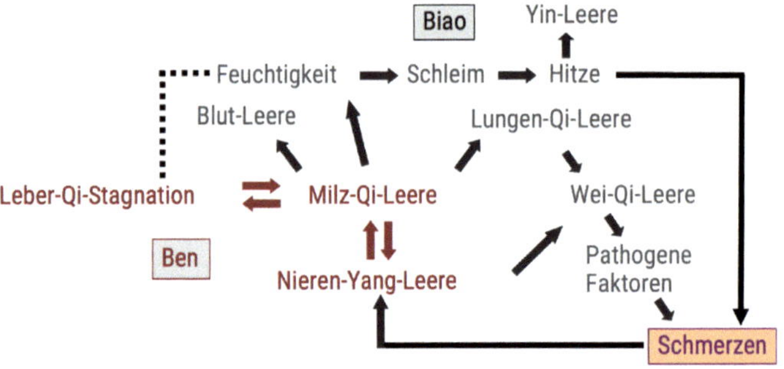

Zentrale Bedeutung bei der Betrachtung der Fibromyalgie kommt den Aufgaben des Funktionskreises Milz zu (s. Abbildung).

Auswirkungen der Milz-Qi-Leere

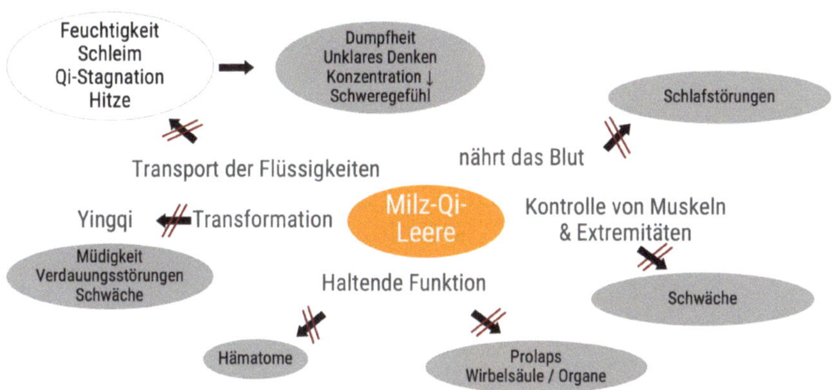

Die Milz

- **wandelt Nahrungs-Qi in körpereigenes Qi um.**
  Die Milz verwandelt mit Hilfe des Magen-Qi die aufgenommene Nahrung in Qi, Blut und Körperflüssigkeiten. Sie wird deshalb als die Wurzel des nachhimmlischen Qi bezeichnet. Daraus ergeben sich alle weiteren Aufgaben dieses so wichtigen Zentralorgans. Ist die Milz schwach und kann ihre Aufgaben nicht adäquat erfüllen, so sieht man das häufig an Symptomen wie einem geblähten Bauch, einem schlechten Appetit, einer Schwäche der Extremitäten und weichen Stühlen.
- **transformiert und transportiert Flüssigkeiten.**
  Ferner hat sie die Aufgabe, die Flüssigkeiten zu transformieren und zu transportieren. Das bedeutet, dass sie die Flüssigkeiten trennt. Das Klare wird zur Lunge geschickt und das Trübe wird weitergeleitet zum Darm. Bei einer Milz-Schwäche geschieht diese Trennung nicht ordnungsgemäß und so sammelt sich Flüssigkeit in Form von Nässe, Schleim oder Ödemen an. Die Nässe behindert den Qi-Fluss im mittleren Erwärmer. Diese Stagnation von Feuchtigkeit behindert den reibungslosen Fluss von Leber-Qi, wodurch das Leber-Qi stagniert. Hält diese Stagnation über einen längeren Zeitraum an, so entsteht daraus Hitze.
- **beherrscht das zielgerichtete Denken.**
  Konzentrations- und Merkfähigkeit hängen direkt von der Milz ab. Ist zu viel Feuchtigkeit im Körper und kann die Milz nicht korrekt das Klare vom Trüben

trennen, so hat das eine direkte Auswirkung auf die Konzentration. Das Denken wird mühselig, und es kann zu einem Gefühl von Schwere und Dumpfheit im Kopf kommen.

› **kontrolliert das Blut.**
Das bezieht sich sowohl auf die Blutbildung als auch auf die Haltefunktion. Wenn sie das Blut nicht in den Gefäßen halten kann, so entstehen schnell Hämatome, auch nach leichtesten Verletzungen.

› **kontrolliert die Muskeln und die vier Extremitäten.**
Die Muskeln müssen ausreichend mit Qi und Blut versorgt werden, um ihre fehlerfreie Funktion erfüllen zu können. Ist diese Ernährungsfunktion der Milz geschwächt, so führt dies zu schwachen Muskeln, die schlimmstenfalls atrophieren. Arme und Beine verfügen dann nicht mehr über ausreichend Kraft.

› **hält die Organe an ihrem Platz.**
Das betrifft die Yang-Funktion der Milz, die sicherstellt, dass weder Organe noch Wirbelkörper prolabieren.

› **öffnet zum Mund und den Lippen.**
Bei einem guten Milz-Qi sind die Lippen feucht und rosig. Bei einem schlechten Milz-Qi sind die Lippen blass und trocken. Außerdem ist der Geschmackssinn gestört. Essentiell für eine gute Umwandlung von Nahrungs-Qi in körpereigenes Qi ist ein gutes und ausreichendes Kauen.

› **verteilt die Geschmäcker.**
Ihre Aufgabe ist es, die unterschiedlichen Geschmäcker aus der Nahrung heraus zu destillieren und an die verschiedenen Organe zu verteilen. Sie selbst behält den süßen Geschmack. Die Essenz der Geschmäcker dient dazu, dass alle Organe ordnungsgemäß arbeiten. Ein Lehrsatz besagt, dass ein wenig des Geschmacks das Organ stärkt, ein Zuviel es jedoch schwächt. Daraus ergibt sich für die Milz, dass unsere heutigen Ernährungsgewohnheiten mit einem Übermaß an industrieller Süße dazu führt, dass die Milz geschwächt wird.

› **verabscheut Nässe.**
Nässe und Feuchtigkeit behindern das korrekte Arbeiten der Milz. Wenn eine geschwächte Milz nicht mehr ordnungsgemäß dafür sorgen kann, dass Feuchtigkeit transformiert und transportiert wird, so kann sich der Zustand weiter verschlimmern, wenn von außen noch thermisch kühle und feuchte Nahrungsmittel zugeführt werden, wie das bei allen Milchprodukten und allen Feuchtigkeit und Kühle bildenden Nahrungsmitteln der Fall ist.

Aus der Vielzahl der Übereinstimmungen zwischen den Aufgaben der Milz und den Symptomen der Fibromyalgie ist ersichtlich, wie zentral die Rolle der Milz bei der Entstehung der Krankheitsgeschichte ist. Deshalb ist es äußerst wichtig in jede

Therapie nach den Kriterien der chinesischen Medizin die Behandlung der Milz mit einzubeziehen.

Dabei darf man eine Leber-Qi-Stagnation nicht außer Acht lassen, da sie oftmals der Grund für eine geschwächte Milz ist, wenn die Leber im Ko-Zyklus die Milz überkontrolliert und somit schwächt. Was sind nun die Ursachen für eine Leber-Qi-Stagnation, die eine Störung im Holz darstellt? Sie ist sozusagen in unserer westlichen Kultur und vorzugsweise bei Frauen schon durch die Erziehung angelegt. Es gilt als unfein Emotionen, und dazu gehört auch die Wut, allzu laut zu äußern. So wird früh begonnen, die Emotionen zu kontrollieren, was einer Leber-Qi-Stagnation Vorschub leistet. Auch die mit der Erde assoziierten Eigenschaften wie Mütterlichkeit, Fürsorglichkeit, Aufopferungsbereitschaft und soziale Anpassung werden vornehmlich von Frauen verlangt, welche damit ihr eigenes Erd-Element, nämlich die Milz über Gebühr erschöpfen, auch deshalb, weil oft die Anerkennung für ihre Leistungen fehlt. So verwundert es nicht, dass an Fibromyalgie Erkrankte zwar ausgesprochen freundlich sind und sehr angepasst wirken, aber oftmals fehlt der „Biss" das ihre zu einer Verbesserung der Krankheitssituation beizutragen. Das liegt an der übermäßigen Feuchtigkeit, mit der die Milz zu kämpfen hat. Auch aus diesem Grunde ist die Therapie der Milz so wichtig, denn eine gesunde Milz ist in der Lage zielgerichtet zu denken und würde damit die Verfolgung eines Zieles, nämlich der Besserung der Beschwerden, unterstützen.

Da der freie Fluss des Leber-Qi und des Leber-Blutes für eine gute Ernährung von Muskeln, Sehnen und Bändern sorgen, führt dies bei einer Leber-Qi-Stagnation jedoch dazu, dass die Bewegungsfähigkeit eingeschränkt ist oder nur unter Schmerzen gelingt.

Außerdem wird, wie aus der Graphik ersichtlich ist, auch das Wasser-Element erschöpft, dem die Knochen und die Wirbelsäule zugeordnet sind. Die Niere steht für die Konstitution und das Urvertrauen. Ein gutes Selbstbewusstsein und die Möglichkeit für seine eigenen Bedürfnisse einzustehen, kennzeichnen eine gute Nieren-Energie.

Aber auch das Feuer-Element mit Herz und Pericard und das Metall-Element mit Lunge dürfen nicht außer Acht gelassen werden. Das Krankheitsbild zeigt oftmals einen Mangel an Lebensfreude, Probleme mit Nähe und einen Mangel, die eigenen Grenzen zu erkennen, beziehungsweise Grenzen zu setzen und diese auch zu verteidigen.

Differentialdiagnose

Leber-Qi-Stagnation
- Begleitsymptome: oft Übelkeit und Erbrechen, (Dickdarm/Magen-Disharmonie), Schmerzen und Spannung unter den Rippenbögen, Brustspannen, Reizbarkeit, Verdauungsstörungen wie Aufstoßen und Blähungen
- Puls: gespannt
- Zunge: normaler bis roter Zungenkörper, Zungenrand gerollt oder eingekerbt, Belag unauffällig oder weiß

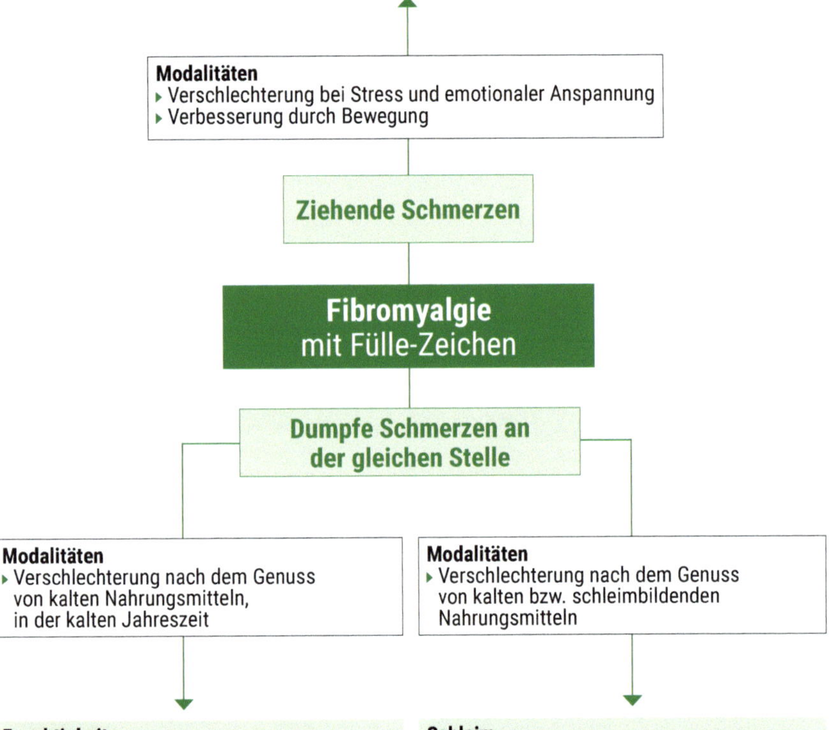

Feuchtigkeit
- Begleitsymptome: klares Denken fällt schwer, Kopf wie in Watte gepackt, chronischer Schnupfen, Sinusitis, Völle im Thorax und Epigastrium, Übelkeit, Appetitlosigkeit
- Puls: schlüpfrig, träge
- Zunge: feuchter geschwollener Zungenkörper; weißer Zungenbelag

Schleim
- Begleitsymptome: Benommenheit benebelt die Sinnesöffnungen, unscharfes Sehen, Schwindelgefühl, Bronchitis, Völle und Druck im Thorax
- Puls: schlüpfrig, träge
- Zunge: geschwollener Zungenkörper, dicker, weißer bis gelber Zungenbelag

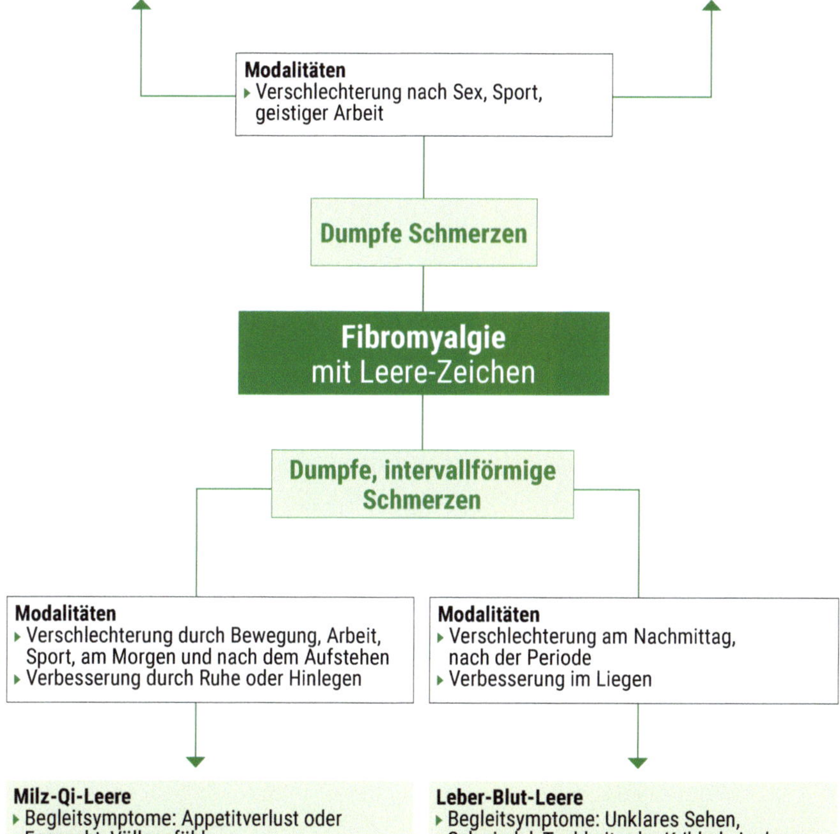
Nieren-Yin-Leere
▸ Begleitsymptome: abendliche Hitze, wenig dunkler Urin, Unfähigkeit zu denken, Schwindel, Tinnitus, leichte Verstopfung
▸ Puls: schnell, oberflächlich
▸ Zunge: roter, belagloser Zungenkörper, eingezogene Ränder am Zungengrund
Nieren-Yang-Leere
▸ Begleitsymptome: Kältegefühl im unteren Rücken, kalte Beine und Füße, vermehrtes Wasserlassen, heller Urin, Unfähigkeit zu denken, Schwindel, Tinnitus
▸ Puls: tief, langsam, schwach
▸ Zunge: blasser, feuchter Zungenkörper, dünner weißer Zungenbelag
Modalitäten
▸ Verschlechterung nach Sex, Sport, geistiger Arbeit
Dumpfe Schmerzen
Fibromyalgie
mit Leere-Zeichen
Dumpfe, intervallförmige Schmerzen
Modalitäten
▸ Verschlechterung durch Bewegung, Arbeit, Sport, am Morgen und nach dem Aufstehen
▸ Verbesserung durch Ruhe oder Hinlegen
Modalitäten
▸ Verschlechterung am Nachmittag, nach der Periode
▸ Verbesserung im Liegen
Milz-Qi-Leere
▸ Begleitsymptome: Appetitverlust oder Esssucht, Völlegefühl, schwache Extremitäten, loser Stuhl
▸ Puls: eher tief, schwach, dünn
▸ Zunge: geschwollener Zungenkörper, Zahneindrücke, weißer Zungenbelag
Leber-Blut-Leere
▸ Begleitsymptome: Unklares Sehen, Schwindel, Taubheit oder Kribbeln in den Extremitäten, Schlaflosigkeit, blasse Lippen, Muskelkrämpfe
▸ Puls: dünn, rau, evtl. schwach
▸ Zunge: blass mit blassen und evtl. orangefarbenen Zungenrändern

Syndrome der Fülle

Syndrom	Differenzierungw	Symptome
Leber-Qi-Stagnation	Schmerzqualität	ziehende Schmerzen
	Modalitäten	▼ Stress, emotionale Spannung ▲ Bewegung
	Begleitsymptome	oft Übelkeit und Erbrechen, (Dickdarm/Magen-Disharmonie), Schmerzen und Spannung unter den Rippenbögen, Brustspannen, Reizbarkeit, Verdauungsstörungen wie Aufstoßen und Blähungen
	Puls	gespannt
	Zunge	normaler bis roter Zungenkörper, Zungenrand gerollt oder eingekerbt, Belag unauffällig oder weiß
Akkumulation von Feuchtigkeit	Schmerzqualität	dumpfer Schmerz immer an der gleichen Stelle
	Modalitäten	▼ nach dem Genuss von kalten Nahrungsmitteln, in der kalten Jahreszeit
	Begleitsymptome	klares Denken fällt schwer, Kopf wie in Watte gepackt, chronischer Schnupfen, Sinusitis, Völle im Thorax und Epigastrium, Übelkeit, Appetitlosigkeit
	Puls	schlüpfrig, träge
	Zunge	feuchter, geschwollener Zungenkörper, weißer Zungenbelag
Schleim	Schmerzqualität	dumpfer Schmerz immer an der gleichen Stelle
	Modalitäten	▼ nach dem Genuss von kalten bzw. schleimbildenden Nahrungsmitteln
	Begleitsymptome	Benommenheit benebelt die Sinnesöffnungen, unscharfes Sehen, Schwindelgefühl, Bronchitis, Völle und Druck im Thorax
	Puls	schlüpfrig, träge
	Zunge	geschwollener Zungenkörper, dicker, weißer bis gelber Zungenbelag

Syndrome der Leere

Syndrom	Differenzierung	Symptome
Milz-Qi-Leere	Schmerzqualität	dumpfer, intervallförmiger Schmerz
	Modalitäten	▼ durch Bewegung, Arbeit, Sport, am Morgen und nach dem Aufstehen ▲ durch Ruhe, Hinlegen
	Begleitsymptome	Appetitverlust oder Esssucht, Völlegefühl, schwache Extremitäten, loser Stuhl
	Puls	eher tief, schwach, dünn
	Zunge	geschwollener Zungenkörper, Zahneindrücke, weißer Zungenbelag
Leber-Blut-Leere	Schmerzqualität	dumpfe, intervallförmige Schmerzen
	Modalitäten	▼ am Nachmittag, nach Periode ▲ im Liegen
	Begleitsymptome	unklares Sehen, Schwindel, Taubheit oder Kribbeln in den Extremitäten, Schlaflosigkeit, blasse Lippen, Muskelkrämpfe
	Puls	dünn, rau, evtl. schwach
	Zunge	blass mit blassen und evtl. orangefarbenen Zungenrändern
Nieren-Yin-Leere	Schmerzqualität	dumpfe Schmerzen
	Modalitäten	▼ nach Sex, Sport, geistiger Arbeit
	Begleitsymptome	abendliche Hitze, wenig dunkler Urin, Unfähigkeit zu denken, Schwindel, Tinnitus, leichte Verstopfung
	Puls	schnell, oberflächlich
	Zunge	roter, belagloser Zungenkörper, eingezogene Ränder am Zungengrund
Nieren-Yang-Leere	Schmerzqualität	dumpfe Schmerzen
	Modalitäten	▼ nach Sex, Sport, geistiger Arbeit
	Begleitsymptome	Kältegefühl im unteren Rücken, kalte Beine und Füße, vermehrtes Wasserlassen, heller Urin, Unfähigkeit zu denken, Schwindel, Tinnitus
	Puls	tief, langsam, schwach
	Zunge	blasser, feuchter Zungenkörper, dünner weißer Zungenbelag

Integrative Therapie

Die Autoren der Leitlinie "Funktionelle Körperbeschwerden" stufen die Evidenz der Wirksamkeit von Akupunktur beim Fibromyalgiesyndrom als hoch ein. Dennoch muss sich der Therapeut darüber im Klaren sein, dass sich ein Behandlungserfolg nicht so rasch einstellt. Es liegt in der Natur der äußerst komplexen Erkrankung, dass es immer wieder zu Rückschlägen kommt. Je mehr Feuchtigkeit im Spiel ist, desto schwieriger kann sich die Behandlung gestalten und desto wichtiger sind eine enge Führung des Patienten und ein gutes Vertrauensverhältnis, das auch beinhaltet, keine falschen Hoffnungen im Patienten zu wecken. Aus unserer Sicht ist eine begleitende Psychotherapie unabdingbar für einen langfristigen Erfolg der therapeutischen Maßnahmen mittels der chinesischen Medizin. Zudem sollte der Patient darin bestärkt werden, sich regelmäßig zu bewegen.

Medikamentöse Therapie

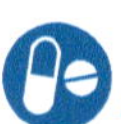

Arzneistoffe

Bei der folgenden Liste handelt es sich um eine zusammenfassende Übersicht. Nicht alle der aufgeführten Arzneistoffe sind bei allen Diagnosen gleichermaßen indiziert. Über die genannten Arzneistoffe hinaus kann eine spezifische Behandlung erforderlich sein, die hier nicht erwähnt ist. (Unerwünschte Wirkungen ausgewählter Arzneistoffe und ihre Wirkung aus Sicht der chinesischen Medizin s. Abschnitt 5.2.)

Antidepressiva	**Wirkung**
z. B. Amitriptylin (s. Seite 220), Duloxetin (s. Seite 216), Fluoxetin (s. Seite 218), Milnacipran **Antikonvulsiva (Antiepileptika)** Pregabalin (s. Seite 222), Quetiapin	Reduktion von Schmerzen, Schlafstörungen und Müdigkeit

Wie in den Abschnitten 3.3.3. und 5. ausführlich erläutert, können Überschneidungen zwischen dem Syndrom, das der Erkrankung zu Grunde liegt, und möglichen unerwünschten Wirkungen der medikamentösen Therapie darauf beruhen, dass sich die Wirkungen von Arzneistoffen mit dem Syndrom des Patienten, der Wurzel (Ben) oder den Zweigen (Biao) der Erkrankung, überlagern. Dies sollte insbesondere bei einer medikamentösen Dauerbehandlung berücksichtigt werden.

Chinesische Medizin

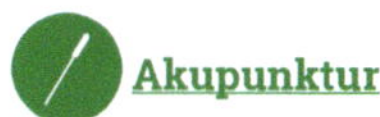

Akupunktur

Da die chinesische Medizin keine Trennung von Psyche und Soma vornimmt, umfasst die Therapie immer beide Aspekte. Es ist für die Patienten äußerst wichtig, dass der Therapeut in der Lage ist eine vertrauensvolle Atmosphäre herzustellen, so dass die Patienten im Laufe der Therapie erkennen können, dass psychische Aspekte bei der Krankheitsentwicklung eine große Rolle spielen, ohne dass diese Hintergründe, wie es oft in der Gesellschaft geschieht, abgewertet werden.

Da es sich um ein chronisches Geschehen handelt, muss die Therapie sowohl den Zweig (Biao) als auch die Wurzel (Ben) umfassen. Das bedeutet, dass sowohl der Schmerz als auch die Ursache des Schmerzes mit den unterliegenden Syndromen in die Therapiestrategie einbezogen werden müssen. Die Auswahl der Akupunkturpunkte und die Behandlungsstrategie sowohl der betroffenen Körperregionen als auch der Schmerz- und Syndrombehandlung können aus den Tabellen 6 – 11 entnommen werden (s. Seiten 49 – 53) sowie Kapitel 3.3.1. (s. Seiten 20-31).

Es empfehlen sich ferner Moxibustion, Tuina und Guasha sowie Dauernadeln. Man sollte sich bei Fibromyalgie-Patienten allerdings nicht dazu verleiten lassen alle schmerzenden Areale mit Dauernadeln zu behandeln, sondern sich immer nur auf die zwei bis maximal drei Bereiche konzentrieren, die aktuell im Vordergrund stehen. Kurze Nadeln können am Ohr drei Tage verweilen, sollten jedoch umgehend entfernt werden, wenn sie Beschwerden wie Druckschmerz oder anhaltenden Juckreiz verursachen. Am Körper können längere Dauernadeln eingesetzt werden, die spätestens nach fünf bis sieben Tagen entfernt werden.

▶ Phytotherapie

Werden Kräuterrezepturen begleitend zu einer medikamentösen Therapie angewendet, sollten diese im Falle möglicher Wechselwirkungen angepasst werden. Informationen über die Angaben in den Abschnitten 3.3.3. und 5.2. hinaus enthalten die Fachinformationen und die Fachliteratur.

Chinesische Arzneipflanzen

Shen Tong Zhu Yu Tang

(Dekokt, das Blutstagnation aus einem schmerzhaften Körper vertreibt).
Wirkung: Regt die Qi- und Blutzirkulation an, löst Bi-Zheng (schmerzhaftes Blockade-Syndrom), öffnet die Leitbahnen und Kollateralen. Der Puls ist gespannt bis drahtig, die Zunge hat eine livide Farbe.

Arzneipflanze	Dosis	Wirkung
Tao Ren (Persica semen)	9 g	bewegt Blut
Hong Hua (Carthami flos)	9 g	bewegt Blut
Dang Gui (Angelica sinensis radix)	9 g	tonisiert Blut
Chuan Xiong (Chuanxiong rhizoma)	6 g	bewegt Blut
Mo Yao (Myrrha)	6 g	bewegt Blut
Wu Ling Zhi (Trogopterori faeces)	6 g	bewegt Blut
Di Long (Pheretima)	6 g	vertreibt inneren Wind
Qin Jiao (Gentianae macrophyllae radix)	3 g	tonisiert Qi, leitet Feuchtigkeit aus
Qiang Huo (Notopterygii rhizoma seu radix)	3 g	befreit Äußeres, vertreibt Wind-Kälte
Xiang Fu (Cyperi rhizoma)	3 g	bewegt Leber-Qi
Niu Xi (Achyranthis radix)	9 g	bewegt Blut
Gan Cao (Glycyrrhizae radix et rhizoma)	6 g	harmonisiert die anderen Kräuter

Bei Schmerzen im oberen Teil des Körpers wird Ge Gen (Puerariae lobatae radix), bei Schmerzen im unteren Teil des Körpers wird Du Huo (Angelica pubescentis radix) hinzugefügt.

Bei Schmerzen in den Extremitäten kommen noch Sang Zhi (Mori ramulus) und Gui Zhi (Cinnamomi ramulus) hinzu.

Weitere Rezepturen

Fang Ji Huang Qi Tang (Stephaniae tetrandrae radix und Astragali radix Dekokt). Wirkung: Stärkt die Milz und reguliert die Wasserzirkulation, bei Wind-Feuchtigkeits-Syndrom aufgrund von Milz-Qi-Mangel. Der Puls ist oberflächlich, die Zunge ist blass mit einem weißen Belag

Arzneipflanze	Dosis	Wirkung
Fang Ji (Stephaniae tetrandrae radix)	6 – 12 g	leitet Feuchtigkeit aus
Huang Qi (Astragali radix)	9 – 15 g	tonisiert Qi
Bai Zhu (Atractylodis macrocephalae rhizoma)	4,5 – 9 g	tonisiert Qi
Zhi Gan Cao (Glycyrrhizae radix et rhizoma praep.)	9 g	tonisiert Qi

Du Huo Ji Sheng Tang

(Angelicae pubescentis radix und Sangjisheng ramulus Dekokt).
Wirkung: Vertreibt Wind-Feuchtigkeit, befreit den Körper von Bi Zheng (schmerzhafte Blockade), nährt Leber und Niere, tonisiert Qi und Blut.Der Puls ist dünn, schwach und langsam, die Zunge ist blass mit einem weißen Belag.

Arzneipflanze	Dosis	Wirkung
Du Huo (Angelica pubescentis radix)	9 g	vertreibt Wind-Feuchtigkeit
Xi Xin (Asari herba et radix)*	6 g	vertreibt Wind-Kälte
Fang Feng (Ledebouriellae radix)	6 g	vertreibt Wind-Kälte
Qin Jiao (Gentianae macrocephalae radix)	6 g	vertreibt Wind-Feuchtigkeit
Sang Ji Sheng (Taxili herba)	6 g	tonisiert Yin
Du Zhong (Eucommiae cortex)	6 g	tonisiert Yang
Chuan Niu Xi (Cyathulae radix)	6 g	tonisiert Yang
Dang Gui (Angelicae sinensis radix)	6 g	tonisiert Blut
Chuan Xiong (Chuanxiong rhizoma)	6 g	bewegt Blut
Sheng Di Huang (Rehmannia viride radix)	6 g	kühlt Blut
Bai Shao (Paeoniae radix alba)	6 g	tonisiert Blut
Ren Shen (Ginseng radix et rhizoma)	6 g	tonisiert Qi
Fu Ling (Poria)	6 g	leitet Feuchtigkeit aus
Rou Gui (Cinnamomi cassiae cortex)	6 g	wärmt das Innere
Gan Cao (Glycyrrhizae radix)	6 g	tonisiert Qi

* Xi Xin ist in Deutschland nicht zu bekommen, es kann evtl. durch ein anderes Kraut aus der gleichen Kategorie ersetzt werdern.

Juan Bi Tang (Dekokt, das schmerzhafte Blockaden beseitigt).
Indikation: Wind-Feuchtigkeits-Syndrom mit einem Mangel an Ying- und Wei-Qi verursachen Schmerzen in Nacken, Schultern und Armen sowie ein Taubheitsgefühl der Extremitäten. Der Puls ist langsam, möglicherweise schlüpfrig, die Zunge hat einen dicken, weißen Belag.

Arzneipflanze	Dosis	Wirkung
Qiang Huo (Notopterygii rhizoma seu radix)	9 g	vertreibt Wind-Kälte
Fang Feng (Ledebouriellae radix)	9 g	vertreibt Wind-Kälte
Chi Shao (Paeoniae radix rubra)	9 g	bewegt Blut
Jiang Huang (Curcumae longae rhizoma)	9 g	bewegt Blut
Huang Qi (Astragali radix)	9 g	tonisiert Qi
Dang Gui (Angelicae sinensis radix)	9 g	bewegt und tonisiert Blut
Zhi Gan Cao (Glycyrrhizae radix et rhizoma praep.)	9 g	tonisiert Qi

San Bi Tang (Drei schmerzhafte Blockaden-Dekokt).
Indikation: Gelenkschmerzen aufgrund von Wind-, Kälte- und Feuchtigkeits-Stagnation. Der Puls ist dünn, schwach und langsam, die Zunge blass, mit einem weißen Belag.

Arzneipflanze	Dosis	Wirkung
Du Huo (Angelica pubescentis radix)	3 g	vertreibt Wind-Feuchtigkeit
Xi Xin (Asari herba et radix)*	6 g	vertreibt Wind-Kälte
Qin Jiao (Gentianae macrophyllae radix)	3 g	leitet Feuchtigkeit aus
Fang Feng (Ledebouriellae radix)	6 g	vertreibt Wind-Kälte
Gui Zhi (Cinnamomi ramulus)	6 g	vertreibt Wind-Kälte
Du Zhong (Eucommiae cortex)	6 g	tonisiert Yang
Xu Duan (Dipsaci radix)	6 g	tonisiert Yang
Niu Xi (Achyranthis radix)	6 g	bewegt Blut
Dang Gui (Angelicae sinensis radix)	9 g	bewegt und tonisiert Blut
Chuan Xiong (Chuanxiong rhizoma)	3 g	bewegt Blut
Bai Shao (Paeoniae radix alba)	6 g	tonisiert Blut
Sheng Di Huang (Rehmanniae viride radix)	3 g	kühlt Blut
Huang Qi (Astragali radix)	9 g	tonisiert Qi
Ren Shen (Ginseng radix et rhizoma)	6 g	tonisiert Qi
Fu Ling (Poria)	6 g	leitet Feuchtigkeit aus
Gan Cao (Glycyrrhizae radix)	6 g	tonisiert Qi

* Xi Xin ist in Deutschland nicht erhältlich, es kann ggfs. durch ein anderes Wind-Kälte vertreibendes Kraut ersetzt werden

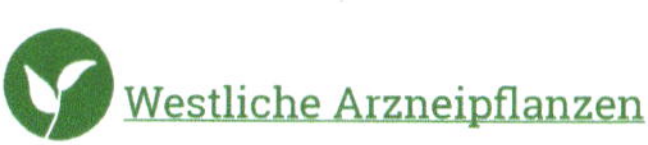

Westliche Arzneipflanzen

Milz- Qi tonisierende, Feuchtigkeit eliminierende und Qi bewegende Rezeptur

Puls: schlüpfrig, schwach, tief, langsam, träge

Zunge: blasser, feuchter geschwollener Zungenkörper, Zahneindrücke, weißer Belag

Arzneipflanzen	Dosis	Wirkung
Angelicae archangelicae radix	35 g	tonisiert Milz-Qi, trocknet Feuchtigkeit
Rosmarini folium	35 g	tonisiert Milz-Qi und-Yang, Nieren-Qi- und Yang, eliminiert Feuchtigkeit, bewegt Leber-Qi
Artemisiae herba	30 g	tonisiert Milz-Qi und-Yang, Nieren-Qi- und Yang, eliminiert Feuchtigkeit, bewegt Leber-Qi
Calami rhizoma	25 g	tonisiert Milz-Qi, eliminiert Feuchtigkeit und Schleim, hebt das klare Yang an, bewegt Qi der Mitte
Absinthi herba	10 g	bewegt Leber-Qi, tonisiert Milz- und Magen-Qi, eliminiert Feuchtigkeit
Urticae folium	25 g	tonisiert Yin und Blut, eliminiert Feuchtigkeit
Verbenae herba	25 g	bewegt Leber-Qi, beruhigt Shen, eliminiert Hitze

Anwendung: 1 Teelöffel bis 1 Esslöffel mit 200 bis 250 ml kochendem Wasser überbrühen und abgedeckt 20 Minuten ziehen lassen. Dreimal täglich eine Tasse.

Hinweis: Artischocke (Cynarae folium), Benediktenkraut (Cnici benedicti herba) und / oder Bitterorangenschalen (Citri auranthii amarae pericarpium) können Brennnessel oder Baldrian in der Rezeptur ersetzen, wenn die Milz gestärkt werden soll, um Feuchtigkeit und Schleim zu transformieren. Zudem können die Mengen von Rosmarin und Kalmus ausgetauscht werden.

<u>Feuchtigkeit und Schleim eliminierende Rezeptur bei Stagnationshitze</u>

Puls: schlüpfrig, träge, eventuell gespannt

Zunge: feuchter, geschwollener Zungenkörper, Zahneindrücke, roter Zungenrand, dicker weißer bis gelber Belag

Arzneipflanzen	Dosis	Wirkung
Cynarae folium	35 g	tonisiert Milz-Qi, eliminiert Feuchtigkeit, feuchte Hitze und Schleim, bewegt Leber-Qi
Citri auranthii amarae pericarpium	35 g	tonisiert Milz-Qi, eliminiert Feuchtigkeit und Schleim, bewegt Leber-Qi
Betonicae herba	30 g	tonisiert das Milz-Qi, transformiert Schleim, bewegt das Leber-Qi
Spireae ulmariae flos	25 g	eliminiert Feuchtigkeit und Hitze, bewegt Leber-Blut
Absinthi herba	15 g	tonisiert Milz-Qi, bewegt Leber-Qi, eliminiert Feuchtigkeit
Taraxaci herba cum radicis	25 g	eliminiert Feuchtigkeit, Hitze und feuchte Hitze, bewegt das Leber-Qi
Valerianae radix	25 g	tonisiert Yin und Blut, bewegt Leber-Qi

Anwendung: 1 Teelöffel bis 1 Esslöffel mit 200 bis 250 ml kochendem Wasser überbrühen und abgedeckt 20 Minuten ziehen lassen. Dreimal täglich eine Tasse. Sobald die Zeichen von Hitze nachlassen, sollten nach und nach wärmende Kräuter die kühlenden in der Rezeptur ersetzen, um die Milz sowie bei Bedarf Lungen und Nieren zu stärken.

Hinweis: Fehlen Hitze-Zeichen kann der Löwenzahn durch Kalmus ersetzt werden.

Milz-Qi und Blut tonisierende Rezeptur

Puls: dünn, schwach, eher tief

Zunge: blasser, eventuell geschwollener Zungenkörper, Zahneindrücke, weißer Belag

Arzneipflanzen	Dosis	Wirkung
Angelicae archangelicae radix	35 g	tonisiert Milz-Qi, öffnet die Oberfläche, eliminiert Wind-Kälte
Calami rhizoma	35 g	tonisiert Milz-Qi, bewegt Leber-Qi, eliminiert Feuchtigkeit und Schleim
Levistici radix	30 g	tonisiert Blut und Qi, bewegt Leber-Qi, eliminiert Feuchtigkeit
Cynosbati fructus	25 g	tonisiert Leber-Blut, Nieren-Qi und Wei-Qi, eliminiert Feuchtigkeit
Petroselini radix	25 g	tonisiert Milz-Qi und Blut, bewegt Leber-Qi
Urticae folium	25 g	tonisiert Blut und Yin, eliminiert Feuchtigkeit und Hitze
Avenae herba	25 g	tonisiert Milz-Qi und -Yin, Nieren-Qi und -Yin sowie Blut, beruhigt Shen

Anwendung: 1 Teelöffel bis 1 Esslöffel mit 200 bis 250 ml kochendem Wasser überbrühen und abgedeckt 15 Minuten ziehen lassen. Dreimal täglich eine Tasse.

Zum Tee sollten die Patienten entweder drei Esslöffel Hagebuttenmus pro Tag oder bis zu dreimal täglich eine Saftschorle des Muttersafts der Heidelbeere (Myrtilli fructus), der Holunderbeere (Sambuci fructus) oder der schwarzen Johannisbeere (Ribes nigri fructus) trinken sowie bis zu dreimal täglich einen Teelöffel Brennnesselsamen, Blütenpollen und / oder Weizengras zu sich nehmen, um das Blut und Jing zu nähren.

Nieren-Yin tonisierende Rezeptur

Puls: schnell und oberflächlich

Zunge: Zungenkörper rot, belaglos

Tee 1

Arzneipflanzen	Dosis	Wirkung
Equiseti herba	50 g	tonisiert Nieren-Qi, -Yin und Jing, eliminiert Feuchtigkeit

Tee 2

Arzneipflanzen	Dosis	Wirkung
Avenae herba	50 g	tonisiert Blut, Yin, Jing, Milz- und Nieren-Qi
Cimicifugae rhizoma	35 g	hält Nieren-Yin, bewegt Leber-Qi, beruhigt Shen, leere Hitze und Wind
Phaseoli pericarpium	25 g	tonisiert Nieren-Yin und Jing, eliminiert Feuchtigkeit
Calami rhizoma*	25 g	tonisiert Milz-Qi und Jing

* bei starker Unruhe und Schlafstörungen kann der Kalmus in der Anfangsphase der Behandlung durch Baldrianwurzel (Valerianae radix) ersetzt werden.

Anwendung: 1 Esslöffel von Tee 1 über Nacht in 750 ml Wasser kalt ansetzen, morgens 30 Minuten auskochen. Anschließend 1 Esslöffel von Tee 2 zugeben und 20-30 Minuten mit Tee 1 ziehen lassen. Morgens 1 Tasse direkt trinken, den übrigen Tee in einer Thermoskanne aufbewahren und mittags und abends jeweils eine weitere Tasse trinken. Durch die Zugabe von dreimal 20 Tropfen Symphyti tinctura (PA-frei) in den Tee kann die Effektivität gesteigert werden.

Zum Tee sollten die Patienten bis zu dreimal täglich eine Saftschorle des Muttersafts des Granatapfels (Punica granatum) oder der schwarzen Johannisbeere (Ribes nigri fructus) trinken sowie bis zu dreimal täglich einen Teelöffel Brennnesselsamen, Blütenpollen und / oder Weizengras zu sich nehmen, um das Nieren-Yin zu nähren.

Arzneipflanzen zur Modifikation der Rezepturen

Grundsätzlich sind alle Arzneipflanzen geeignet, die die Wurzel (Ben) der Erkrankung behandeln.

Bohnenkraut (Saturejae herba)

Als Nieren-Yang-Tonikum lindert das Bohnenkraut insbesondere Schmerzen im unteren Rücken. Es kann aber auch zur Behandlung der Wurzel (Ben) bei Wind-Kälte, Milz-Qi-Leere oder Leber-Qi-Stagnation eingesetzt werden.

Brunnenkresse (Nasturii herba)

Brunnenkresse kann als Assistent einer Rezeptur bei einem Kälte- oder Nässe-Bi zugefügt werden. Sie eliminiert Feuchtigkeit, wärmt das Innere und bewegt Qi und Nässe. Daher kann sie auch die Wurzel (Ben) mitbehandeln.

Eisenkraut (Verbenae herba)
Das kühlende Eisenkraut sollte zum Bewegen von Leber-Qi immer dann in Rezepturen aufgenommen werden, wenn sich die Beschwerden des Patienten unter psychoemotionalen Belastungen verschlechtern.

Gelbwurz (Curcumae longae rhizoma)
Curcuma kann als Milz-Qi-Tonikum, das das Leber-Qi bewegt, als Fertigarzneimittel gegeben werden, wenn ein Tee abgelehnt wird. Es kann diesen aber auch ergänzen.

Johannisbeere (Ribes nigrum)
Insbesondere der aus den Knospen der schwarzen Johannisbeere (Ribes nigrum) gewonnene Auszug (Gemmoextrakt oder -mazerat) wirkt bei entzündlichen Erkrankungen im Bewegungsapparat antiinflammatorisch und analgetisch. Bei Bi-Syndromen können begleitend zum Tee zwei bis dreimal täglich zwei Sprühstöße genommen werden.

Johanniskraut (Hyperici herba)
Johanniskraut bewegt Qi und Blut. Außerdem eliminiert es Wind-Kälte und Feuchtigkeit, es kann aber auch eine Stagnationshitze lindern.

Lavendel (Lavandulae flos)
Lavendelblüten bewegen nicht nur das Qi, sie beruhigen auch Shen und Wind. Außerdem eliminieren sie Wind-Kälte und Wind-Hitze. Dabei wirken sie sowohl relaxierend als auch spasmolytisch und lindern auf diese Weise Myalgien.

Meisterwurz (Imperatoriae rhizoma)
Meisterwurz kann bei einer Milz-Qi-Leere mit Feuchtigkeit und / oder kaltem Schleim an Stelle von oder in Kombination mit Kalmus in eine Rezeptur aufgenommen werden. Da er das Nieren-Yang und Jing stärkt, ist er auch beim Wind-Kälte-Bi indiziert.

Spargel (Asparagi radix)
Die Spargelwurzel tonisiert unter anderem das Nieren-Yin und eliminiert Feuchtigkeit.

Wacholder (Juniperi fructus)
Wacholderbeeren sind effektiv beim Feuchtigkeits- und Kälte-Bi. Sie sollten jedoch nicht dauerhaft zur Anwendung kommen.

Weidenrinde (Salicis cortex)
Die Weidenrinde wirkt unter anderem aufgrund ihres Gehalts an Salicylsäure analgetisch und kann bei Wind-Hitze- oder Feuchtigkeits-Bi an Stelle von oder zusammen mit Mädesüß eingesetzt werden.

Weihrauch (Olibanum indicum)
Weihrauch kann als Fertigarzneimittel gegeben werden, wenn ein Tee abgelehnt wird. Er kann diesen aber auch ergänzen.

Zimt (Cinnamomi cortex)
Zimt wärmt nicht nur das Yang in allen drei Erwärmern, er öffnet auch die Oberfläche und eliminiert Wind-Kälte und Feuchtigkeit. Ferner bewegt er Qi und Blut. Wenn bei Fibromyalgie Kälte mit Feuchtigkeit im Vordergrund steht, kann er die Weinraute in der Rezeptur ersetzen.

Äußerliche Anwendungen

Die folgenden Arzneipflanzen können äußerlich zur unterstützenden Behandlung der Fibromyalgie bei Kälte, Nieren-Yang-Leere und Stagnation eingesetzt werden:

- Auflagen mit Ingwer (Zingiberis rhizoma), Zubereitungen der Meerrettichwurzel (Armoraciae rusticanae radix) oder Senfmehl (Sinapis semen)
- Bäder mit Fichtennadelöl (Piceae aetheroleum), Ingwer (Zingiberis rhizoma) oder Rosmarin (Rosmarini folium)
- Einreibungen mit Zubereitungen von Cayennepfeffer (Capsici fructus), Fichtennadelöl (Piceae aetheroleum), Ingweröl (Zingiberis aetheroleum), Johanniskrautöl (Hyperici oleum), Kiefernnadelöl (Pini aetheroleum), Lavendelöl (Lavandulae aetheroleum), Minzöl (Menthae arvensis aetheroleum), Rosmarinöl (Rosmarini aetheroleum), Rosmarinspiritus (Spiritus rosmarini) oder Wacholderöl (Juniperi aetheroleum) sowie Retterspitz oder Wermutsalbe nach Hildegard von Bingen

Hinweis: Ätherische Öle werden in der Regel verdünnt, mit einem fetten Trägeröl gemischt äußerlich angewendet.

- Wickel mit warmen Kartoffeln oder Weißkohlblättern

Bitte die Sicherheitshinweise in der Fachliteratur beachten!

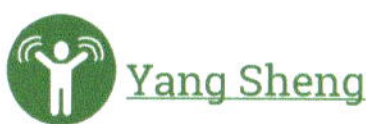

Yang Sheng

Allgemein

Eine gesunde Balance von Aktivität und Ruhe ist zu empfehlen.

Ernährung

Milz-Qi- und Blut stärkende Nahrungsmittel sind zu empfehlen. Alle Feuchtigkeit und Schleim bildenden Nahrungsmittel müssen gemieden werden (Liste s. Anhang)

Bewegung

Schwimmen, Wassergymnastik, Progressive Muskelentspannung nach Jacobsen, Qigong und Taiji, Yoga

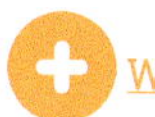

Weitere Empfehlungen

- In Studien konnte gezeigt werden, dass durch die Substitution von Coenzym Q10 Müdigkeit und Schmerzen bei Fibromyalgie-Patienten besser gelindert werden können als durch Placebo.
- Eine Therapie mit Enzymen von Ananas und Papaya sowie Lysozym wirkt antiinflammatorisch und analgetisch.
- Außerdem ist die regelmäßige Einnahme von Omega-3-Fettsäuren beispielsweise in Form von Fischöl empfehlenswert.
- Basische Mineralsalze und eine mikrobiotische Therapie sollten aktuellen Erkenntnissen zu Folge ergänzend erwogen werden.

Nichtmedikamentöse Therapiemaßnahmen

Patientenschulung, körperliche Aktivität, Ausdauertraining, Krafttraining, Wärmetherapie, Physiotherapie, Ergotherapie, physikalische Verfahren, psychosoziale Aktivität, Psychotherapie

4.2.3. Osteoporose

4.2.3.1. Definition

Die Osteoporose ist eine systemische Erkrankung des Skeletts mit niedriger Knochenmasse und einer mikroarchitektonischen Verschlechterung des Knochengewebes. Das Risiko für Frakturen ist erhöht. Eine manifeste Osteoporose liegt vor, wenn in Folge der Erkrankung bereits Frakturen aufgetreten sind. Osteoporose-assoziierte Frakturen mindern die Lebensqualität der Betroffenen erheblich und können mit einer erhöhten Mortalität in Verbindung gebracht werden. Darüber hinaus besteht eine Assoziation zwischen einer Osteoporose und einem erhöhten Risiko für kardiovaskuläre Erkrankungen.

4.2.3.2. Ursachen und Risikofaktoren

Ursache der primären Osteoporose ist der kontinuierliche Verlust der Knochenmasse mit zunehmendem Lebensalter in Folge einer Dysbalance von Knochenauf- und -abbau. Endokrine, metabolische, onkologische und immunologische Erkrankungen sowie die Einnahme bestimmter Medikamente und Immobilisation sind mögliche Ursachen einer sekundären Osteoporose. Zu den Risikofaktoren für Frakturen in Folge einer Osteoporose gehören unter anderem:

- zunehmendes Lebensalter
- weibliches Geschlecht
- Rauchen
- Untergewicht, Gewichtsabnahme und Anorexie
- endokrine und metabolische Erkrankungen
- rheumatische Erkrankungen insbesondere bei Glucocorticoid-Therapie
- chronisch-entzündliche Darmerkrankungen
- Epilepsie und andere neurologische Erkrankungen
- Herzinsuffizienz
- Medikamente, die die Entstehung einer Osteoporose begünstigen oder das Sturzrisiko erhöhen.

4.2.3.3. Osteoporose aus Sicht der TCM

Ätiologie

Folgende Syndrome kommen bei Osteoporose in Betracht

- Blut-Leere
- Hitze
- Nieren-Yin-Leere
- Nieren-Yang-Leere
- Jing-Leere

Entstehung der Osteoporose

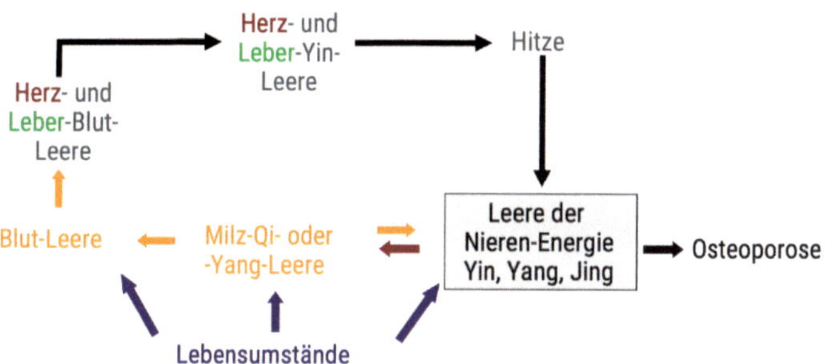

Osteoporose ist eine Erkrankung, die meistens in der zweiten Hälfte des Lebens beginnt. Sie ist gekennzeichnet durch eine Abnahme der Knochendichte und eine erhöhte Anfälligkeit für Frakturen des Skeletts. Dabei imponieren sowohl Frakturen des Schenkelhalses als auch der Wirbelkörper. Die chinesische Medizin ordnet die Knochen der Niere zu, die das Yin-Organ des Wasser-Elementes repräsentiert. Mit dem Begriff Jing, ebenfalls ein Aspekt der Nieren-Energie, wird die Essenz, d.h. die individuelle konstitutionelle Energie, verbunden. Aspekte einer guten Nieren-Energie und eines guten Jing lassen sich äußerlich an einem stabilen Immunsystem, einem gesunden Skelett, an kräftigen Haaren und gesunden Zähnen erkennen. Diese konstitutionelle Energie ist eine Kraftquelle, mit der man gut haushalten sollte. Deshalb ist auch eine gesunde Ernährung, eine gute Balance zwischen Anspannung und Entspannung, das unter dem Begriff Yang Sheng subsumiert wird, ausgesprochen wichtig, damit das Jing nicht unverhältnismäßig stark verbraucht wird und somit für eine ganze Lebensspanne ausreicht. Es ist eine natürliche Entwicklung, dass im Laufe des Lebens die Nierenenergie abnimmt. Das ist an dünner werdenden Haaren, brüchigen Nägeln und eventuell ausfallenden Zähnen zu sehen. Auch die Konzentration und Merkfähigkeit lässt im Laufe des Alters nach. Das schrumpfende Nieren-Yin führt dazu, dass auch die Knochen poröser werden und damit die Gefahr von Knochenbrüchen steigt. Osteoporose wurde lange als Alterskrankheit der Frauen betrachtet, was aber nicht korrekt ist, da auch Männer von Osteoporose betroffen sein können. Die chinesische Medizin sagt, dass das Leben der Frauen sich in Sieben-Jahres-Schritten vollzieht, das der Männer in Acht-Jahres-Schritten. Der Aufbau und die volle Entfaltung vollziehen sich in den vier ersten Zyklen, danach beginnt der langsame und stetige Abbau. Eine gute Bewahrung der Nieren-Energie und des Jing können jedoch verhindern, dass sich der natürliche Abbau der Knochenmasse im Alter zu den gefürchteten Auswirkungen der Osteoporose entwickelt.

Differentialdiagnose

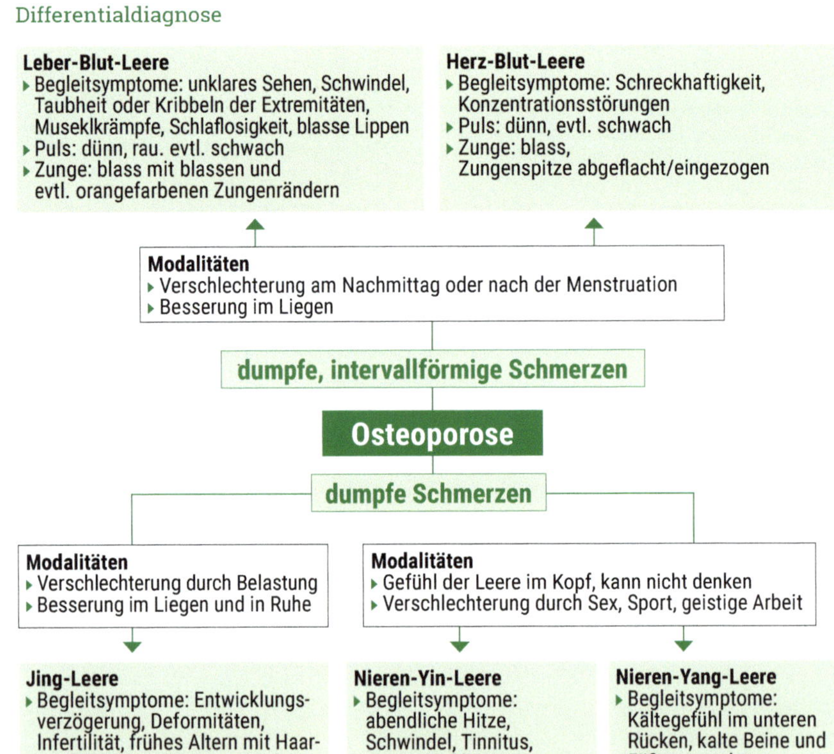

Syndrome der Leere

Syndrom	Differenzierung	Symptome
Herz-Blut-Leere	Schmerzqualität	dumpfer Schmerz, schlimmer als bei Qi-Leere
	Modalitäten	▼ am Nachmittag, nach Periode ▲ im Liegen
	Begleitsymptome	Schreckhaftigkeit, Konzentrationsstörungen
	Puls	dünn, evtl. schwach
	Zunge	blass, Zungenspitze abgeflacht / eingezogen
Leber-Blut-Leere	Schmerzqualität	dumpfe, intervallförmige Schmerzen
	Modalitäten	▼ am Nachmittag, nach Periode ▲ im Liegen
	Begleitsymptome	unklares Sehen, Schwindel, Taubheit oder Kribbeln in den Extremitäten, Schlaflosigkeit, blasse Lippen, Muskelkrämpfe
	Puls	dünn, rau, evtl. schwach
	Zunge	blass mit blassen und evtl. orangefarbenen Zungenrändern
Nieren-Yin-Leere	Schmerzqualität	dumpfe Schmerzen
	Modalitäten	▼ nach Sex, Sport, geistiger Arbeit
	Begleitsymptome	abendliche Hitze, wenig dunkler Urin, Unfähigkeit zu denken, Schwindel, Tinnitus, leichte Verstopfung
	Puls	schnell, oberflächlich
	Zunge	roter, belagloser Zungenkörper, eingezogene Ränder am Zungengrund
Nieren-Yang-Leere	Schmerzqualität	dumpfe Schmerzen
	Modalitäten	▼ nach Sex, Sport, geistiger Arbeit
	Begleitsymptome	Kältegefühl im unteren Rücken, kalte Beine und Füße, vermehrtes Wasserlassen, heller Urin, Unfähigkeit zu denken, Schwindel, Tinnitus
	Puls	tief, langsam, schwach
	Zunge	blasser, feuchter Zungenkörper, dünner weißer Zungenbelag
Jing-Leere	Schmerzqualität	dumpfe Schmerzen
	Modalitäten	▼ nach Belastung ▲ im Liegen, in Ruhe
	Begleitsymptome	Entwicklungsverzögerung, Deformitäten, Infertilität, frühes Altern mit Haarausfall, frühes Ergrauen, Karies, Zahnverlust, Vergesslichkeit, Schwerhörigkeit, Schmerzen im Bereich der Lenden und Knie
	Puls	schwach, dünn, leer
	Zunge	dünn, evtl. zittrig

Integrative Therapie

Die Osteoporose ist eine chronische Erkrankung. Akupunktur und Phytotherapie können begleitend zur medikamentösen Therapie zu einer Linderung der Beschwerden und einer Verbesserung der Lebensqualität der Betroffenen beitragen. Sie können eine medikamentöse Therapie zwar nicht ersetzen, Studien zu Folge deren Effektivität jedoch unterstützen.

Forscher in Taiwan kamen nach Auswertung ihrer im Rahmen einer Kohortenstudie erhobenen Daten zu dem Schluss, dass Akupunktur, Moxibustion und Phytotherapie das Frakturrisiko bei Osteoporose reduzieren können. Je länger sie angewendet werden, desto größer sind den Wissenschaftlern zu Folge die damit verbunden Chancen.

Medikamentöse Therapie

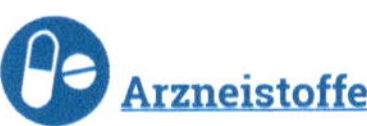

Arzneistoffe

Bei der folgenden Liste handelt es sich um eine zusammenfassende Übersicht. Nicht alle der aufgeführten Arzneistoffe sind bei allen Diagnosen gleichermaßen indiziert. Über die genannten Arzneistoffe hinaus kann eine spezifische Behandlung erforderlich sein, die hier nicht erwähnt ist.

(Unerwünschte Wirkungen ausgewählter Arzneistoffe und ihre Wirkung aus Sicht der chinesischen Medizin s. Abschnitt 5.2.)

Bisphosphonate Alendronat (s. Seite 230), Ibandronat, Risedronat, Zoledronat	**Wirkung** Hemmung der Osteoklasten
Andere Arzneistoffe Denosumab, Raloxifen (s. Seite 231), Teriparatid (s. Seite 232)	**Wirkung** je nach Arzneistoff Hemmung des Knochenabbaus bzw. Aktivierung der Osteoblasten

NSAR – Nichtsteroidale Antirheumatika (Auswahl) Ibuprofen (s. Seite 207), Diclofenac (s. Seite 208), Naproxen (s. Seite 209)	**Wirkung** analgetisch, antiphlogistisch, antipyretisch **Hinweis** NSAR werden insbesondere bei Daueranwendung in der Regel zusammen mit Protonenpumpenhemmern (s. Seite 233) verordnet, um schweren Nebenwirkungen wie Ulzera im Magen-Darm-Trakt vorzubeugen.
Nichtopioid-Analgetika Metamizol (s. Seite 211), Paracetamol (s. Seite 211)	**Wirkung** analgetisch, antipyretisch je nach Arzneistoff
Opioide Buprenorphin, Fentanyl, Hydromorphon (s. Seite 213), Morphin, Oxycodon, Tapentadol, Tilidin, Tramadol (s. Seite 214)	**Wirkung** analgetisch

Wie in den Abschnitten 3.3.3. und 5. ausführlich erläutert, können Überschneidungen zwischen dem Syndrom, das der Erkrankung zu Grunde liegt, und möglichen unerwünschten Wirkungen der medikamentösen Therapie darauf beruhen, dass sich die Wirkungen von Arzneistoffen mit dem Syndrom des Patienten, der Wurzel (Ben) oder den Zweigen (Biao) der Erkrankung, überlagern. Dies sollte insbesondere bei einer medikamentösen Dauerbehandlung berücksichtigt werden.

Chinesische Medizin

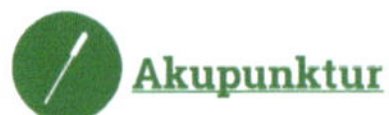

Akupunktur

Die Akupunktur bietet ausgezeichnete Möglichkeiten zur Schmerzbekämpfung. Die Auswahl der Akupunkturpunkte richtet sich nach der betroffenen Körperregion. Da es sich um ein chronisches Geschehen handelt, muss die Therapie sowohl den Zweig (Biao) als auch die Wurzel (Ben) umfassen. Das bedeutet, dass sowohl der Schmerz als auch die Ursache des Schmerzes mit den unterliegenden Syndromen in die Therapiestrategie einbezogen werden müssen. Die Auswahl der Akupunkturpunkte und die Behandlungsstrategie sowohl der betroffenen Körperregionen als auch der Schmerz- und Syndrombehandlung können aus den Tabellen 6 – 11 entnommen werden (s. Seiten 49-53) sowie Kapitel 3.3.1. (s. Seiten 20-31).

Chinesische Kräuterrezepturen müssen für mindestens ein halbes Jahr, meistens länger, genommen werden. Die Kräuter werden an Alter, Gewicht und Stärke der Osteoporose und eventuell andere vorhandene Erkrankungen angepasst und ständig nach den aktuellen Erfordernissen modifiziert.

Die Osteoporose ist eine Erkrankung des Alters, die das Gewebe teilweise zerstört hat. Deshalb ist es das Ziel der chinesischen Medizin, die Funktion des Bewegungsapparates einigermaßen schmerzfrei wieder herzustellen. Das kann mit Akupunktur und Kräutern gelingen, jedoch sind auch eine gesunde Lebensführung (Yang Sheng) und maßvolle Bewegung äußerst wichtig.

Phytotherapie

Werden Kräuterrezepturen begleitend zu einer medikamentösen Therapie angewendet, sollten diese im Falle möglicher Wechselwirkungen angepasst werden. Informationen über die Angaben in den Abschnitten 3.3.3. und 5.2. hinaus enthalten die Fachinformationen und die Fachliteratur.

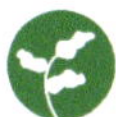

Chinesische Arzneipflanzen

Qi Bao Mei Ran Dan (Besondere Sieben-Schätze Pille für schöne Barthaare).
Wirkung: Tonisiert Nieren-Jing, nährt Leber-Blut
Der Puls ist dünn und beschleunigt, die Zunge ist rot und hat wenig Belag

Arzneipflanzen	Dosis	Wirkung
He Shou Wu (Polygoni multiflori radix)	18 g	tonisiert Blut
Gou Qi Zi (Lycii fructus)	9 g	tonisiert Blut
Tu Si Zi (Cuscutae semen)	9 g	tonisiert Yang
Niu Xi (Achyranthis radix)	9 g	bewegt Blut
Dang Gui (Angelicae sinensis radix)	9 g	bewegt Blut
Bu Gu Zhi (Psoraleae fructus)	6 g	tonisiert Yang
Fu Ling (Poria)	18 g	eliminiert Feuchtigkeit

Weitere Rezepturen

Liu Wei Di Huang Wan (Sechs Bestandteile-Pille mit Rehmanniae radix).
Der Puls ist dünn und beschleunigt, die Zunge ist rot und hat wenig Belag.

Arzneipflanze	Dosis	Wirkung
Shu Di Huang (Rehmanniae radix praeparata)	24 g	tonisiert Blut
Shan Zhu Yu (Corni fructus)	12 g	adstringiert
Shan Yao (Dioscoreae rhizoma)	12 g	tonisiert Qi
Ze Xie (Alismatis rhizoma)	9 g	leitet Feuchtigkeit aus
Mu Dan Pi (Moutan cortex)	9 g	kühlt Blut
Fu Ling (Poria)	9 g	leitet Feuchtigkeit aus

Jin Gui Shen Qi Wan (Nieren-Qi Pille aus dem Goldenen Schrein)
Wirkung: Wärmt und tonisiert das Nieren-Yang bei Nieren-Yang-Mangel
Indikation: Schmerzen im unteren Rücken, schwache Beine, Kältegefühl, blasse, geschwollene Zunge mit dünnem, weißen Belag und tiefer, dünner Puls

Arzneipflanze	Dosis	Wirkung
Shu Di Huang (Rehmanniae praep. radix)	24 g	tonisiert Blut
Shan Zhu Yu (Corni fructus)	12 g	adstringiert
Shan Yao (Dioscoreae rhizoma)	12 g	tonisiert Qi
Fu Ling (Poria)	9 g	leitet Feuchtigkeit aus
Mu Dan Pi (Moutan cortex)	9 g	kühlt Blut
Ze Xie (Alismatis rhizoma)	9 g	leitet Feuchtigkeit aus
Gui Zhi (Cinnamomi ramulus)	3 g	vertreibt Wind-Kälte
Fu Zi (Aconiti radix lateralis praeparata)*	3 g	wärmt Inneres

* In Deutschland verschreibungspflichtig, ggfs. durch ein anderes Kraut aus der Kategorie ersetzen.

Bu Gu Wan (Pille, die die Knochen tonisiert).
Indikation: Dieses Rezept eignet sich zur Behandlung von Ekrankungen der Knochen wie Osteoporose und beschleunigt die Heilung von Knochenbrüchen.
Es können sich die oben beschriebenen Puls- und Zungenbefunde darstellen.

Arzneipflanze	Dosis	Wirkung
Shu Di Huang (Rehmanniae praep. radix)	24 g	tonisiert Blut
Shan Yao (Dioscoreae rhizoma)	12 g	tonisiert Qi
Ren Shen (Ginseng radix et rhizoma)	9 g	tonisiert Qi
Gou Qi Zi (Lycii fructus)	6 – 15 g	tonisiert Blut
Dang Gui (Angelicae sinensis radix)	9 – 12 g	bewegt und tonisiert Blut
Shan Zhu Yu (Corni fructus)	12 g	adstringiert
Gu Sui Bu (Drynariae rhizoma)	6 – 15 g	tonisiert Yang
Xu Duan (Dipsacus radix)	9 g	tonisiert Yang

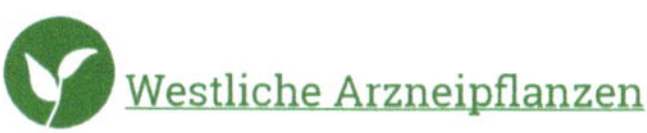

Jing und Nieren-Yin tonisierende Rezeptur

Puls: dünn, schwach, rau

Zunge: dünner, eventuell roter und belagloser Zungenkörper, eingezogene Ränder am Zungengrund

Tee 1

Arzneipflanzen	Dosis	Wirkung
Equiseti herba	50 g	tonisiert Nieren-Qi, -Yin und Jing, eliminiert Feuchtigkeit

Tee 2

Arzneipflanzen	Dosis	Wirkung
Avenae herba	50 g	tonisiert Blut, Yin, Jing, Milz- und Nieren-Qi
Betulae folium	35 g	tonisiert Nieren-Qi und Jing, eliminiert Feuchtigkeit und feuchte Hitze
Phaseoli pericarpium	25 g	tonisiert Nieren-Yin und Jing, eliminiert Feuchtigkeit
Calami rhizoma	25 g	tonisiert Milz-Qi und Jing

Anwendung: 1 Esslöffel von Tee 1 über Nacht in 750 ml Wasser kalt ansetzen, morgens 30 Minuten auskochen. Anschließend 1 Esslöffel von Tee 2 zugeben und 20-30 Minuten mit Tee 1 ziehen lassen. Morgens 1 Tasse direkt trinken, den übrigen Tee in einer Thermoskanne aufbewahren und mittags und abends jeweils eine weitere Tasse trinken. Durch die Zugabe von dreimal 20 Tropfen Symphyti tinctura (PA-frei) kann die Wirkung insbesondere bei einem erhöhten Frakturrisiko gesteigert werden.

Zum Tee sollten die Patienten entweder drei Esslöffel Hagebuttenmus pro Tag oder bis zu dreimal täglich eine Saftschorle des Muttersafts der Heidelbeere (Myrtilli fructus), der Holunderbeere (Sambuci fructus), des Granatapfels (Punica granatum) oder der schwarzen Johannisbeere (Ribes nigri fructus) trinken sowie bis zu dreimal täglich einen Teelöffel Brennnesselsamen, Blütenpollen und / oder Weizengras zu sich nehmen, um das Blut und Jing zu nähren. Auch dreimal täglich 1 Esslöffel Sanddornsaft mit etwas Honig tonisiert Blut und Jing.

Milz- und Nieren-Yang tonisierende Rezeptur

Puls: tief, langsam, schwach

Zunge: blasser, feuchter, geschwollener Zungenkörper, Zahneindrücke, weißer Belag

Arzneipflanzen	Dosis	Wirkung
Calami rhizoma	35 g	tonisiert Milz-Qi und Jing, eliminiert Feuchtigkeit und Schleim, bewegt Leber-Qi
Artemisiae herba	35 g	tonisiert Milz-Qi, Nieren-Yang, bewegt Leber-Qi, eliminiert Feuchtigkeit und Wind-Kälte
Rosmarini herba	30 g	tonisiert Milz-Qi, Nieren-Yang, bewegt Leber-Qi, eliminiert Feuchtigkeit und Wind-Kälte
Millefoli herba	25 g	tonisiert Milz- und Nieren-Qi, bewegt Leber-Qi
Anethi fructus cont.	25 g	tonisiert Milz-Qi und Jing, eliminiert Feuchtigkeit
Avenae herba	25 g	tonisiert Milz-Qi und -Yin, Nieren-Qi und Yin sowie Blut
Cetrariae lichen	25 g	tonisiert Milz Qi, Nieren-Yin, Leber-Blut

Anwendung: 1 Teelöffel bis 1 Esslöffel mit 200 bis 250 ml kochendem Wasser überbrühen und abgedeckt 15 Minuten ziehen lassen. Dreimal täglich eine Tasse.

Zum Tee sollten die Patienten bis zu dreimal täglich einen Teelöffel Brennnesselsamen, Blütenpollen und / oder Weizengras zu sich nehmen, um das Blut und Jing zu nähren.

Milz-Qi und Blut tonisierende Rezeptur

Puls: dünn, schwach, eher tief

Zunge: blasser Zungenkörper, Zahneindrücke, weißer Belag

Arzneipflanzen	Dosis	Wirkung
Avenae herba	35 g	tonisiert Milz-Qi und -Yin, Nieren-Qi und -Yin sowie Herz- und Leber-Blut, beruhigt Shen
Angelicae archangelicae radix	35 g	tonisiert Milz-Qi, öffnet die Oberfläche, eliminiert Wind-Kälte
Levistici radix	30 g	tonisiert Blut und Qi, bewegt Leber-Qi, eliminiert Feuchtigkeit
Calami rhizoma	25 g	tonisiert Milz-Qi, bewegt Leber-Qi, eliminiert Feuchtigkeit und Schleim
Paeoniae radix albae	25 g	tonisiert Leber-Blut, hält Yin und Jing, bewegt Leber-Qi, beruhigt inneren Wind und Shen, senkt Yang ab
Valerianae radix	25 g	tonisiert Herz-Yin, Herz- und Leber-Blut, bewegt Leber-Qi, beruhigt Shen und inneren Wind
Urticae folium	25 g	tonisiert Leber-Blut und Nieren-Yin, eliminiert Feuchtigkeit und Hitze

Anwendung: 1 Teelöffel bis 1 Esslöffel mit 200 bis 250 ml kochendem Wasser überbrühen und abgedeckt 15 Minuten ziehen lassen. Dreimal täglich eine Tasse .

Zum Tee sollten die Patienten entweder drei Esslöffel Hagebuttenmus pro Tag oder bis zu dreimal täglich eine Saftschorle des Muttersafts der Heidelbeere (Myrtilli fructus), der Holunderbeere (Sambuci fructus) oder der schwarzen Johannisbeere (Ribes nigri fructus) trinken sowie bis zu dreimal täglich einen Teelöffel Brennnesselsamen, Blütenpollen und / oder Weizengras zu sich nehmen, um das Blut und Jing zu nähren.

Arzneipflanzen zur Modifikation der Rezepturen

Grundsätzlich sind alle Arzneipflanzen geeignet, die die Wurzel (Ben) der Erkrankung behandeln.

Beinwell (Symphyti tinctura)
Die aus der Wurzel des Beinwells hergestellte Tinktur (frei von Pyrrolizidinalkaloiden (PA-frei)) kann als Nieren-Yin und Leber-Blut-Tonikum zum Nähren der Knochen mit dem Tee verabreicht werden.

Rotklee (Trifoliae flos)
Die Blüten des Rotklee gehören zu den selektiven Estrogen-Rezeptor-Modulatoren. Studien mit Frauen in der Perimenopause ergaben vereinzelt, dass die Knochendichte durch Rotklee möglicherweise verbessert werden kann. Allerdings wird Rotklee nicht für Frauen mit hormonabhängigen Tumoren in der (Familien-)Anamnese empfohlen.

Traubensilberkerze (Cimicifugae rhizoma)
Studien zu Folge sinkt das Osteoporoserisiko von Frauen, wenn sie im Klimakterium die Traubensilberkerze anwenden. Sie sollte als Fertigarzneimittel verabreicht werden.

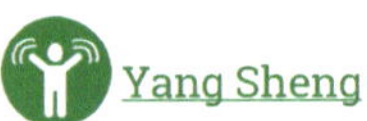

Allgemein
Eine gesunde Balance von Aktivität und Ruhe ist zu empfehlen.

Ernährung
Eine ausgewogene Ernährung, die aus Gemüse, Obst, Kohlenhydraten, Fisch und Fleisch besteht. Vermieden werden sollte zu viel Scharfes, wie rohe Zwiebeln, Chili, Peperoni, Kaffee und Alkohol. Dadurch werden die Körpersäfte konsumiert. Stattdessen muss das Wasser-Element gestärkt werden, z.B. mit Kraftsuppen und Gemüsen, wie Fenchel, Mangold, Spinat, Grünkohl, Karotten. Kräuter, wie Petersilie, Schnittlauch und Kresse können die Gerichte abrunden. Milchprodukte von Ziege und Schaf sind besser als Kuhmilchprodukte. Ebenso sind Mohn und Sesam empfehlenswert, da sie viel Kalzium enthalten und Nieren stärkend sind.

Bewegung
Bewegung ist ein wesentlicher Bestandteil der Gesunderhaltung. Alle Arten von Bewegung und Ausdauertraining sind gut, besonders an der frischen Luft, auch im

Herbst und Winter. Nordic Walking ist besser als Joggen, da dadurch die Gelenke nicht so stark erschüttert werden. Das Training sollte Spaß machen, denn nur das, was Spaß macht, wird auch regelmäßig wiederholt.

Besonders günstig sind Übungen in Taiji und Qigong. Spezielle Übungen helfen die Nieren-Energie zu stärken. Jeden Morgen acht Minuten Qigong stärken den gesamten Körper – geeignet sind zum Beispiel die acht Brokatübungen.

Weitere Empfehlungen

- Insbesondere Patienten, die viel Zeit in geschlossenen Räumen verbringen, sollten gelegentlich ihren Vitamin D-Spiegel kontrollieren lassen und im Falle eines Vitamin D-Mangels ein entsprechendes Präparat einnehmen. Es empfiehlt sich eine Kombination mit Vitamin K2, damit Calcium aus dem Blut in die Knochen eingebaut wird. Dies gilt insbesondere für Patienten, die Medikamente einnehmen, unter deren Wirkung ein Mangel an Calcium oder Vitamin D eintreten kann bzw. das Risiko einer Osteoporose erhöht ist.
- Zudem ist auf eine ausreichende Versorgung mit Calcium, Kalium, Kieselsäure, Kupfer, Magnesium, Mangan und Zink sowie Vitamine vor allem über die Ernährung zu achten. Hierzu können unter anderem Braunalgen, Gersten- oder Weizengras beitragen. Ein guter Mangan-Lieferant ist grüner Tee.
- Grunderkrankungen, die mit einem erhöhten Osteoporoserisiko assoziiert sind, sollten frühzeitig gezielt behandelt werden.

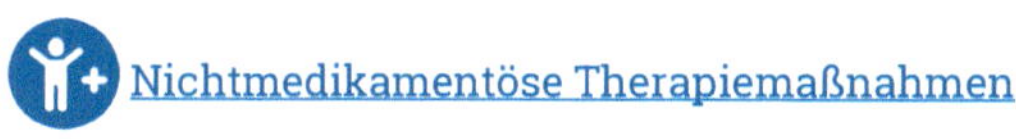

Nichtmedikamentöse Therapiemaßnahmen

Physiotherapie, physikalische Therapie, Orthesen

4.2.4. Arthrose

4.2.4.1. Definitionen, Modalitäten und Lokalisation

Die Arthrose gehört zu den degenerativen, primär nicht-entzündlichen Erkrankungen des Bewegungsapparats. Eine progrediente Veränderung der Knorpel- und Knochenstruktur kann dabei langfristig zu einer Deformation der Gelenke führen. Meistens tritt sie im fortgeschrittenen Lebensalter auf. Häufig betroffen sind Knie- (Gonarthrose), Hüft- (Koxarthrose), Fingerend- (Heberden-Polyarthrose), Fingermittel- (Bouchard-Arthrose) und Daumensattelgelenke (Rhizarthrose). Charakteristisch sind sowohl Anlauf- und Belastungsschmerz als auch Schmerzen in Ruhe zusammen mit Bewegungseinschränkungen und Schwellungen. Im Falle einer aktivierten Arthrose werden auch Entzündungszeichen gefunden.

Bei der zervikalen spondylotischen Myelopathie (ZSM) handelt es sich um eine altersabhängig auftretende, degenerative Erkrankung der Halswirbelsäule mit Kompression und funktioneller Schädigung des zervikalen Rückenmarks. Sie kann unter anderem mit Störungen der Motorik und Sensibilität einschließlich Blasen-, Mastdarm- und Potenzstörungen einhergehen sowie im Falle einer zervikalen Radikulopathie mit Schmerzen in Halswirbelsäule, Schulter und Arm. Zusätzlich zur Kompression der Nerven können auch die Gefäße komprimiert werden, was eine Ischämie auslösen kann. Weiterhin ist ein intramedulläres Ödem typisch.

Folge einer Spondylarthose ist das Facettensyndrom, das mit Schmerzen im unteren Rücken insbesondere nach längerem Stehen oder Gehen einhergeht. Die Schmerzen können in die Leiste, Hüfte oder den lateralen Oberschenkel bzw. in die laterale Wade ausstrahlen und durch Vorbeugen gelindert werden.

Das Facettensyndrom ist vom discogenen Lumbalsyndrom zu unterscheiden, das mit einer Degeneration der Bandscheibe einhergeht. Im Falle eine Osteochondrose treten in den angrenzenden Wirbelkörpern strukturelle Veränderungen auf. Auch bei diesen Erkrankungen können die lokalen lumbalen Schmerzen ausstrahlen.

Beim Baastrup-Syndrom treten Rückenschmerzen infolge sich berührender Dornfortsätze (Baastrup Phänomen) auf, welche zu einer Irritation von Periost und umgebenden Weichteilen führt. Die angrenzenden Kontaktflächen der Dornfortsätze können darauf hypertrophieren, verklumpen und sklerosieren.

Die degenerative Spinalkanalstenose geht mit einer anatomischen Einengung des Spinalkanals einher. Diese vermindert den Raum für Nerven und Gefäße. Die in der Folge der Nervenkompression auftretenden lumboischialgieformen Schmerzen strahlen insbesondere haltungs- und bewegungsabhängig intermittierend in die Beine aus und bessern sich durch Pausen (neurogene Claudicatio).

Bei der degenerativen Spondylolisthesis werden Gleitprozesse der Wirbelkörper durch eine Instabilität der Wirbelsäule in Folge degenerativer Prozesse ermöglicht. Sie tritt meist im Segment L4/5 auf, seltener in L3/4 oder L5/S1. Es sind symptomarme Verläufe bekannt, aber auch ausstrahlende Rückenschmerzen mit Nervenkompression, Gefühlsstörungen, Paresen oder Claudicatio spinalis.

Im Falle eines Impingements kommt es bedingt durch eine degenerative Veränderung zu einer Einklemmung von Weichteilen wie Sehnen oder Anteilen der Kapsel innerhalb eines Gelenkspalts. Die Beweglichkeit des Gelenks ist schmerzhaft eingeschränkt. Betroffen sind vornehmlich das Hüft-, Schulter- und Sprunggelenk.

4.2.4.2. Ursachen und Risikofaktoren

Die Arthrose ist durch eine degenerative Veränderung der Knochensubstanz bedingt. Vielfach ist sie das Resultat einer dauernden Überbeanspruchung einer oder mehrerer Gelenke bzw. der Wirbelsäule. Zu den möglichen Ursachen gehören

- vermehrte mechanische Belastung einschließlich Übergewicht
- angeborene oder traumatisch bedingte Fehlstellungen
- Alter
- genetische Veranlagung
- Entzündung mit Freisetzung inflammatorischer Substanzen
- Medikamenteneinnahme
- Durchblutungsstörungen
- beim Facettensyndrom auch Bandscheibendegeneration.

4.2.4.3. Arthrose aus Sicht der TCM

Ätiologie

Folgende Syndrome kommen bei Arthrose in Betracht

- Leber-Qi-Stagnation
- Milz-Qi-Leere
- Akkumulation von Feuchtigkeit
- Schleim
- Blut-Leere
- Nieren-Yin- und Yang-Leere

Arthrose steht am Ende einer langen Geschichte von Schmerzen im Bewegungsapparat unterschiedlicher Genese und bedeutet, dass die pathogenen Energien so tief eingedrungen sind, dass es zu einer Deformation von Knochen gekommen ist. Das Schmerzempfinden ist individuell sehr unterschiedlich und reicht von Schmerzfreiheit bis zu unerträglichen Schmerzen. Arthrose ist nicht zu verwechseln mit entzündlicher Arthritis. Im Unterschied zu entzündlicher Arthritis, in der die Hitze dominiert, sind bei der Arthrose keine oder nur sehr dezente Hitzezeichen erkennbar. Das folgende Diagramm veranschaulicht die Entwicklungsgeschichte der Arthrose.

Entstehung der Arthrose

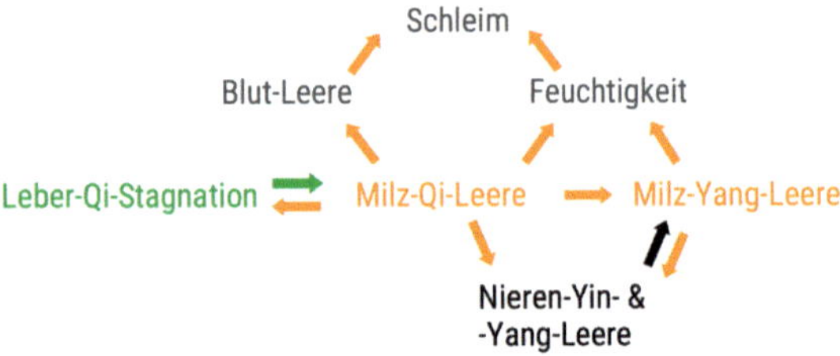

Differentialdiagnose

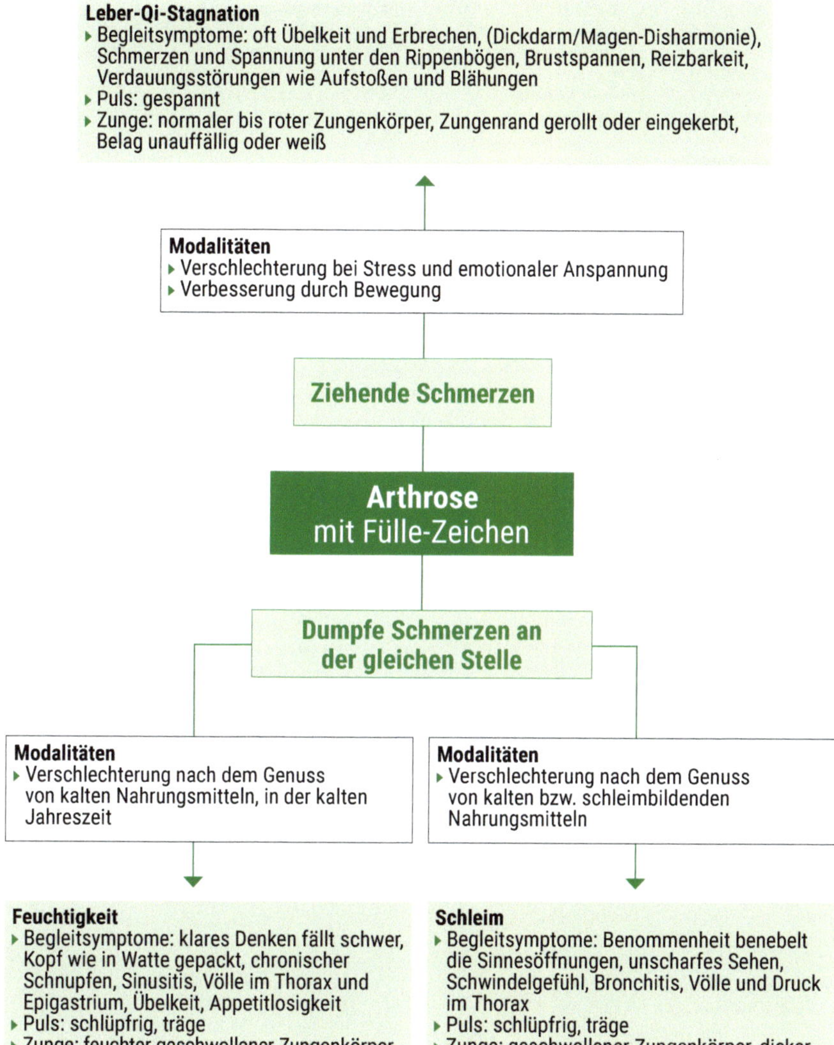

Differentialdiagnose „Arthrose mit Leere-Zeichen" s. Seite 108.

Nieren-Yin-Leere
- Begleitsymptome: abendliche Hitze, wenig dunkler Urin, Unfähigkeit zu denken, Schwindel, Tinnitus, leichte Verstopfung
- Puls: schnell, oberflächlich
- Zunge: roter, belagloser Zungenkörper, eingezogene Ränder am Zungengrund

Nieren-Yang-Leere
- Begleitsymptome: Kältegefühl im unteren Rücken, kalte Beine und Füße, vermehrtes Wasserlassen, heller Urin, Unfähigkeit zu denken, Schwindel, Tinnitus
- Puls: tief, langsam, schwach
- Zunge: blasser, feuchter Zungenkörper, dünner weißer Zungenbelag

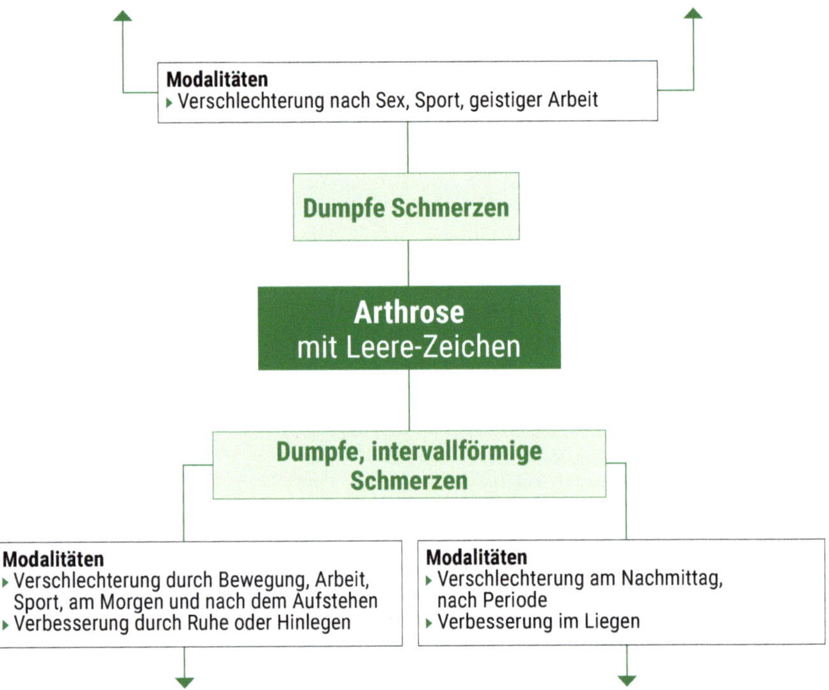

Milz-Qi-Leere
- Begleitsymptome: Appetitverlust oder Esssucht, Völlegefühl, schwache Extremitäten, loser Stuhl
- Puls: eher tief, schwach, dünn
- Zunge: geschwollener Zungenkörper, Zahneindrücke, weißer Zungenbelag

Leber-Blut-Leere
- Begleitsymptome: Unklares Sehen, Schwindel, Taubheit oder Kribbeln in den Extremitäten, Schlaflosigkeit, blasse Lippen, Muskelkrämpfe
- Puls: dünn, rau, evtl. schwach
- Zunge: blass mit blassen und evtl. orangefarbenen Zungenrändern

Syndrome der Fülle

Syndrom	Differenzierung	Symptome
Leber-Qi-Stagnation	Schmerzqualität	ziehende Schmerzen
	Modalitäten	▼ Stress, emotionale Spannung ▲ Bewegung
	Begleitsymptome	oft Übelkeit und Erbrechen, (Dickdarm/Magen-Disharmonie), Schmerzen und Spannung unter den Rippenbögen, Brustspannen, Reizbarkeit, Verdauungsstörungen wie Aufstoßen und Blähungen
	Puls	gespannt
	Zunge	normaler bis roter Zungenkörper, Zungenrand gerollt oder eingekerbt, Belag unauffällig oder weiß
Akkumulation von Feuchtigkeit	Schmerzqualität	dumpfer Schmerz immer an der gleichen Stelle
	Modalitäten	▼ nach dem Genuss von kalten Nahrungsmitteln, in der kalten Jahreszeit
	Begleitsymptome	klares Denken fällt schwer, Kopf wie in Watte gepackt, chronischer Schnupfen, Sinusitis, Völle im Thorax und Epigastrium, Übelkeit, Appetitlosigkeit
	Puls	schlüpfrig, träge
	Zunge	feuchter, geschwollener Zungenkörper, weißer Zungenbelag
Schleim	Schmerzqualität	dumpfer Schmerz immer an der gleichen Stelle
	Modalitäten	▼ nach dem Genuss von kalten bzw. schleimbildenden Nahrungsmitteln
	Begleitsymptome	Benommenheit benebelt die Sinnesöffnungen, unscharfes Sehen, Schwindelgefühl, Bronchitis, Völle und Druck im Thorax
	Puls	schlüpfrig, träge
	Zunge	geschwollener Zungenkörper, dicker, weißer bis gelber Zungenbelag

Syndrome der Leere

Syndrom	Differenzierung	Symptome
Milz-Qi-Leere	Schmerzqualität	dumpfer, intervallförmiger Schmerz
	Modalitäten	▼ durch Bewegung, Arbeit, Sport, am Morgen und nach dem Aufstehen ▲ durch Ruhe, Hinlegen
	Begleitsymptome	Appetitverlust oder Esssucht, Völlegefühl, schwache Extremitäten, loser Stuhl
	Puls	eher tief, schwach, dünn
	Zunge	geschwollener Zungenkörper, Zahneindrücke, weißer Zungenbelag
Leber-Blut-Leere	Schmerzqualität	dumpfe, intervallförmige Schmerzen
	Modalitäten	▼ am Nachmittag, nach Periode ▲ im Liegen
	Begleitsymptome	unklares Sehen, Schwindel, Taubheit oder Kribbeln in den Extremitäten, Schlaflosigkeit, blasse Lippen, Muskelkrämpfe
	Puls	dünn, rau, evtl. schwach
	Zunge	blass mit blassen und evtl. orangefarbenen Zungenrändern
Nieren-Yin-Leere	Schmerzqualität	dumpfe Schmerzen
	Modalitäten	▼ nach Sex, Sport, geistiger Arbeit
	Begleitsymptome	abendliche Hitze, wenig dunkler Urin, Unfähigkeit zu denken, Schwindel, Tinnitus, leichte Verstopfung
	Puls	schnell, oberflächlich
	Zunge	roter, belagloser Zungenkörper, eingezogene Ränder am Zungengrund
Nieren-Yang-Leere	Schmerzqualität	dumpfe Schmerzen
	Modalitäten	▼ nach Sex, Sport, geistiger Arbeit
	Begleitsymptome	Kältegefühl im unteren Rücken, kalte Beine und Füße, vermehrtes Wasserlassen, heller Urin, Unfähigkeit zu denken, Schwindel, Tinnitus
	Puls	tief, langsam, schwach
	Zunge	blasser, feuchter Zungenkörper, dünner weißer Zungenbelag

Integrative Therapie

Ein Cochrane Review kam zu dem Schluss, dass Akupunktur bei Gonarthrose kurzzeitig signifikant zur Schmerzlinderung und einer verbesserten Funktionsfähigkeit des Gelenks beitragen kann. Die Deutsche Gesellschaft für Allgemeinmedizin und Familienmedizin e.V. empfiehlt in ihrer Handlungsempfehlung "Knieschmerz bei Arthrosezeichen" Akupunktur, Qigong, Taiji und Yoga bei Gonarthrose, ebenso die Deutsche Gesellschaft für Orthopädie und Orthopädische Chirurgie (DGOOC) in ihrer Leitlinie „Gonarthrose".

Medikamentöse Therapie

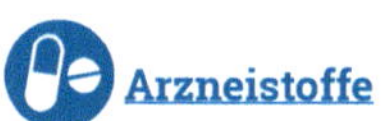

Arzneistoffe

Bei der folgenden Liste handelt es sich um eine zusammenfassende Übersicht. Nicht alle der aufgeführten Arzneistoffe sind bei allen Diagnosen gleichermaßen indiziert. Über die genannten Arzneistoffe hinaus kann eine spezifische Behandlung erforderlich sein, die hier nicht erwähnt ist. (Unerwünschte Wirkungen ausgewählter Arzneistoffe und ihre Wirkung aus Sicht der chinesischen Medizin s. Abschnitt 5.2.)

NSAR – Nichtsteroidale Antirheumatika (Auswahl) Ibuprofen (s. Seite 207), Diclofenac (s. Seite 208), Naproxen (s. Seite 209 ff.)	**Wirkung** analgetisch, antiphlogistisch, antipyretisch **Hinweis** NSAR werden insbesondere bei Daueranwendung in der Regel zusammen mit Protonenpumpenhemmern (s. Seite 233) verordnet, um schweren Nebenwirkungen wie Ulzera im Magen-Darm-Trakt vorzubeugen.
Nichtopioid-Analgetika Metamizol (s. Seite 211), Paracetamol (s. Seite 211)	**Wirkung** analgetisch, antipyretisch je nach Arzneistoff
Opioide Buprenorphin, Fentanyl, Hydromorphon (s. Seite 213), Morphin, Oxycodon, Tapentadol, Tilidin, Tramadol (s. Seite 214)	**Wirkung** analgetisch

Muskelrelaxantien Baclofen, Eperison, Flupirtin, Methocarbamol, Pridinol, Tetrazepam, Tizanidin, Tolperison	**Wirkung** Senkung des Muskeltonus
Lokalanästhetika Lidocain, Xylocain	**Wirkung** analgetisch
Glucocorticoide (Auswahl) Dexamethason, Prednisolon, Prednison (s. Seite 226), Triamcinolon	**Wirkung** immunsuppressiv, antiinflammatorisch
Andere Arzneistoffe Chondroitinsulfat, Glucosamin, Hyaluronsäure, Oxaceprol, Vitamin E	**Wirkung** je nach Arzneistoff analgetisch, antiinflammatorisch, funktionsverbessernd, Knorpelschutz
Phytotherapeutika Teufelskralle	**Wirkung** analgetisch, antiinflammatorisch, Knochen schützend

Wie in den Abschnitten 3.3.3. und 5. ausführlich erläutert, können Überschneidungen zwischen dem Syndrom, das der Erkrankung zu Grunde liegt, und möglichen unerwünschten Wirkungen der medikamentösen Therapie darauf beruhen, dass sich die Wirkungen von Arzneistoffen mit dem Syndrom des Patienten, der Wurzel (Ben) oder den Zweigen (Biao) der Erkrankung, überlagern. Dies sollte insbesondere bei einer medikamentösen Dauerbehandlung berücksichtigt werden.

Chinesische Medizin

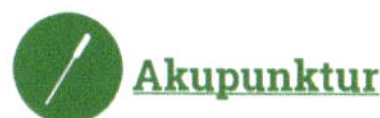

Akupunktur

Arthrose kann in allen Bereichen des Bewegungsapparates auftreten, deshalb richtet sich die Auswahl der Akupunkturpunkte nach der betroffenen Körperregion. Da es sich um ein chronisches Geschehen handelt, muss die Therapie sowohl den Zweig (Biao) als auch die Wurzel (Ben) umfassen. Das bedeutet, dass sowohl der Schmerz als auch die Ursache des Schmerzes mit den unterliegenden Syndromen in die Therapiestrategie einbezogen werden müssen. Die Auswahl der Akupunkturpunkte und die Behandlungsstrategie sowohl der betroffenen Körperregionen als auch der Schmerz- und Syndrombehandlung können aus den Tabellen 6 – 11 entnommen werden (s. Seiten 49-53) sowie Kapitel 3.3.1. (s. Seiten 20-31). Darüber hinaus können Moxibustion, Tuina und Guasha empfohlen werden. Die Schmerzbehandlung kann ferner durch ein Taping an der betroffenen Region sinnvoll unterstützt werden.

Da die Beschwerden der Arthrose meistens in der zweiten Lebenshälfte auftreten, kann die Therapie eventuell einen längeren Zeitraum in Anspruch nehmen. Es ist jedoch durchaus möglich, relativ rasch Schmerzfreiheit zu erzielen. Wie schnell das geschieht, hängt sehr von den individuellen Gegebenheiten des Patienten ab. Dauernadeln, die bei Arthrose vor allem am Ohr sowie an Nah- oder Fernpunkten angewendet werden, können den Therapieerfolg verlängern. Kurze Nadeln können am Ohr drei Tage verweilen, sollten jedoch umgehend entfernt werden, wenn sie Beschwerden wie Druckschmerz oder anhaltenden Juckreiz verursachen. Am Körper können längere Dauernadeln eingesetzt werden, die spätestens nach fünf bis sieben Tagen entfernt werden.

Phytotherapie

Werden Kräuterrezepturen begleitend zu einer medikamentösen Therapie angewendet, sollten diese im Falle möglicher Wechselwirkungen angepasst werden. Informationen über die Angaben in den Abschnitten 3.3.3. und 5.2. hinaus enthalten die Fachinformationen und die Fachliteratur.

Chinesische Arzneipflanzen

San Bi Tang (Drei schmerzhafte Blockaden-Dekokt)
Wirkung: Tonisiert Leber und Nieren, vermehrt das Qi, nährt Blut und eliminiert Wind und Nässe. Der Puls ist dünn, schwach und langsam, die Zunge ist blass mit einem weißen Belag.

Arzneipflanzen	Dosis	Wirkung
Du Huo (Angelica pubescentis radix)	3 g	vertreibt Wind-Feuchtigkeit
Xu Duan (Dipsaci radix)	6 g	stärkt Bänder und Knochen, tonisiert Yang
Du Zhong (Eucommiae cortex)	6 g	tonisiert Yang
Fang Feng (Ledebouriellae radix)	6 g	vertreibt Wind-Feuchtigkeit
Rou Gui (Cinnamomi cassia cortex)	6 g	wärmt das Innere
Xi Xin (Asari herba cum radix)*	6 g	vertreibt Wind-Kälte
Ren Shen (Ginseng radix et rhizoma)	6 g	vertreibt Wind-Kälte
Fu Ling (Poria)	6 g	stärkt Milz-, Magen- und Lungen-Qi
Dang Gui (Angelicae sinensis radix)	6 g	leitet Feuchtigkeit ab
Bai Shao (Paeoniae radix alba)	6 g	tonisiert Blut
Huang Qi (Astragali radix)	6 g	tonisiert Qi
Sheng Di Huang (Rehmanniae radix)	3 g	kühlt Blut
Chuan Xiong (Chuanxiong rhizoma)	3 g	bewegt Blut
Niu Xi (Achyranthis radix)	9 g	bewegt Blut
Zhi Gan Cao (Glycyrrhizae radix et rhizoma praep.)	6 g	harmonisiert die anderen Kräuter

* Xi Xin ist in Deutschland nicht erhältlich, es kann ggfs. durch ein anderes Wind-Kälte vertreibendes Kraut ersetzt werden

Weitere Rezepturen

Fang Ji Huang Qi Tang (Stephaniae tetrandrae radix und Astragali radix Dekokt).
Wirkung: Stärkt die Milz und reguliert die Wasserzirkulation
Indikation: Wind-Feuchtigkeits-Syndrom aufgrund von Milz-Qi-Mangel
Der Puls ist oberflächlich, die Zunge ist blass mit einem weißen Belag

Arzneipflanze	Dosis	Wirkung
Fang Ji (Stephaniae tetrandrae radix)	6 – 12 g	leitet Feuchtigkeit aus
Huang Qi (Astragali radix)	9 – 15 g	tonisiert Qi
Bai Zhu (Atractylodis macrocephalae rhizoma)	4,5 – 9 g	tonisiert Qi
Zhi Gan Cao (Glycyrrhizae radix et rhizoma praep.)	9 g	tonisiert Qi

Du Huo Ji Sheng Tang

(Angelicae pubescentis radix und Sangjisheng ramulus Dekokt.
Wirkung: Vertreibt Wind-Feuchtigkeit, befreit den Körper von Bi Zheng (schmerzhafte Blockade), nährt Leber und Niere, tonisiert Qi und Blut. Der Puls ist dünn, schwach und langsam, die Zunge ist blass mit einem weißen Belag.

Arzneipflanze	Dosis	Wirkung
Du Huo (Angelica pubescentis radix)	9 g	vertreibt Wind-Feuchtigkeit
Xi Xin (Asari herba et radix)*	6 g	vertreibt Wind-Kälte
Fang Feng (Ledebouriellae radix)	6 g	vertreibt Wind-Kälte
Qin Jiao (Gentianae macrocephalae radix)	6 g	vertreibt Wind-Feuchtigkeit
Sang Ji Sheng (Taxili herba)	6 g	tonisiert Yin
Du Zhong (Eucommiae cortex)	6 g	tonisiert Yang
Chuan Niu Xi (Cyathulae radix)	6 g	tonisiert Yang
Dang Gui (Angelicae sinensis radix)	6 g	tonisiert Blut
Chuan Xiong (Chuanxiong rhizoma)	6 g	bewegt Blut
Sheng Di Huang (Rehmannia viride radix)	6 g	kühlt Blut
Bai Shao (Paeoniae radix alba)	6 g	tonisiert Blut
Ren Shen (Ginseng radix et rhizoma)	6 g	tonisiert Qi
Fu Ling (Poria)	6 g	leitet Feuchtigkeit aus
Rou Gui (Cinnamomi cassiae cortex)	6 g	wärmt das Innere
Gan Cao (Glycyrrhizae radix)	6 g	tonisiert Qi

* Xi Xin ist in Deutschland nicht erhältlich, es kann ggfs. durch ein anderes Wind-Kälte vertreibendes Kraut ersetzt werden

Juan Bi Tang (Dekokt, das schmerzhafte Blockaden beseitigt)
Indikation: Wind-Feuchtigkeits-Syndrom mit einem Mangel an Ying- und Wei-Qi, verursachen Schmerzen im Nacken, Schultern und Armen sowie ein Taubheitsgefühl der Extremitäten. Der Puls ist langsam, möglicherweise schlüpfrig, die Zunge hat einen dicken, weißen Belag.

Arzneipflanze	Dosis	Wirkung
Qiang Huo (Notopterygii rhizoma seu radix)	9 g	vertreibt Wind-Kälte
Fang Feng (Ledebouriellae radix)	9 g	vertreibt Wind-Kälte
Chi Shao (Paeoniae radix rubra)	9 g	bewegt Blut
Jiang Huang (Curcumae Longae rhizoma)	9 g	bewegt Blut
Huang Qi (Astragali radix)	9 g	tonisiert Qi
Dang Gui (Angelicae sinensis radix)	9 g	bewegt und tonisiert Blut
Zhi Gan Cao (Glycyrrhizae radix et rhizoma praep.)	9 g	tonisiert Qi

Westliche Arzneipflanzen

Leber-Qi bewegende und Feuchtigkeit eliminierende Rezeptur
Puls: gespannt oder schlüpfrig
Zunge: feuchter Zungenkörper, gerollter, eingekerbter Zungenrand, weißer Belag

Arzneipflanzen	Dosis	Wirkung
Calami rhizoma	35 g	tonisiert Milz-Qi, bewegt Leber-Qi, eliminiert Feuchtigkeit und Schleim
Cnici benedicti herba	35 g	tonisiert Milz-Qi, bewegt Leber-Qi, eliminiert Feuchtigkeit und Schleim
Graminis rhizoma	30 g	eliminiert Feuchtigkeit, feuchte Hitze, Wind-Kälte und Wind-Hitze
Fraxini cortex	25 g	eliminiert Feuchtigkeit, bewegt Leber-Qi und -Blut, tonisiert Nieren-Qi
Hyperici herba	25 g	bewegt Leber-Qi und -Blut, beruhigt Wind und Shen, eliminiert Feuchtigkeit
Cynosbati fructus	25 g	eliminiert Feuchtigkeit, tonisiert Leber-Blut, Nieren-Qi und Wei-Qi
Equiseti herba	25 g	tonisiert Nieren-Qi, -Yin und Jing, eliminiert Feuchtigkeit

Anwendung: 1 Teelöffel bis 1 Esslöffel mit 200 bis 250 ml kochendem Wasser überbrühen und abgedeckt 15 Minuten ziehen lassen. Dreimal täglich eine Tasse.

Milz-Qi und Nieren-Yang tonisierende Rezeptur, die Feuchtigkeit ausleitet

Puls: langsam, tief, schwach

Zunge: blasser, feuchter, geschwollener Zungenkörper, Zahneindrücke, weißer Belag

Arzneipflanzen	Dosis	Wirkung
Saturejae herba	35 g	tonisiert Milz-Qi, -Yang, Nieren-Yang, eliminiert Feuchtigkeit und Wind-Kälte, bewegt Leber-Qi
Imperatoriae rhizoma	35 g	tonisiert Milz-Qi, bewegt Leber-Qi, eliminiert Feuchtigkeit und Schleim
Artemisiae herba	30 g	tonisiert Milz-Qi, Nieren-Yang, bewegt Leber-Qi, eliminiert Feuchtigkeit und Wind-Kälte
Rosmarini folium	25 g	tonisiert Milz-Qi, Nieren-Yang, bewegt Leber-Qi, eliminiert Feuchtigkeit und Wind-Kälte
Cinnamomi cortex	25 g	wärmt das Innere, bewegt Qi, befreit die Leitbahnen
Avenae herba	25 g	tonisiert Milz- und -Yin, Nieren-Qi und -Yin, sowie Blut
Urticae folium	25 g	tonisiert Yin und Blut, eliminiert Feuchtigkeit

Anwendung: 1 Teelöffel bis 1 Esslöffel mit 200 bis 250 ml kochendem Wasser überbrühen und abgedeckt 15 Minuten ziehen lassen. Dreimal täglich eine Tasse zusammen mit drei Esslöffel Hagebuttenmus oder drei Teelöffel Hagebuttenpulver pro Tag.

Bei begleitender Blut-Leere sollten die Patienten außerdem dreimal täglich eine Saftschorle des Muttersafts der Heidelbeere (Myrtilli fructus) oder der schwarzen Johannisbeere (Ribes nigri fructus) trinken sowie täglich einen Teelöffel Brennnesselsamen und drei Teelöffel Hagebuttenpulver zu sich nehmen, um das Blut, Jing und das Wei-Qi zu nähren.

Hinweis: Wenn der Meisterwurz nicht erhältlich ist, kann er durch Kalmus ersetzt werden.

Nieren-Yin tonisierende Rezeptur

Puls: schnell, oberflächlich

Zunge: roter, belagloser Zungenkörper, eingezogene Ränder am Zungengrund

Tee 1

Arznei	Dosis	Wirkung
Equiseti herba	50 g	tonisiert Nieren-Qi, -Yin und Jing, eliminiert Feuchtigkeit

Tee 2

Arzneipflanzen	Dosis	Wirkung
Urticae folium	35 g	tonisiert Yin und Blut, eliminiert Feuchtigkeit
Betulae folium	30 g	tonisiert Nieren-Yin, eliminiert Feuchtigkeit
Asparagi radix	25 g	tonisiert Nieren-Yin, eliminiert Feuchtigkeit
Stellariae herba	25 g	tonisiert Nieren-Yin und Leber-Blut
Artemisiae herba	25 g	tonisiert Nieren-Qi und -Yang, eliminiert Feuchtigkeit

Zubereitung: 1 Esslöffel von Tee 1 auf 750 ml Wasser 30 bis 60 Minuten auskochen. Anschließend 1 Esslöffel von Tee 2 zugeben und 20 Minuten mit Tee 1 ziehen lassen. Dreimal täglich eine Tasse zusammen mit drei Esslöffel Hagebuttenmus, drei Teelöffel Hagebuttenpulver pro Tag oder dreimal 20 Tropfen Symphyti tinctura (PA-frei).

Bei begleitender Blut-Leere sollten die Patienten außerdem dreimal täglich eine Saftschorle des Muttersafts der Heidelbeere (Myrtilli fructus) oder der schwarzen Johannisbeere (Ribes nigri fructus) trinken sowie täglich einen Teelöffel Brennnesselsamen, Blütenpollen und / oder Weizengras zu sich nehmen, um das Blut, Jing und das Wei-Qi zu nähren.

Im Falle einer aktivierten Arthrose mit Entzündungszeichen können die Betroffenen zusätzlich zwei- bis dreimal täglich zwei Sprühstöße des Gemmomazerats der schwarzen Johannisbeere (Ribes nigrum) zu sich nehmen. Ergänzend empfehlen sich regelmäßige Bäder mit Heublumen (Graminis herba) oder Auflagen mit Heublumenkissen.

Milz-Qi und Blut tonisierende Rezeptur

Puls: dünn, schwach, eher tief

Zunge: blasser Zungenkörper, Zahneindrücke, weißer Belag

Arzneipflanzen	Dosis	Wirkung
Angelicae archangelicae radix	35 g	tonisiert Milz-Qi, öffnet die Oberfläche, eliminiert Wind-Kälte
Calami rhizoma	35 g	tonisiert Milz-Qi, bewegt Leber-Qi, eliminiert Feuchtigkeit und Schleim
Levistici radix	30 g	tonisiert Blut und Qi, bewegt Leber-Qi, eliminiert Feuchtigkeit
Petroselini radix	25 g	tonisiert Milz-Qi und Blut, bewegt Leber-Qi
Urticae folium	25 g	tonisiert Blut und Yin, eliminiert Feuchtigkeit und Hitze
Paeoniae radix albae	25 g	tonisiert Leber-Blut, hält Yin und Jing, bewegt Leber-Qi, beruhigt inneren Wind und Shen, senkt Yang ab
Avenae herba	25 g	tonisiert Milz-Qi und -Yin, Nieren-Qi und -Yin sowie Blut, beruhigt Shen

Anwendung: 1 Teelöffel bis 1 Esslöffel mit 200 bis 250 ml kochendem Wasser überbrühen und abgedeckt 15 Minuten ziehen lassen. Dreimal täglich eine Tasse .

Zum Tee sollten die Patienten entweder drei Esslöffel Hagebuttenmus pro Tag oder bis zu dreimal täglich eine Saftschorle des Muttersafts der Heidelbeere (Myrtilli fructus), der Holunderbeere (Sambuci fructus) oder der schwarzen Johannisbeere (Ribes nigri fructus) trinken sowie bis zu dreimal täglich einen Teelöffel Brennnesselsamen, Blütenpollen und / oder Weizengras zu sich nehmen, um das Blut und Jing zu nähren.

<u>Milz-Qi tonisierende und kalten Schleim transformierende Rezeptur</u>

Puls: dünn, schwach, schlüpfrig, träge

Zunge: blasser, eventuell geschwollener Zungenkörper, dicker weißer Belag

Arzneipflanzen	Dosis	Wirkung
Calami rhizoma	35 g	tonisiert das Milz-Qi, transformiert Schleim
Citri aurantii amari pericarpium	35 g	tonisiert Milz-Qi, trocknet Nässe, transformiert Schleim, bewegt das Leber-Qi
Cnici benedictae herba	30 g	tonisiert Milz-Qi, transformiert Schleim
Rosmarini folium	25 g	tonisiert Milz- und Nieren-Qi, eliminiert Nässe und Schleim, wärmt das Innere
Primulae radix	25 g	transformiert und eliminiert Schleim
Betonicae herba	25 g	transformiert Schleim, bewegt das Leber-Qi
Glycyrrhizae radix	10 g	befeuchtet und erweicht Schleim, tonisiert Milz-Qi, harmonisiert die Rezeptur

Anwendung: 1 Teelöffel bis 1 Esslöffel mit 200 bis 250 ml kochendem Wasser überbrühen und abgedeckt 15 Minuten ziehen lassen. Dreimal täglich eine Tasse .

Arzneipflanzen zur Modifikation der Rezepturen

Grundsätzlich sind alle Arzneipflanzen geeignet, die die Wurzel (Ben) der Erkrankung behandeln.

Beinwell (Symphyti tinctura)

Die aus der Wurzel des Beinwells hergestellte Tinktur (frei von Pyrrolizidinalkaloiden (PA-frei)) kann als Nieren-Yin und Leber-Blut-Tonikum zum Nähren bei Erkrankungen von Sehnen und Knochen mit dem Tee verabreicht werden.

Bohnenschalen (Phaseoli pericarpium)

Bohnenschalen nähren das Yin von Milz und Nieren sowie Jing. Sie eliminieren zudem Feuchtigkeit und sind beim Hitze- und Feuchtigkeits-Bi indiziert.

Gelbwurz (Curcumae rhizoma)

Curcuma kann in Form eines Fertigpräparats gegeben werden, wenn ein Tee abgelehnt wird, um Leber-Qi und -Blut zu bewegen sowie die Mitte und das Wei-Qi zu tonisieren. Studien haben gezeigt, dass Gelenkbeschwerden bei entzündlichen ebenso wie bei degenerativen Gelenkerkrankungen durch Gelbwurz gelindert werden können.

Brunnenkresse (Nasturii herba)
Brunnenkresse kann als Assistent einer Rezeptur bei einem Kälte- oder Nässe-Bi zugefügt werden. Sie eliminiert Feuchtigkeit, wärmt das Innere und bewegt Qi und Nässe. Daher kann sie auch die Wurzel (Ben) mitbehandeln.

Kriechquecke (Graminis rhizoma)
Die Queckenwurzel kann bei Hitze- und Kälte-Bi mit Feuchtigkeit eingesetzt werden.

Teufelskralle (Harpagophyti radix)
Die Teufelskralle kann als Fertigpräparat bei Leber-Qi-Stagnation und Feuchtigkeit an Stelle oder zu einem Tee verabreicht werden.

Wacholder (Juniperi fructus)
Wacholder ist eine effektive Arzneipflanze beim Feuchtigkeits- und Kälte-Bi. Er sollte jedoch nicht dauerhaft zur Anwendung kommen.

Weihrauch (Olibanum indicum)
Weihrauch kann in Form eines Fertigpräparats gegeben werden, wenn ein Tee abgelehnt wird, und ein Wind-Hitze-, Wind-Kälte- oder Feuchtigkeits-Bi bzw. eine Leber-Qi-Stagnation oder eine Blutstase vorliegt.

Weinraute (Rutae herba)
Die Weinraute ist eine gute Wahl, wenn Kälte den freien Fluss von Qi und Blut beeinträchtigt.

Äußerliche Anwendungen

Die folgenden Arzneipflanzen können äußerlich zur unterstützenden Behandlung bei Arthrose eingesetzt werden:

- **Bei Kälte:**
  Auflagen mit Heublumensäckchen, Kohlblättern, geriebener Meerrettichwurzel (Armoraciae rusticanae radix) oder Senfmehl (Sinapis semen)
  - Bäder mit Heublumen (Graminis flos)
  - Einreibungen mit Johanniskrautöl (Hyperici oleum), Einreibungen mit Zubereitungen von Cayennepfeffer (Capsici fructus) oder Öl aus Zimtrinde (Cinnamomi aetheroleum)
  - Wickel mit warmen Kartoffeln oder Weißkohlblättern
- **Bei Hitze:**
  - Auflagen mit Heublumensäckchen
  - Bäder mit Heublumen (Graminis flos)
  - Einreibungen mit Eukalyptusöl (Eucalypti aetheroleum) als Bestandteil eines fetten Öls oder einer Salbe
  - Quarkwickel
- **Bei Stagnation:**
  - Auflagen mit Arnikatinktur (Arnicae tinctura) bei Blutstase
  - Bäder mit Fichtennadelöl
  - Einreibungen mit Johanniskrautöl (Hyperici oleum), Öl aus Zimtrinde (Cinnamomi aetheroleum), Retterspitz, Salbe des Hilarius nach Hildegard von Bingen

Bitte die Sicherheitshinweise in der Fachliteratur beachten!

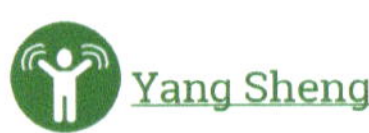

Allgemein

Eine gesunde Balance von Aktivität und Ruhe ist zu empfehlen.

Ernährung

Milz-Qi- und Blut stärkende Nahrungsmittel sind zu empfehlen. Alle Feuchtigkeit und Schleim bildenden Nahrungsmittel müssen gemieden werden (Liste s. Anhang).

Bewegung

Schwimmen, Wassergymnastik, Progressive Muskelentspannung nach Jacobsen, Qigong und Taiji, Yoga

Weitere Empfehlungen

- Insbesondere während einer entzündlich aktivierten Arthrose kann eine Therapie mit Enzymen von Ananas und Papaya sowie Lysozym antiinflammatorisch und analgetisch wirken.
- Dringend zu empfehlen ist zudem die regelmäßige Einnahme von Omega-3-Fettsäuren beispielsweise in Form von Fischöl, Nachtkerzen- und / oder Borretschsamenöl.
- Glucosamin und Chondroitin lindern die Beschwerden von vielen Betroffenen, dennoch ist die Datenlage ihrer Wirksamkeit widersprüchlich. Einige Präparate enthalten zusätzlich MSM, das die Wirkung unterstützen kann.
- Basische Mineralsalze und eine mikrobiotische Therapie sollten aktuellen Erkenntnissen zu Folge ergänzend erwogen werden.

Nichtmedikamentöse Therapiemaßnahmen

Allgemein
Physiotherapie, Kraft- und Ausdauersport, physikalische Therapie, Ergotherapie, Akupunktur, Gewichtskontrolle, Einlagen, Orthesen, Bandagen, Operation

Facettensyndrom
zusätzlich entlastende Lagerung, muskuläre Stabilisation

Spondylolisthesis
zusätzlich Entlastung des betroffenen Segmentes, Anpassung der täglichen Belastungen, Verhaltenstherapie

4.2.5. Rheumatoide Arthritis und andere Erkrankungen des rheumatischen Formenkreises

4.2.5.1. Definition, Modalitäten und Lokalisation

Bei der rheumatoiden Arthritis handelt es sich um eine chronisch-entzündliche Systemerkrankung, die sich an der Synovalis (Innenhaut) der Gelenke manifestiert und zu einer schubweisen, progredienten Zerstörung von Gelenken führt. Darüber hinaus können andere Organe betroffen sein. Unbehandelt kann die rheumatoide Arthritis zu schweren Behinderungen bis hin zur Invalidität führen.

Eine Erkrankung aus dem rheumatischen Formenkreis ist die Psoriasis-Arthritis, die die Lebensqualität von Psoriasis-Patienten zusätzlich beeinträchtigen kann. Sie kann unabhängig von einer kutanen Manifestation der Erkrankung auftreten und erhöht das Risiko der Betroffenen für eine kardiovaskuläre Komorbidität.

Die axiale Spondyloarthritis beschreibt eine Gruppe von Erkrankungen des rheumatischen Formenkreises einschließlich Morbus Bechterew, bei denen Entzündungen im Bereich der Wirbelsäule insbesondere der Sakroiliakalgelenke (SIG, Sakroiliitis), der Wirbelkörper (Spondylitis), der kleinen Wirbelgelenke (Spondylarthritis) und der Sehnenansätze (Enthesitis) im Vordergrund stehen. Die Betroffenen leiden bereits als junge Erwachsene unter einem tiefsitzenden Kreuzschmerz, der später von einer Einschränkung der Beweglichkeit der Lendenwirbelsäule und Morgensteifigkeit begleitet wird. Bewegung verbessert die Beschwerden, Ruhe jedoch nicht. Extraskeletal kann sich die Erkrankung auch am Auge (Uveitis), an der Haut (Psoriasis) und den Schleimhäuten sowie gastrointestinal (Morbus Crohn, Colitis ulcerosa) manifestieren.

4.2.5.2. Ursachen

Die Ursache der rheumatoiden Arthritis ist noch nicht genau bekannt. Sie wird den Autoimmunerkrankungen zugerechnet, da Antikörper und Phagozyten des Immunsystems körpereigenes Gewebe wie den Gelenksknorpel oder das Bindegewebe zerstören, und tritt familiär gehäuft auf. Auch bei der Psoriasisarthritis und der axialen Spondyloarthritis handelt es sich um Autoimmunerkrankungen.

4.2.5.3. Rheumatoide Arthritis aus Sicht der TCM

Ätiologie

Folgende Syndrome kommen bei rheumatoider Arthritis und anderer Erkrankungen des rheumatischen Formenkreises in Betracht

- Milz-Qi-Leere
- Akkumulation von Feuchtigkeit
- Schleim
- Blut-Leere
- Hitze
- Nieren-Yin-Leere
- Nieren-Yang-Leere
- Jing-Leere

Die Erkrankungen des rheumatischen Formenkreises können in jedem Lebensalter auftreten, selbst bei Kindern. Aus Sicht der chinesischen Medizin liegt ihnen eine Schwäche des Immunsystems zugrunde, sei es aufgrund einer anderen Erkrankung, die das Immunsystem über Gebühr strapaziert hat, oder aufgrund von Stress, eines konsumptiven Lebensstiles, Fehl- oder Mangelernährung. Durch die Schwächung des Wei-Qi (Abwehrenergie) ist es für äußere klimatische Einflüsse, die sich im Körper zu pathogenen Energien wandeln, leicht, in den Körper einzudringen. Wind, Kälte und Nässe blockieren nach ihrem Eindringen die Leitbahnen und verhindern damit das freie Zirkulieren von Qi und Blut. Dies führt zu Schmerzen, Schwellungen, Schwere- und Taubheitsgefühlen sowie zu Funktionsstörungen der Gelenke.

Je nach eingedrungener pathogener Energie und der individuellen Konstitution unterscheidet man verschiedene Rheuma-Typen:

- **Kälte-Typ**
  Der Kälte-Typ hat heftige, fixierte Gelenkschmerzen, die sich durch Wärme lindern lassen. Der Zustand bessert sich im Sommer, bei warmem Wetter, während er sich bei kaltem Wetter im Winter verschlechtert.
- **Wind-Typ**
  Der Wind-Typ hat wandernde Schmerzen, die nicht so heftig und fixiert sind wie beim Kälte-Typ.
- **Nässe-Typ**
  Der Nässe-Typ hat Schmerzen an der gleichen Körperstelle. Der Schmerz ist schwerer und dumpfer und betrifft oftmals den unteren Körperbereich, wie Lendenwirbelsäule, Kreuzbein, Becken oder Beine. Vielfach geht eine

Schwellung und ein Taubheitsgefühl damit einher, welches zu Bewegungseinschränkungen führen kann.

- **Hitze-Typ**
  Der Hitze-Typ hat scharfe, brennende Schmerzen. Die erkrankte Körperpartie fühlt sich heiß an. Der Schmerz kann durch Kälte gelindert werden. Die Beschwerden sind im Sommer ausgeprägter als im Winter, einhergehend mit Schwitzen, Durst und manchmal auch Fieber.

Entstehung der rheumatoiden Arthritis

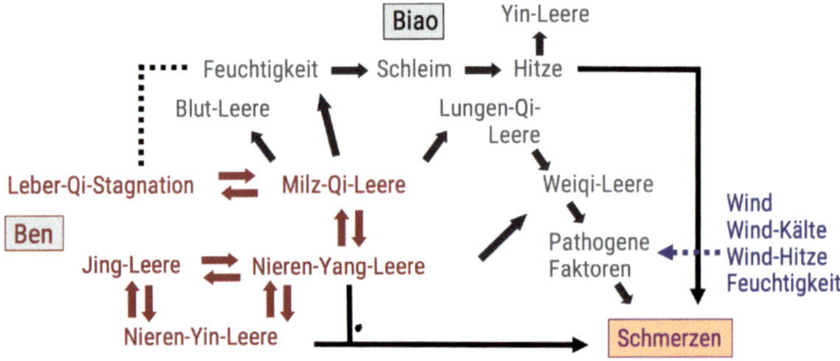

Aus den vorgenannten Gründen ist eine exakte Diagnose unerlässlich. Die Anamnese muss gewissenhaft alle Vorerkrankungen, auch die familiäre Disposition, die Modalitäten und die Puls- und Zungendiagnose umfassen. Häufig liegt eine geschädigte Nieren-Energie zugrunde. Die Vitalität eines Menschen hängt entscheidend von einer guten Nieren-Energie ab. Sie kann geschädigt werden durch Schichtarbeit, eine ungesunde Ernährung, durch den übermäßigen Gebrauch von Schmerzmitteln oder durch zu häufigen Geschlechtsverkehr. Die chinesische Medizin bietet für diesen Formenkreis gute Möglichkeiten der Behandlung mit Akupunktur und Heilkräutern, aber auch mit Tuina, Schröpfen und Moxibustion (wo es angebracht ist). Reiskornmoxa kann während akuten entzündlichen Episoden um das betroffene Areal herum zum Einsatz kommen. Aber auch ein Taping kann sinnvoll und unterstützend wirken.

Differentialdiagnose

Hitze
- Begleitsymptome: Roter Kopf, Hitzegefühl, evtl. Fieber, Schwitzen am Tag, Durst, konzentrierter Urin, trockener Stuhl
- Puls: oberflächlich, schnell
- Zunge: roter, evtl. trockener Zungenkörper, gelber Zungenbelag

Leber-Qi-Stagnation
- Begleitsymptome: oft Übelkeit und Erbrechen, (Dickdarm/Magen-Disharmonie), Schmerzen und Spannung unter den Rippenbögen, Brustspannen, Reizbarkeit, Verdauungsstörungen wie Aufstoßen und Blähungen
- Puls: gespannt
- Zunge: normaler bis roter Zungenkörper, Zungenrand gerollt oder eingekerbt, Belag unauffällig oder weiß

Modalitäten
- Verschlechterung durch Wärme und im Sommer
- Verbesserung durch Kälte und im Winter

Modalitäten
- Verschlechterung bei Stress und emotionaler Anspannung
- Verbesserung durch Bewegung

scharfe, brennende Schmerzen

ziehende Schmerzen

Rheumatoide Arthritis
mit Fülle-Zeichen

dumpfe Schmerzen an der gleichen Stelle

Modalitäten
- Verschlechterung nach dem Genuss von kalten Nahrungsmitteln, in der kalten Jahreszeit

Modalitäten
- Verschlechterung nach dem Genuss von kalten bzw. schleimbildenden Nahrungsmitteln

Feuchtigkeit
- Begleitsymptome: klares Denken fällt schwer, Kopf wie in Watte gepackt, chronischer Schnupfen, Sinusitis, Völle im Thorax und Epigastrium, Übelkeit, Appetitlosigkeit
- Puls: schlüpfrig, träge
- Zunge: feuchter geschwollener Zungenkörper, weißer Zungenbelag

Schleim
- Begleitsymptome: Benommenheit benebelt die Sinnesöffnungen, unscharfes Sehen, Schwindelgefühl, Bronchitis, Völle und Druck im Thorax
- Puls: schlüpfrig, träge
- Zunge: geschwollener Zungenkörper, dicker, weißer bis gelber Zungenbelag

Differentialdiagnose „Rheumatische Arthritis mit Leere-Zeichen" s. Seite 128

Jing-Leere
- Begleitsymptome: Entwicklungsverzögerung, Deformitäten, Infertilität, frühes Altern mit Haarausfall, frühes Ergrauen, Karies, Zahnverlust, Vergesslichkeit, Schwerhörigkeit, Schmerzen im Bereich der Lenden und Knie
- Puls: oberflächlich, schnell
- Zunge: dünn, evtl zittrig

Nieren-Yin-Leere
- Begleitsymptome: abendliche Hitze, wenig dunkler Urin, Unfähigkeit zu denken, Schwindel, Tinnitus, leichte Verstopfung
- Puls: schnell, oberflächlich
- Zunge: roter, belagloser Zungenkörper, eingezogene Ränder am Zungengrund

Nieren-Yang-Leere
- Begleitsymptome: Kältegefühl im unteren Rücken, kalte Beine und Füße, vermehrtes Wasserlassen, heller Urin, Unfähigkeit zu denken, Schwindel, Tinnitus
- Puls: tief, langsam, schwach
- Zunge: blasser, feuchter Zungenkörper, dünner weißer Zungenbelag

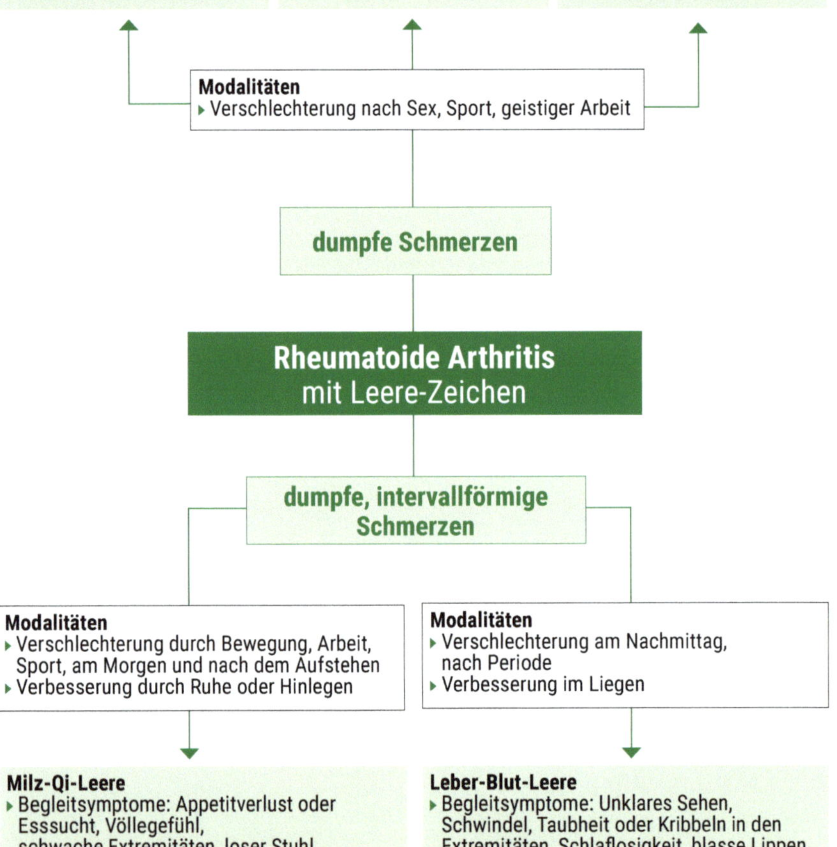

Milz-Qi-Leere
- Begleitsymptome: Appetitverlust oder Esssucht, Völlegefühl, schwache Extremitäten, loser Stuhl
- Puls: eher tief, schwach, dünn
- Zunge: geschwollener Zungenkörper, Zahneindrücke, weißer Zungenbelag

Leber-Blut-Leere
- Begleitsymptome: Unklares Sehen, Schwindel, Taubheit oder Kribbeln in den Extremitäten, Schlaflosigkeit, blasse Lippen, Muskelkrämpfe
- Puls: dünn, rau, evtl. schwach
- Zunge: blass mit blassen und evtl. orangefarbenen Zungenrändern

Syndrome der Fülle

Syndrom	Differenzierung	Symptome
Leber-Qi-Stagnation	Schmerzqualität	Ziehende Schmerzen
	Modalitäten	▼ Stress, emotionale Spannung ▲ Bewegung
	Begleitsymptome	oft Übelkeit und Erbrechen, (Dickdarm/Magen-Disharmonie), Schmerzen und Spannung unter den Rippenbögen, Brustspannen, Reizbarkeit, Verdauungsstörungen wie Aufstoßen und Blähungen
	Puls	gespannt
	Zunge	normaler bis roter Zungenkörper, Zungenrand gerollt oder eingekerbt, Belag unauffällig oder weiß
Akkumulation von Feuchtigkeit	Schmerzqualität	Dumpfer Schmerz immer an der gleichen Stelle
	Modalitäten	▼ nach dem Genuss von kalten Nahrungsmitteln, in der kalten Jahreszeit
	Begleitsymptome	klares Denken fällt schwer, Kopf wie in Watte gepackt, chronischer Schnupfen, Sinusitis, Völle im Thorax und Epigastrium, Übelkeit, Appetitlosigkeit
	Puls	schlüpfrig, träge
	Zunge	feuchter, geschwollener Zungenkörper, weißer Zungenbelag
Schleim	Schmerzqualität	Dumpfer Schmerz immer an der gleichen Stelle
	Modalitäten	▼ nach dem Genuss von kalten bzw. schleimbildenden Nahrungsmitteln
	Begleitsymptome	Benommenheit benebelt die Sinnesöffnungen, unscharfes Sehen, Schwindelgefühl, Bronchitis, Völle und Druck im Thorax
	Puls	schlüpfrig, träge
	Zunge	geschwollener Zungenkörper, dicker, weißer bis gelber Zungenbelag
Hitze	Schmerzqualität	scharfe, brennende Schmerzen
	Modalitäten	▼ Wärme, im Somme ▲ Kälte, im Winter
	Begleitsymptome	Roter Kopf, Hitzegefühl, evtl. Fieber, Schwitzen am Tag, Durst, konzentrierter Urin, trockener Stuhl
	Puls	oberflächlich, schnell
	Zunge	Roter, evtl. trockener Zungenkörper mit gelbem Belag

Syndrome der Leere

Syndrom	Differenzierung	Symptome
Milz-Qi-Leere	Schmerzqualität	Dumpfer, intervallförmiger Schmerz
	Modalitäten	▼ durch Bewegung, Arbeit, Sport, am Morgen und nach dem Aufstehen ▲ durch Ruhe, Hinlegen
	Begleit-symptome	Appetitverlust oder Esssucht, Völlegefühl, schwache Extremitäten, loser Stuhl
	Puls	eher tief, schwach, dünn
	Zunge	geschwollener Zungenkörper, Zahneindrücke, weißer Zungenbelag
Leber-Blut-Leere	Schmerzqualität	Dumpfe, intervallförmige Schmerzen
	Modalitäten	▼ am Nachmittag, nach Periode ▲ im Liegen
	Begleit-symptome	Unklares Sehen, Schwindel, Taubheit oder Kribbeln in den Extremitäten, Schlaflosigkeit, blasse Lippen, Muskelkrämpfe
	Puls	dünn, rau, evtl. schwach
	Zunge	blass mit blassen und evtl. orangefarbenen Zungenrändern
Nieren-Yin-Leere	Schmerzqualität	Dumpfe Schmerzen
	Modalitäten	▼ nach Sex, Sport, geistiger Arbeit
	Begleit-symptome	abendliche Hitze, wenig dunkler Urin, Unfähigkeit zu denken, Schwindel, Tinnitus, leichte Verstopfung
	Puls	schnell, oberflächlich
	Zunge	roter, belagloser Zungenkörper, eingezogene Ränder am Zungengrund
Nieren-Yang-Leere	Schmerzqualität	Dumpfe Schmerzen
	Modalitäten	▼ nach Sex, Sport, geistiger Arbeit
	Begleit-symptome	Kältegefühl im unteren Rücken, kalte Beine und Füße, vermehrtes Wasserlassen, heller Urin, Unfähigkeit zu denken, Schwindel, Tinnitus
	Puls	tief, langsam, schwach
	Zunge	Blasser, feuchter Zungenkörper, dünner weißer Zungenbelag
Jing-Leere	Schmerzqualität	Dumpfe Schmerzen
	Modalitäten	▼ nach Belastung ▲ im Liegen, in Ruhe
	Begleit-symptome	Entwicklungsverzögerung, Deformitäten, Infertilität, frühes Altern mit Haarausfall, frühes Ergrauen, Karies, Zahnverlust, Vergesslichkeit, Schwerhörigkeit, Schmerzen im Bereich der Lenden und Knie
	Puls	schwach, dünn, leer
	Zunge	dünn, evtl. zittrig

Integrative Therapie

Die rheumatoide Arthritis stellt ein sehr komplexes Krankheitsgeschehen dar. Es ist jedoch lohnend, die Patienten mit Akupunktur zu begleiten. Ein internationales Forscherteam kam bei der Auswertung von 13 Studien zu dem Schluss, dass Akupunktur bei Rheuma zur Schmerzlinderung sowie einer Verbesserung der Funktionalität der betroffenen Gelenke und der Lebensqualität der Betroffenen beitragen kann. Die Autoren weisen jedoch auf die Heterogenität der bisherigen Studien und deren methodischen Schwächen hin.

Ebenso ist es möglich, mit anderen Mitteln der chinesischen Medizin die Schmerzen zu lindern und Schwellungen zu reduzieren. Durch den Einsatz von Kräutern können unter Umständen die Dosis von Schmerzmitteln reduziert oder Nebenwirkungen gelindert werden. Darüber hinaus kann die chinesische Medizin eine Physiotherapie sinnvoll ergänzen, um eine Steifheit der Gelenke zu vermeiden und die Beweglichkeit der Gelenke zu verbessern. Ob eine komplette Heilung möglich ist, hängt von der Schwere der Erkrankung und der Dauer ihres Bestehens ab.

Medikamentöse Therapie

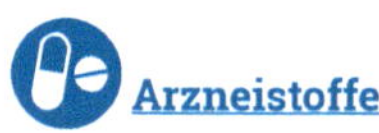

Arzneistoffe

Bei der folgenden Liste handelt es sich um eine zusammenfassende Übersicht. Nicht alle der aufgeführten Arzneistoffe sind bei allen Diagnosen gleichermaßen indiziert. Über die genannten Arzneistoffe hinaus kann eine spezifische Behandlung erforderlich sein, die hier nicht erwähnt ist. (Unerwünschte Wirkungen ausgewählter Arzneistoffe und ihre Wirkung aus Sicht der chinesischen Medizin s. Abschnitt 5.2.)

NSAR – Nichtsteroidale Antirheumatika (Auswahl)	Wirkung
Ibuprofen (s. Seite 207), Indometacin, Diclofenac (s. Seite 208), Naproxen (s. Seite 209)	analgetisch, antiphlogistisch, antipyretisch **Hinweis** NSAR werden insbesondere bei Daueranwendung in der Regel zusammen mit Protonenpumpenhemmern (s. Seite 233) verordnet, um schweren Nebenwirkungen wie Ulzera im Magen-Darm-Trakt vorzubeugen.

Rheumatoide Arthritis

Immunsuppressiva	**Wirkung**
DMARDs – Disease-modifying anti-rheumatic drugs (Auswahl) Hydroxychloroquin, Leflunomid, Methotrexat (s. Seite 224), Sulfasalazin **Glucocorticoide (Auswahl)** Dexamethason, Prednisolon, Prednison (s. Seite 226), Triamcinolon **Interleukin-17-Inhibitoren** Sarilumab, Tocilizumab **JAK-Inhibitoren (JAKi)** Baricitinib, Tofacitinib **Tumor-Nekrose-Faktor (TNF)-Inhibitoren (Auswahl)** Adalimumab (s. Seite 228), Certolizumab, Etanercept, Golimumab, Infliximab **Andere Arzneistoffe (Auswahl)** Abatacept, Rituximab, Secukinumab, Ustekinumab	immunsuppressiv, antiinflammatorisch

Wie in den Abschnitten 3.3.3. und 5. ausführlich erläutert, können Überschneidungen zwischen dem Syndrom, das der Erkrankung zu Grunde liegt, und möglichen unerwünschten Wirkungen der medikamentösen Therapie darauf beruhen, dass sich die Wirkungen von Arzneistoffen mit dem Syndrom des Patienten, der Wurzel (Ben) oder den Zweigen (Biao) der Erkrankung, überlagern. Dies sollte insbesondere bei einer medikamentösen Dauerbehandlung berücksichtigt werden.

Chinesische Medizin

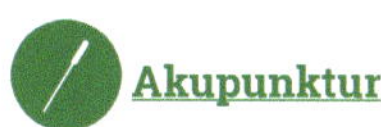

Akupunktur

Die Auswahl der Akupunkturpunkte richtet sich bei der entzündlichen, rheumatoiden Arthritis nach der betroffenen Körperregion. Da es sich um ein chronisches Geschehen handelt, das in allen Bereichen des Bewegungsapparates auftreten kann, muss die Therapie sowohl den Zweig (Biao) als auch die Wurzel (Ben) umfassen. Das bedeutet, dass sowohl der Schmerz als auch die Ursache des Schmerzes mit den unterliegenden Syndromen in die Therapiestrategie einbezogen werden müssen. Die Auswahl der Akupunkturpunkte und die Behandlungsstrategie sowohl der betroffenen Körperregionen als auch der Schmerz- und Syndrombehandlung können aus den Tabellen 6 – 11 entnommen werden (s. Seiten 49-53) sowie Kapitel 3.3.1. (s. Seiten 20-31).

Es gilt jedoch immer, die Nieren-Energie zu kräftigen und aufzufüllen, da sie die Knochen und Gelenke regiert. Zusätzlich finden hier folgende Punkte besondere Beachtung:

Bl 11 Dazhu – Treffpunkt der Knochen, See des Blutes
Stärkt Knochen und Gelenke, vertreibt pathogene Energien

Bl 23 Shenshu – Shu-Punkt der Niere
Nährt Nieren-Yin, stärkt Nieren-Yang und Nieren-Qi, unterstützt die Essenz (Jing), stärkt die Lendenwirbelsäule.

Ni 3 Taixi – Erdpunkt, Yu/Yuan-Punkt
Nährt Nieren-Yin, stärkt Nieren-Yang, stärkt die Lendenwirbelsäule

Ni 7 Fuliu – Metall-Punkt
Stärkt die Nieren, reguliert die Wasserwege, leitet Feuchtigkeit und feuchte Hitze aus, stärkt die Lendenwirbelsäule

Ren 4 Guanyuan – Treffpunkt des Ren Mai mit den Leitbahnen von Milz, Leber und Niere
Stärkt das Ursprungs-Qi und unterstützt die Essenz (Jing), wärmt und stärkt die Milz

Ren 6 Qihai – Meer des Qi
Tonisiert Qi und Yang, unterstützt die Nieren, harmonisiert Blut

Dauernadeln können bei Rheuma vor allem am Ohr sowie an Nah- oder Fernpunkten angewendet werden, um den Therapieerfolg zu verlängern. Kurze Nadeln können am Ohr drei Tage verweilen, sollten jedoch umgehend entfernt werden, wenn sie Beschwerden wie Druckschmerz oder anhaltenden Juckreiz verursachen. Am Körper können längere Dauernadeln eingesetzt werden, die spätestens nach fünf bis sieben Tagen entfernt werden.

Phytotherapie

Werden Kräuterrezepturen begleitend zu einer medikamentösen Therapie angewendet, sollten diese im Falle möglicher Wechselwirkungen angepasst werden. Informationen über die Angaben in den Abschnitten 3.3.3. und 5.2. hinaus enthalten die Fachinformationen und die Fachliteratur.

Chinesische Arzneipflanzen

Rezeptur zur Elimination von Wind-Kälte

Gui Zhi Shao Yao Zhi Mu Tang

(Cinnamomi ramulus, Paeoniae radix und Anemarrhenae radix Dekokt)

Wirkung: Löst Blockaden im Qi-Fluss auf, stärkt Yang, fördert Mobilität, eliminiert Wind, Kälte, Feuchtigkeit. Der Puls ist saitenförmig und schlüpfrig, die Zunge hat einen weißen, öligen Belag.

Arzneipflanzen	Dosis	Wirkung
Gui Zhi (Cinnamomi ramulus)	12 g	vertreibt Wind-Kälte
Ma Huang (Ephedrae herba)*	6 g	vertreibt Kälte, tonisiert Yang
Fu Zi (Aconiti radix lateralis praeparata)	6 g	vertreibt Kälte, wärmt das Innere
Pao (Rösten)*		
Zhi Mu (Anemarrhenae rhizoma)	12 g	leitet Hitze aus der Qi-Ebene
Fang Feng (Ledebouriellae radix)	12 g	vertreibt Wind-Kälte
Bai Shao (Paeoniae radix alba)	9 g	tonisiert Blut
Bai Zhu (Atractylodis macrocephalae rhizoma)	15 g	tonisiert Qi
Sheng Jiang (Zingiberis rhizoma recens)	15 g	vertreibt Wind-Kälte
Gan Cao (Glycyrrhizae radix)	6 g	tonisiert Qi

* Sowohl Ma Huang als auch Fu Zi sind in Deutschland verschreibungspflichtig. Sie können durch andere Kräuter der gleichen Kategorie ersetzt werden.

Die gleiche Rezeptur kann man mit entsprechender Modifikation auch bei Bi-Syndrom durch Hitze einsetzen. Folgende Kräuter werden hinzugefügt:

Arzneipflanzen	Dosis	Wirkung
Xi Xian Cao (Siegesbeckiae herba)	12 g	vertreibt Wind-Feuchtigkeit
Han Fang Ji (Stephaniae radix)	6 g	vertreibt Wind-Feuchtigkeit
Ge Gen (Puerariae radix)	9 g	vertreibt Wind-Hitze
Chai Hu (Bupleuri radix)	9 g	vertreibt Wind-Hitze
Mu Dan Pi (Moutan cortex)	9 g	kühlt Blut
Ze Xie (Alismatis rhizoma)	9 g	leitet Feuchtigkeit ab (bei ausgeprägter Gelenkschwellung)
Bei Xie (Dioscoreae hypoglaucae rhizoma)	9 g	leitet Feuchtigkeit ab (bei ausgeprägter Gelenkschwellung)
Wei Ling Xian (Clematidis rhizoma)	6 – 9 g	leitet Feuchtigkeit ab (bei ausgeprägter Gelenkschwellung)

<u>Rezeptur zur Elimination von Wind</u>

Fang Feng Tang (Radix saposhnikovae Dekokt)
Wirkung: Vertreibt wandernde Gelenkschmerzen.Der Puls ist oberflächlich, langsam, schlüpfrig, die Zunge ist blass, nass, mit einem weißen, klebrigen Belag.

Arzneipflanzen	Dosis	Wirkung
Fang Feng (Ledebouriellae radix)	12 g	vertreibt Wind-Kälte
Qin Jiao (Gentianae macrocephalae radix)	9 g	vertreibt Wind-Feuchtigkeit
Dang Gui (Angelicae sinensis radix)	6 g	tonisiert und bewegt Blut
Fu Ling (Poria)	9 g	vertreibt Feuchtigkeit
Xing Ren (Pruni armenicae, semen)	6 g	stoppt Husten und Keuchen
Qiang Huo (Notopterygii rhizoma und radix)	6 g	vertreibt Wind-Kälte
Gui Zhi (Cassiae cinnamomi ramulus)	6 g	vertreibt Wind-Kälte
Ge Gen (Puerariae radix)	9 g	vertreibt Wind-Hitze
Sheng Jiang (Zingiberis rhizoma)	3 g	vertreibt Wind-Kälte
Da Zao (Jujubae fructus)	12 g	tonisiert Qi
Gan Cao (Glycyrrhizae radix)	3 g	tonisiert Qi

Rezeptur zur Elimination von Wind-Feuchtigkeit

Du Huo Ji Sheng Tang (Angelica pubescentis radix und Taxilli herba Dekokt)
Wirkung: Vertreibt Wind-Feuchtigkeit, befreit den Körper von Bi Zheng (schmerzhafte Blockade), nährt Leber und Niere, tonisiert Qi und Blut. Der Puls ist dünn, schwach und langsam, die Zunge ist blass mit einem weißen Belag.

Arzneipflanzen	Dosis	Wirkung
Du Huo (Angelica pubescentis radix)	9 g	vertreibt Wind-Feuchtigkeit
Xi Xin (Asari herba und radix)*	6 g	vertreibt Wind-Kälte
Fang Feng (Ledebouriellae radix)	6 g	vertreibt Wind-Kälte
Qin Jiao (Gentianae macrocephalae radix)	6 g	vertreibt Wind-Feuchtigkeit
Sang Ji Sheng (Taxili herba)	6 g	tonisiert Yin
Du Zhong (Eucommiae cortex)	6 g	tonisiert Yang
Chuan Niu Xi (Cyathulae radix)	6 g	tonisiert Yang
Dang Gui (Angelicae sinensis radix)	6 g	tonisiert Blut
Chuan Xiong (Chuanxiong rhizoma)	6 g	bewegt Blut
Sheng Di Huang (Rehmannia viride radix)	6 g	kühlt Blut
Bai Shao (Paeoniae radix alba)	6 g	tonisiert Blut
Ren Shen (Ginseng radix und rhizoma)	6 g	tonisiert Qi
Fu Ling (Poria)	6 g	leitet Feuchtigkeit aus
Rou Gui (Cinnamomi cassiae cortex)	6 g	wärmt das Innere
Gan Cao (Glycyrrhizae radix)	6 g	tonisiert Qi

*Xi Xin (Asari herba cum radix) ist in Deutschland nicht mehr zu bekommen. Man kann es ersetzen durch Wu Zhu Yu (Evodiae fructus) und Gan Jiang (Zingiberis rhizoma), die beide das Innere wärmen.

Weitere Rezepturen:

San Bi Tang (Drei schmerzhafte Blockaden-Dekokt)

Wirkung: Tonisiert Leber und Nieren, vermehrt das Qi, nährt Blut und eliminiert Wind und Nässe. Der Puls ist dünn, schwach und langsam, die Zunge ist blass mit einem weißen Belag.

Arzneipflanzen	Dosis	Wirkung
Du Huo (Angelica pubescentis radix)	3 g	vertreibt Wind-Feuchtigkeit
Xu Duan (Dipsaci radix)	6 g	stärkt Bänder und Knochen, tonisiert Yang
Du Zhong (Eucommiae cortex)	6 g	tonisiert Yang
Fang Feng (Ledebouriellae radix)	6 g	vertreibt Wind-Feuchtigkeit
Rou Gui (Cinnamomi cassia cortex)	6 g	wärmt das Innere
Xi Xin (Asari herba cum radix)*		
Ren Shen (Ginseng radix)	6 g	vertreibt Wind-Kälte
Fu Ling (Poria)	6 g	stärkt Milz-, Magen- und Lungen-Qi
Dang Gui (Angelicae sinensis radix)	6 g	leitet Feuchtigkeit ab
Bai Shao (Paeoniae radix alba)	6 g	tonisiert Blut
Huang Qi (Astragali radix)	6 g	tonisiert Qi
Sheng Di Huang (Rehmanniae radix)	3 g	kühlt Blut
Chuan Xiong (Chuanxiong rhizoma)	3 g	bewegt Blut
Niu Xi (Achyranthis radix)	9 g	bewegt Blut
Zhi Gan Cao (Glycyrrhizae radix et rhizoma praep.)	6 g	harmonisiert die anderen Kräuter

*Xi Xin (Asari herba cum radix) ist in Deutschland nicht mehr zu bekommen. Man kann es ersetzen durch Wu Zhu Yu (Evodiae fructus) und Gan Jiang (Zingiberis rhizoma), die beide das Innere wärmen.

Juan Bi Tang (Dekokt, das schmerzhafte Blockaden beseitigt).
Indikation: Wind-Feuchtigkeits-Syndrom mit einem Mangel an Ying- und Wei-Qi verursachen Schmerzen im Nacken, Schultern und Armen sowie ein Taubheitsgefühl der Extremitäten. Der Puls ist langsam, möglicherweise schlüpfrig, die Zunge hat einen dicken, weißen Belag.

Arzneipflanze	Dosis	Wirkung
Qiang Huo (Notopterygii rhizoma seu radix)	9 g	vertreibt Wind-Kälte
Fang Feng (Ledebouriellae radix)	9 g	vertreibt Wind-Kälte
Chi Shao (Paeoniae radix rubra)	9 g	bewegt Blut
Jiang Huang (Curcumae longae rhizoma)	9 g	bewegt Blut
Huang Qi (Astragali radix)	9 g	tonisiert Qi
Dang Gui (Angelicae sinensis radix)	9 g	bewegt und tonisiert Blut
Zhi Gan Cao (Glycyrrhizae radix et rhizoma praep)	9 g	tonisiert Qi

Westliche Arzneipflanzen

Wind beruhigende, Blut nährende Rezeptur
Indikation: Wind-Typ mit Leber-Blut-Leere
Puls: dünn, schwach, rau, eventuell saitenförmig
Zunge: blasser Zungenkörper, abweichende, zittrige Zunge

Arzneipflanzen	Dosis	Wirkung
Betonicae herba	35 g	beruhigt inneren Wind, eliminiert Wind-Feuchtigkeit, bewegt Leber-Qi und -Blut
Paeoniae radix alba	35 g	tonisiert Blut, beruhigt Wind, bewegt Leber-Qi und -Blut
Cynosbati fructus	30 g	tonisiert Leber-Blut, Wei-Qi und Nieren-Qi, eliminiert Feuchtigkeit
Urticae folium	25 g	tonisiert Blut und Yin, eliminiert Feuchtigkeit
Hyperici herba	25 g	beruhigt Wind, bewegt Leber-Qi und -Blut
Sorbi fructus	25 g	tonisiert Leber-Blut, beruhigt inneren Wind
Avenae herba	25 g	tonisiert Leber-Blut, Milz-Qi und -Yin, Nieren-Qi und -Yin

Anwendung: 1 Teelöffel bis 1 Esslöffel mit 200 bis 250 ml kochendem Wasser überbrühen und abgedeckt 20 Minuten ziehen lassen. Dreimal täglich eine Tasse.

Zusätzlich sollten die Patienten dreimal täglich eine Saftschorle des Muttersafts der schwarzen Johannisbeere (Ribes nigri fructus) trinken sowie täglich einen Teelöffel Brennnesselsamen und drei Teelöffel Hagebuttenpulver zu sich nehmen, um Blut, Jing und das Wei-Qi zu nähren.

Wind-Kälte eliminierende, Milz-Qi und Nieren-Yang tonisierende Rezeptur

Indikation: Wind-Kälte-Typ mit Milz-Qi und Nieren-Yang-Leere

Puls: langsam, tief

Zunge: blasser, eventuell geschwollener oder feuchter Zungenkörper, Zahneindrücke, weißer Belag

Arzneipflanzen	Dosis	Wirkung
Artemisiae herba	35 g	öffnet die Oberfläche, eliminiert Wind-Kälte und Feuchtigkeit, tonisiert Milz-Qi, Nieren-Qi und -Yang
Rosmarini folium	35 g	öffnet die Oberfläche, eliminiert Wind-Kälte und Feuchtigkeit, tonisiert Milz-Qi und -Yang, Nieren-Qi und -Yang
Millefoli herba	30 g	bringt pathogene Faktoren an die Oberfläche, eliminiert Wind-Kälte, tonisiert Milz-Qi, bewegt Qi und Blut
Graminis rhizoma	25 g	eliminiert Wind-Kälte und Feuchtigkeit
Cinnamomi cortex	25 g	öffnet die Oberfläche, eliminiert Wind-Kälte und Feuchtigkeit,wärmt das Innere, bewegt Qi, befreit die Leitbahnen
Cnici benedicti herba	25 g	tonisiert Milz-Qi, eliminiert Feuchtigkeit und Schleim
Lamii flos	5	tonisiert Nieren-Qi und -Yin, eliminiert Feuchtigkeit

Anwendung: 1 Teelöffel bis 1 Esslöffel mit 200 bis 250 ml kochendem Wasser überbrühen und abgedeckt 10 Minuten ziehen lassen. Dreimal täglich eine Tasse.

Wind-Feuchtigkeit eliminierende Rezeptur

Indikation: Wind-Nässe-Typ mit Milz-Qi und Nieren-Yang-Leere

Puls: schlüpfrig, träge

Zunge: blasser, geschwollener Zungenkörper, eventuell Zahneindrücke, weißer Belag

Arzneipflanzen	Dosis	Wirkung
Betonicae herba	35 g	beruhigt inneren Wind, eliminiert Wind-Feuchtigkeit, bewegt Leber-Qi und -Blut
Hyperici herba	35 g	beruhigt Wind, eliminiert Feuchtigkeit, bewegt Leber-Qi und -Blut
Artemisiae herba	30 g	tonisiert Milz-Qi und Nieren-Yang, eliminiert Wind-Kälte und Feuchtigkeit, bewegt Qi
Urticae folium	25 g	tonisiert Blut und Yin, eliminiert Feuchtigkeit
Imperatoriae rhizoma	25 g	eliminiert Feuchtigkeit und Schleim, tonisiert Milz-Qi und Nieren-Yang
Anethi fructus	25 g	tonisiert Milz-Yang und Jing, eliminiert Feuchtigkeit
Zingiberis rhizoma recens*		eliminiert Wind-Feuchtigkeit, wärmt das Innere

Anwendung: 1 Teelöffel bis 1 Esslöffel mit 200 bis 250 ml kochendem Wasser überbrühen, eine Scheibe Ingwer (*) zufügen und abgedeckt 15 Minuten ziehen lassen. Dreimal täglich eine Tasse.

Gemmomazerate der schwarzen Johannisbeere (Ribes nigrum) wirken antiinflammatorisch. Sie eliminieren (Wind-)Hitze und Feuchtigkeit. Sie können eine Tasse Tee täglich ersetzen oder zusätzlich zum Tee zweimal täglich vorzugsweise morgens und mittags angewendet werden.

Wind-Hitze eliminierende Rezeptur

Indikation: Wind-Hitze-Typ mit Nieren-Yin-Leere

Puls: oberflächlich, schnell

Zunge: roter Zungenkörper, belaglos oder gelber Belag

Arzneipflanzen	Dosis	Wirkung
Betulae folium	35 g	eliminiert Wind-Hitze und Feuchtigkeit, nährt Nieren-Yin und Jing
Spireae flos	35 g	eliminiert Wind-Hitze
Fraxini folium / cortex	30 g	eliminiert Wind-Hitze, tonisiert das Nieren-Qi
Salicis cortex	25 g	eliminiert Wind-Hitze
Uncariae tomentosae radix	25 g	eliminiert Wind-Hitze
Lamii flos	25 g	tonisiert Nieren-Qi und -Yin
Oleae folium*	25 g	tonisiert Nieren-Yin und Wei-Qi, beruhigt Wind

* Alternativ zu Olivenblättern kann ein flüssiges Olivenblattextrakt zum Tee hinzugefügt werden.

Anwendung: 1 Teelöffel bis 1 Esslöffel mit 200 bis 250 ml kochendem Wasser überbrühen und abgedeckt 10-15 Minuten ziehen lassen. Dreimal täglich eine Tasse.

Gemmomazerate der schwarzen Johannisbeere (Ribes nigrum) wirken antiinflammatorisch und analgetisch. Sie eliminieren (Wind-)Hitze und Feuchtigkeit und können eine Tasse Tee täglich ersetzen oder zusätzlich zum Tee zweimal täglich vorzugsweise morgens und mittags angewendet werden.

Nieren-Yin und Jing tonisierende Rezeptur

Puls: schnell, oberflächlich, evtl. dünn, leer

Zunge: roter, eventuell dünner, belagloser Zungenkörper, eingezogene Ränder am Zungengrund

Tee 1

Arzneipflanzen	Dosis	Wirkung
Equiseti herba	50 g	tonisiert Nieren-Qi, -Yin und Jing, eliminiert Feuchtigkeit

Tee 2

Arzneipflanzen	Dosis	Wirkung
Avenae herba	50 g	tonisiert Blut, Yin, Jing, Milz- und Nieren-Qi
Cimicifugae rhizoma	35 g	hält Nieren-Yin, bewegt Leber-Qi, beruhigt Shen, leere Hitze und Wind
Phaseoli pericarpium	25 g	tonisiert Nieren-Yin und Jing, eliminiert Feuchtigkeit
Calami rhizoma*	25 g	tonisiert Milz-Qi und Jing

* bei starker Unruhe und Schlafstörungen kann der Kalmus in der Anfangsphase der Behandlung durch Baldrianwurzel (Valerianae radix) ersetzt werden.

Anwendung: 1 Esslöffel von Tee 1 über Nacht in 750 ml Wasser kalt ansetzen, morgens 30 Minuten auskochen. Anschließend 1 Esslöffel von Tee 2 zugeben und 20-30 Minuten mit Tee 1 ziehen lassen. Morgens 1 Tasse direkt trinken, den übrigen Tee in einer Thermoskanne aufbewahren und mittags und abends jeweils eine weitere Tasse trinken. Durch Zugabe von dreimal 20 Tropfen Symphyti tinctura (PA-frei) kann die Wirkung gesteigert werden.

Zum Tee sollten die Patienten bis zu dreimal täglich eine Saftschorle des Muttersafts des Granatapfels (Punica granatum) oder der schwarzen Johannisbeere (Ribes nigri fructus) trinken sowie bis zu dreimal täglich einen Teelöffel Brennnesselsamen, Blütenpollen und / oder Weizengras zu sich nehmen, um das Nieren-Yin zu nähren.

Milz-Qi tonisierende und kalten Schleim transformierende Rezeptur

Puls: dünn, schwach, schlüpfrig, träge

Zunge: blasser, geschwollener Zungenkörper, dicker weißer Belag

Arzneipflanzen	Dosis	Wirkung
Calami rhizoma	35 g	tonisiert das Milz-Qi, transformiert Schleim
Citri aurantii amari pericarpium	35 g	tonisiert Milz-Qi, trocknet Nässe, transformiert Schleim, bewegt das Leber-Qi
Cnici benedictae herba	30 g	tonisiert Milz-Qi, transformiert Schleim
Rosmarini folium	25 g	tonisiert Milz- und Nieren-Qi, eliminiert Nässe und Schleim, wärmt das Innere
Primulae radix	25 g	transformiert und eliminiert Schleim
Betonicae herba	25 g	transformiert Schleim, bewegt das Leber-Qi
Glycyrrhizae radix	10 g	befeuchtet und erweicht Schleim, tonisiert Milz-Qi, harmonisiert die Rezeptur

Anwendung: 1 Teelöffel bis 1 Esslöffel mit 200 bis 250 ml kochendem Wasser überbrühen und abgedeckt 15 Minuten ziehen lassen. Dreimal täglich eine Tasse .

Qi bewegende und heißen Schleim transformierende Rezeptur

Puls: oberflächlich, schlüpfrig

Zunge: normaler bis roter Zungenkörper, gelber weißer Belag

Arzneipflanzen	Dosis	Wirkung
Marrubii herba	35 g	tonisiert Milz-Qi, transformiert Schleim, bewegt Leber-Qi
Betonicae herba	35 g	bewegt das Leber-Qi, transformiert Schleim
Meliloti herba	30 g	eliminiert heißen Schleim, bewegt Blut
Cnici benedictae herba	25 g	tonisiert Milz-Qi, transformiert Schleim, bewegt Leber-Qi
Glechomae herba	25 g	transformiert und eliminiert heißen Schleim, bewegt Leber-Qi, tonisiert Nieren-Qi, eliminiert Feuchtigkeit
Equiseti herba	25 g	nährt das Yin von Lunge, Leber und Niere, eliminiert Feuchtigkeit, tonisiert das Nieren-Qi
Althaeae radix	25 g	befeuchtet und erweicht Schleim

Anwendung: 1 Teelöffel bis 1 Esslöffel mit 200 bis 250 ml kochendem Wasser überbrühen und abgedeckt 15 Minuten ziehen lassen. Dreimal täglich eine Tasse .

Arzneipflanzen zur Modifikation der Rezepturen

Grundsätzlich sind alle Arzneipflanzen geeignet, die die Wurzel (Ben) der Erkrankung behandeln.

Beinwell (Symphyti tinctura)
Die aus der Wurzel des Beinwells hergestellte Tinktur (frei von Pyrrolizidinalkaloiden (PA-frei)) kann als Nieren-Yin und Leber-Blut-Tonikum zum Nähren bei Erkrankungen von Sehnen und Knochen mit dem Tee verabreicht werden.

Bohnenkraut (Saturejae herba)
Als Nieren-Yang-Tonikum lindert das Bohnenkraut insbesondere Schmerzen im unteren Rücken. Es kann zur Behandlung der Wurzel (Ben) bei Wind-Kälte mit Milz-Qi-und Nieren-Yang-Leere eingesetzt werden.

Brunnenkresse (Nasturii herba)
Brunnenkresse kann als Assistent einer Rezeptur bei einem Kälte- oder Nässe-Bi zugefügt werden. Sie eliminiert Feuchtigkeit, wärmt das Innere und bewegt Qi und Nässe. Daher kann sie auch die Wurzel (Ben) beim Nässe- oder Kälte-Typ mitbehandeln.

Eisenkraut (Verbenae herba)
Das kühlende Eisenkraut sollte zum Bewegen von Leber-Qi immer dann in Rezepturen aufgenommen werden, wenn sich die Beschwerden des Patienten unter psychoemotionalen Belastungen verschlechtern.

Gelbwurz (Curcumae rhizoma)
Curcuma kann in Form eines Fertigpräparats gegeben werden, wenn ein Tee abgelehnt wird, um Leber-Qi und -Blut zu bewegen sowie die Mitte und das Wei-Qi zu tonisieren. Studien haben gezeigt, dass Gelenkbeschwerden bei entzündlichen Erkrankungen durch Gelbwurz gelindert werden können.

Ringelblume (Calendulae flos)
Die Ringelblume bewegt Qi und Blut, ferner eliminiert sie Feuchtigkeit und Schleim. Daher kann sie die Wurzel (Ben) beim Nässe-Typ mitbehandeln.

Schlüsselblume (Primulae flos)
Die Schlüsselblume kann beim Wind-Hitze-, Wind-Kälte- oder Feuchtigkeits-Bi schmerzlindernd wirken.

Spargel (Asparagi radix)
Die Spargelwurzel tonisiert unter anderem das Nieren-Yin und eliminiert Feuchtigkeit.

Teufelskralle (Harpagophyti radix)
Die Teufelskralle kann als Fertigpräparat bei Leber-Qi-Stagnation und Feuchtigkeit an Stelle oder zu einem Tee verabreicht werden.

Traubensilberkerze (Cimicifugae rhizoma)
Die Traubensilberkerze bewegt unter anderem das Leber-Qi, senkt das aufsteigende Yang ab und hält das Yin. Zugleich beruhigt sie Shen und Hun. Sie kann insbesondere beim Hitze-Typ im Klimakterium verwendet werden.

Wacholder (Juniperi fructus)
Wacholder ist eine effektive Arzneipflanze beim Feuchtigkeits- und Kälte-Bi. Er sollte jedoch nicht dauerhaft zur Anwendung kommen.

Weihrauch (Olibanum indicum)
Weihrauch kann in Form eine Fertigpräparats gegeben werden, wenn ein Tee abgelehnt wird, und ein Wind-Hitze-, Wind-Kälte- oder Feuchtigkeits-Bi bzw. eine Leber-Qi-Stagnation oder eine Blutstase vorliegt.

Weinraute (Rutae herba)
Die Weinraute ist eine gute Wahl, wenn Kälte den freien Fluss von Qi und Blut beeinträchtigt. Sie erweicht Feuchtigkeit mit Kälte.

Äußerliche Anwendungen

Die folgenden Arzneipflanzen können äußerlich zur unterstützenden Behandlung bei rheumatoider Arthritis eingesetzt werden:

› **bei Wind-Kälte**:
  - Auflagen mit Heublumensäckchen, geriebenem Meerrettich (Armoaraciae rusticanae radix), Senfmehl (Sinapis albae semen) oder Weißkohlblättern
  - Bäder mit Heublumen (Graminis flos), Fichtennadel- (Piceae aetheroleum) oder Kiefernnadeln- (Pini aetheroleum)
  - Einreibungen mit Johanniskrautöl (Hyperici oleum) und / oder Ringelblumenöl (Calendulae oleum) unter Zusatz von Ingwer- (Zingiberis aetheroleum), Kiefernnadel- (Pini aetheroleum), Rosmarin- (Rosmarini aetheroleum) oder Wacholderöl (Juniperi aetheroleum), Einreibungen mit Zubereitungen von Cayennepfeffer (Capsici fructus) oder Campher
  - Umschläge mit Beinwell (Symphyti radix)
  - Wickel mit warmen Kartoffeln, oder Weißkohlblättern

› **bei Wind-Hitze**:
  - Auflagen mit Heublumensäckchen
  - Bäder mit Heublumen (Graminis flos)
  - Einreibungen mit Johanniskrautöl (Hyperici oleum) und / oder Ringelblumenöl (Calendulae oleum) unter Zusatz von Eukalyptus- (Eucalypti aetheroleum), Kamillen- (Chamomillae aetheroleum), Lavendel- (Lavandulae aetheroleum) oder Speiklavendelöl
  - Quarkwickel

› **bei Leber-Qi-Stagnation mit Feuchtigkeit**:
  - Auflagen mit Ringelblumentinkur (Calendulae tinktura) und Retterspitz
  - Einreibungen mit Johanniskraut- (Hyperici oleum), Gänseblümchen- (Bellidis oleum), Ringelblumen- (Calendulae oleum), Zimtrindenöl (Cinnamomi corticis oleum), Wermutsalbe nach Hildegard von Bingen

Bitte die Sicherheitshinweise in der Fachliteratur beachten!

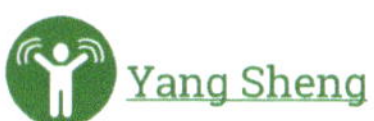

Yang Sheng

Allgemein

Wichtig ist eine gesunde Balance von Aktivität und Ruhe.

Ernährung

Qi- und Blut stärkende Nahrungsmittel sind zu empfehlen. (Liste s. Anhang) Darüber hinaus kann eine kaliumreiche, aber natriumarme pflanzenbasierte Ernährung den Behandlungserfolg unterstützen.

Bewegung

Stretching, Schwimmen, Wassergymnastik, Progressive Muskelentspannung nach Jacobsen, Qigong und Taiji, Yoga, häusliche Bewegungsübungen nach vorheriger Anleitung durch Physiotherapeuten

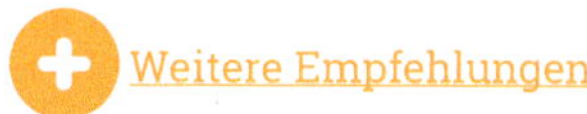

Weitere Empfehlungen

- Omega-3-Fettsäuren hemmen die Prostaglandinbiosynthese und wirkt antiinflammatorisch. Sie sollten daher regelmäßig in Form von Fischöl zusammen mit Borretschsamen-, Lein- oder Nachtkerzenöl eingenommen werden.
- Zusätzlich können Probiotika Entzündungskaskaden im Organismus drosseln, indem sie die Barrierefunktion der Darmschleimhaut wiederherstellen. Im Falle einer immunsuppressiven Therapie sollte ihr Einsatz allerdings im Einzelfall mit dem behandelnden Arzt abgesprochen werden.
- Insbesondere im akuten Krankheitsschub kann eine Therapie mit Enzymen von Ananas und Papaya sowie Lysozym oder Granatapfelextrakten antiinflammatorisch und analgetisch wirken. Granatapfelextrakt kann zudem die Zerstörung von Gewebe aufhalten.
- Antioxidantien können die antiinflammatorische Therapie unterstützen. Hierzu gehören die Vitamine A, C und E sowie Selen. Eine ausreichende Zufuhr über die Ernährung sollte daher angestrebt werden. Basische Mineralsalze sollten aktuellen Erkenntnissen zu Folge ergänzend erwogen werden.

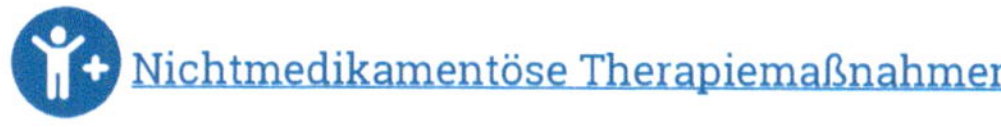

Nichtmedikamentöse Therapiemaßnahmen

Patientenschulung, Physiotherapie, Ergotherapie, physikalische Therapie, psychologische und sozialpädagogische Unterstützung von Kindern und ihren Angehörigen

4.2.6. Andere Entzündungen im Bewegungsapparat

4.2.6.1. Definition, Modalitäten und Lokalisation

Bursitis

Als Bursitis bezeichnet man eine Entzündung eines Schleimbeutels (Bursa synovialis). Am häufigsten betroffen sind die Schleimbeutel der Ellenbogen (Bursits olecrani) oder der Knie. Im Rahmen eines Impingement-Syndroms kann eine Bursitis subacromialis auftreten, wenn der Schleimbeutel unter dem Akromion betroffen ist. Neben Schmerzen kann ein reibendes Gefühl bei der Bewegung auf eine Bursitis hinweisen. Begleitend können Schwellung und Überwärmung des betroffenen Areals sowie Bewegungseinschränkungen auftreten.

Epicondylitis radialis humeri (Tennisellenbogen)

Bei der Epicondylitis radialis humeri (Tennisellenbogen) sind der Extensor carpi radialis brevis und der Extensor communis am aponeurotischen Ansatz des lateralen Epikondylus entzündet. Es treten Schmerzen am lateralen Epikondylus mit Ausstrahlung in den Ober- und Unterarm auf. Der Schmerz verschlechtert sich durch Belastung und Druck. Er tritt bereits bei einfachen Belastungen auf, zum Beispiel wenn man eine Flasche aufschraubt. Bei starken Beschwerden kann selbst das Heben einer Kaffeetasse Probleme bereiten. In Ruheposition können die Schmerzen nachlassen. Die Beschwerden können aber auch nachts auftreten und den Schlaf stören.

Auffällig ist zudem eine Schwäche im Handgelenk, daher fällt es schwer, kräftig zuzugreifen. Zudem ist der Arm häufig weniger beweglich als zuvor. Während Tennisspieler über Schmerzen bei der Dorsalflexion des ganzen Handgelenkes klagen, ist bei Personen, die die Erkrankung durch berufliche Belastung erworben haben, vorwiegend die Streckung des Mittelfingers gegen einen Widerstand schmerzhaft.

Epicondylitis medialis humeri (Golfer-Ellenbogen)

Tritt eine Epicondylitis medial auf, spricht man vom Golfer-Ellenbogen. Fünf Muskeln haben hier ihren Ursprung: Der Musculus pronator teres, Musculus flexor carpi radialis, Musculus palmaris longus und der Musculus flexor digitorum superficialis werden vom Nervus medianus innerviert, der Musculus flexor ulnari vom Nervus ulnaris. Sie teilen eine etwa drei Zentimeter lange Sehne. Das betroffene Areal ist druckschmerzhaft und unter Umständen angeschwollen oder gerötet. An der Arminnenseite tritt ein Druck- und Bewegungsschmerz auf, der in den Arm und das Handgelenk ausstrahlt. Im fortgeschrittenen Stadium kann ein Ruheschmerz hinzukommen.

Bewegungseinschränkungen treten beispielsweise beim Zugreifen oder beim Bilden einer Faust auf.

Myositis

Im Falle einer entzündlichen Erkrankung der Muskeln spricht man von einer Myositis. Bei der idiopathischen Myositis unterscheidet man die Polymyositis (PM) von der nekrotisierenden Myositis (NM), der Dermatomyositis (DM) und der Einschlusskörpermyositis (IBM). Die Myositis geht mit einer progredienten Einschränkung der Beweglichkeit einher. Eine extramuskuläre Organmanifestation ist möglich.

Plantarfasziitis

Die Plantarfasziitis ist eine Entzündung der Aponeurosis plantaris (Plantarfaszie). Sie geht mit Schmerzen im medialen Bereich der Fußsohle am Übergang zur Ferse einher und kann die Bildung eines Fersensporns auslösen. Druck verursacht stechende Schmerzen, so dass die Betroffenen möglicherweise kaum auftreten können.

Tendinitis

Als Tendinitis wird eine Entzündung einer Sehne bezeichnet. Betrifft die Entzündung nur die Sehnenscheide, handelt es sich um eine Tendovaginitis. Schmerzen treten insbesondere bei der Kontraktion des Muskels der betroffenen Sehne auf. Druck und Zug an der Sehne steigern die Schmerzen. Im Bereich der betroffenen Sehne können unter Umständen Rötung, Schwellung und Erwärmung beobachtet werden. Die chronische Reizung oder Entzündung einer Sehne oder Sehnenscheide kann Narben verursachen und die Bewegung einschränken.

Am häufigsten sind die Sehnen der Rotatorenmanschette der Schulter, des Unterarms und der Rückseite des Knies sowie die Achillessehne betroffen.

4.2.6.2. Ursachen und Risikofaktoren

Bursitis

Die Bursitis entsteht meist nach einem Trauma oder einer Infektion. Außerdem kann eine chronische Fehlbelastung eine Schleimbeutelentzündung verursachen. So erkranken etwa Handwerker oder Reinigungspersonal mit überwiegend knienden Tätigkeiten oftmals an einer Bursitis am Knie. Tätigkeiten, die mit einem Aufstützen der Ellbogen einhergehen, begünstigen dagegen eine Bursitis olecrani.

Epicondylitis radialis und medialis humeri

Die Epicondylitis radialis humeri ist Folge einer einseitigen oder starken Überlastung. Neben Personen, die in ihrer Freizeit Tennis spielen, haben Menschen, die im Rahmen ihrer Berufsausübung die Handgelenkstreckmuskulatur stark belasten, ein erhöhtes Erkrankungsrisiko.

Ursache einer medialen Epicondylitis sind Überlastungen durch konzentrische und exzentrische Bewegungen des Handgelenks, die Mikroverletzungen in der Sehne verursachen. Neben Golfern, sind Tennisspieler und andere Sportler, die einen Schläger benutzen gefährdet, aber auch Bowlen oder Gewichtheben können an der Entstehung des Golfer-Ellenbogens beteiligt sein. Die meisten Erkrankten gehen jedoch keinem Sport nach. Sie belasten den medialen Epikondylus im Beruf beispielsweise als Zimmermann oder Sanitärinstallateuer.

Myositis

Die Ursache der idiopathischen Myositis ist unbekannt. Für die verschiedenen Manifestationen werden unterschiedliche zelluläre Immunmechanismen verantwortlich gemacht. Die idiopathische Myositis muss von der infektiösen, medikamenteninduzierten, endokrinen, toxischen oder metabolischen Myopathie abgegrenzt werden.

Plantarfasziitis

Bei der Entstehung der Plantarfasziitis kommen meist mehrere Faktoren zusammen. So kann eine erhöhte Anspannung im Musculus gastrocnemius eine Steifigkeit der Dorsalflexion des Sprunggelenks nach sich ziehen und so zur Entstehung eine Plantarfasziitis beitragen. Auch Überlastungen und Fehlhaltungen begünstigen über Mikroverletzungen der Aponeurosis plantaris die Erkrankung. Sie kann aber auch durch Laufen, Übergewicht und zunehmendes Alter begünstigt werden.

Tendinitis

Ursache der Tendinitis ist häufig eine degenerative Veränderung. Das Erkrankungsrisiko steigt mit zunehmendem Alter. Überlastung der betroffenen Muskelsehnen, Fehlhaltung und stereotype Bewegungsabläufe wie z. B. Klavierspielen, Sport und Tätigkeiten am Computer erhöhen das Erkrankungsrisiko. Auch Handwerker erkranken häufig. Darüber hinaus kann eine Tendovaginitis postinfektiös in Folge einer immunologischen Kreuzreaktion oder im Rahmen einer rheumatischen Polyarthritis (s. Seite 124) auftreten. Ebenso erhöhen einige Chinolonantibiotika das Risiko für eine Tendinopathie und Sehnenruptur.

4.2.6.3. Andere Entzündungen im Bewegungsapparat aus Sicht der TCM

Ätiologie

Folgende Syndrome kommen bei den oben genannten Erkrankungen in Betracht

- Leber-Qi-Stagnation
- Stagnation von Qi und Blut
- pathogene Hitze, die sich aufgrund der Qi- und Blutstagnation entwickelt
- Milz-Qi-Leere
- Akkumulation von Feuchtigkeit
- Blut-Leere
- Nieren-Yin- und Yang-Leere

Bursitis

Der Bursitis liegt eine Stagnation von Qi zugrunde, die sich aus einer Qi-Leere entwickelt. Jede Qi-Stagnation wird – wenn sie lange genug bestehen bleibt – dazu führen, dass auch die Körperflüssigkeiten und das Blut stagnieren. Aus dieser Stagnation wird sich eine pathogene Hitze entwickeln, die zu Schmerzen in Schulter, Ellbogen, Hüfte oder Knie führt. Die Qi-Leere kann aufgrund einer dauernden Überbelastung des entsprechenden Gelenkes entstehen, eventuell kombiniert mit einer zugrunde liegenden Milz-Qi-Leere, die wiederum ihren Ursprung in einer nicht adäquaten Ernährung zusätzlich zu Überarbeitung und Schlafmangel hat. Hier gilt es ganz besonders, neben dem Zweig (Biao) der Erkrankung auch die Wurzel (Ben) derselben zu behandeln.

Ursache der Schmerzen ist eine Stagnation von Qi auf Grundlage einer Qi-Leere durch Überlastung, die von einer Stagnation von Flüssigkeiten und / oder Blut sowie einer Stagnationshitze begleitet sein kann.

Folgende Syndrome kommen hier in Betracht:

- Milz-Qi-Leere
- Blut-Leere
- Leber-Qi-Stagnation
- Stagnation von Qi und Blut
- pathogene Hitze, die sich aufgrund der Qi- und Blutstagnation entwickelt

Myositis

Folgende Syndrome können hier vorliegen:

- Milz-Qi-Leere
- Blut-Leere
- Nieren-Yin- und Yang-Leere
- Leber-Qi-Stagnation
- Stagnation von Qi und Blut
- pathogene Hitze, die sich aufgrund der Qi- und Blutstagnation entwickelt

Die Ursache (Ben) der Erkrankung liegt in einer ausgeprägten Schwäche des Milz-Qi, hervorgerufen durch eine lange bestehende Leber-Qi-Stagnation. Im Sinne der Wandlungsphasen-Theorie kann man hier auch von einer Überkontrolle der Milz durch die Leber sprechen, welche die Milz so geschwächt hat, dass sie die Muskeln nicht mehr adäquat ernähren kann. Dies macht sich meistens zuerst als Muskelschwäche im Bereich des Beckens und auch des Schultergürtels bemerkbar. Aber auch die Beinmuskulatur kann befallen sein, was sich z.B. in Schwierigkeiten beim Treppensteigen oder beim Aufrichten aus einem tiefen Stuhl zeigen kann. Bei Befall der Armmuskulatur treten Probleme beim Heben der Arme, etwa beim Haare kämmen, auf. Die Muskulatur schmerzt oft zumindest zeitweilig und ist druckempfindlich. Die Schmerzhaftigkeit wird vor allem in der Tiefe der großen Arm- und Beinmuskeln angegeben und als überstarker Muskelkater geschildert, der sich unter Belastung verstärkt, aber in keinem Zusammenhang mit der tatsächlichen Belastung steht.

Plantarfasziitis

Die Plantarfasziitis ist die häufigste Ursache chronischer Fersenschmerzen (Calcaneodynie). Sie kann den Patienten erheblich belasten. Die Plantarfaszie, also jene Sehnenplatte unter dem Fuß, die bei der Plantarfasziitis entzündet ist, entspringt an der unteren und vorderen Kante des Fersenbeins, dem sogenannten Fersenbeinhöcker (Tuber calcanei). Sie verbindet die Fußwurzel- mit den Mittelfußknochen und Zehengrundgelenken. Alles gemeinsam formt das Fußlängsgewölbe.

Der Beginn der Plantarfasziitis ist schleichend. Im Laufe der Zeit verschlimmern sich die Symptome allmählich, meist über Wochen oder Monate. Die Beschwerden treten anfangs nur bei Belastung, später auch morgens beim Aufstehen und in Ruhe auf. Sie können bis zur Gehunfähigkeit führen. Ein Anzeichen für eine Plantarfasziitis ist ein Fersenschmerz unmittelbar nach dem Aufstehen, der aber nach kurzer Gehdauer wieder verschwindet. Auch beim Sport verspüren die Betroffenen zunächst zu Beginn der Belastung schmerzhafte Episoden, die sich mit zunehmendem Aufwärmen verringern. Gegen Ende des Trainings kehren die Symptome wieder zurück. Insbesondere Sprinten und Springen verstärken den Schmerz.

Die Plantarfasziitis entsteht wesentlich durch Überlastung der Plantarfaszie. Diese kann beim Sport, vor allem beim Laufen oder Springen, entstehen. Die Plantarfasziitis kommt im vierten und fünften Lebensjahrzehnt besonders häufig vor, was vermutlich mit dem altersbedingten Verschleiß zusammenhängt. Etwa zehn Prozent aller Sportler in den Laufdisziplinen sind von der Plantarfasziitis betroffen. Weitere Risikosportarten sind Basketball, Fußball, Tennis und Tanzen. Dabei gibt es jedoch keinen Zusammenhang zwischen Trainingsdauer und Häufigkeit der Beschwerden.

Des Weiteren können Verletzungen Ursache einer Plantarfasziitis sein. Schon kleinste Veränderungen können Verletzungen der Kollagenfasern hervorrufen und so zu einer chronischen Entzündung führen.

Die traditionelle chinesische Medizin sieht die folgenden Syndrome ursächlich für eine Plantarfasziitis:

- Milz-Qi-Leere
- Blut-Leere
- Nieren-Yin- und Yang-Leere
- Leber-Qi-Stagnation
- Stagnation von Qi , Körpersäften und Blut

Es handelt sich meistens um ein Feuchtigkeits-Bi, worauf die Weichteil-Schwellung hinweist.

Tendinitis

Folgende Syndrome kommen hier in Betracht:

- Milz- und Magen-Qi-Leere
- Blut-Leere
- Stagnation von Qi und Blut
- pathogene Hitze, die sich aufgrund der Qi- und Blutstagnation entwickelt
- Nieren-Yin- und Yang-Leere

Die Wurzel (Ben) der Erkrankung ist in einer Leere des Milz- und Magen-Qi zu suchen. Die Milz sorgt für Qi- und Blutaufbau. Der Magen ist der See der Körperflüssigkeiten. Wenn diese Körpersubstanzen nicht in ausreichendem Maße zur Verfügung stehen, ist es der Leber nicht möglich, ihrer Aufgabe nachzukommen, nämlich für den freien Fluss von Qi, Blut und Körpersäften zu sorgen. Als Folge davon entsteht eine Stagnation, die wiederum eine Hitzeentwicklung nach sich zieht.

Differentialdiagnose

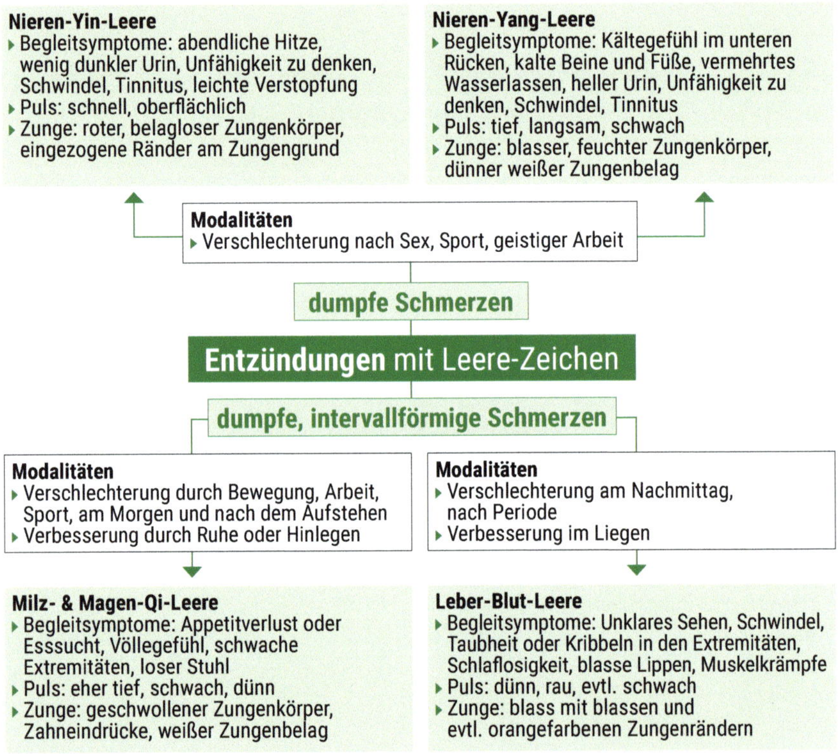

Entzündungen mit Leere-Zeichen

dumpfe Schmerzen

Modalitäten
- Verschlechterung nach Sex, Sport, geistiger Arbeit

Nieren-Yin-Leere
- Begleitsymptome: abendliche Hitze, wenig dunkler Urin, Unfähigkeit zu denken, Schwindel, Tinnitus, leichte Verstopfung
- Puls: schnell, oberflächlich
- Zunge: roter, belagloser Zungenkörper, eingezogene Ränder am Zungengrund

Nieren-Yang-Leere
- Begleitsymptome: Kältegefühl im unteren Rücken, kalte Beine und Füße, vermehrtes Wasserlassen, heller Urin, Unfähigkeit zu denken, Schwindel, Tinnitus
- Puls: tief, langsam, schwach
- Zunge: blasser, feuchter Zungenkörper, dünner weißer Zungenbelag

dumpfe, intervallförmige Schmerzen

Modalitäten
- Verschlechterung durch Bewegung, Arbeit, Sport, am Morgen und nach dem Aufstehen
- Verbesserung durch Ruhe oder Hinlegen

Milz- & Magen-Qi-Leere
- Begleitsymptome: Appetitverlust oder Esssucht, Völlegefühl, schwache Extremitäten, loser Stuhl
- Puls: eher tief, schwach, dünn
- Zunge: geschwollener Zungenkörper, Zahneindrücke, weißer Zungenbelag

Modalitäten
- Verschlechterung am Nachmittag, nach Periode
- Verbesserung im Liegen

Leber-Blut-Leere
- Begleitsymptome: Unklares Sehen, Schwindel, Taubheit oder Kribbeln in den Extremitäten, Schlaflosigkeit, blasse Lippen, Muskelkrämpfe
- Puls: dünn, rau, evtl. schwach
- Zunge: blass mit blassen und evtl. orangefarbenen Zungenrändern

Leber-Qi-Stagnation
- Begleitsymptome: oft Übelkeit und Erbrechen, (Dickdarm/Magen-Disharmonie), Schmerzen und Spannung unter den Rippenbögen, Brustspannen, Reizbarkeit, Verdauungsstörungen wie Aufstoßen und Blähungen
- Puls: gespannt
- Zunge: normaler bis roter Zungenkörper, Zungenrand gerollt oder eingekerbt, Belag unauffällig oder weiß

Modalitäten
- Verschlechterung bei Stress und emotionaler Anspannung
- Verbesserung durch Bewegung

ziehende Schmerzen

Entzündungen mit Fülle-Zeichen

dumpfe Schmerzen an der gleichen Stelle

Modalitäten
- Verschlechterung nach dem Genuss von kalten Nahrungsmitteln, in der kalten Jahreszeit

Feuchtigkeit
- Begleitsymptome: klares Denken fällt schwer, Kopf wie in Watte gepackt, chronischer Schnupfen, Sinusitis, Völle im Thorax und Epigastrium, Übelkeit, Appetitlosigkeit
- Puls: schlüpfrig, träge
- Zunge: feuchter geschwollener Zungenkörper, weißer Zungenbelag

chronische, sehr starke, bohrende stechende, fixierte Schmerzen

Modalitäten
- Verschlechterung in Ruhe, bei Bewegung insbesondere am Anfang, durch Stress

Blutstagnation
- Begleitsymptome: Trauma, evtl. Übelkeit, Schwindel, Konzentrationsstörungen, Schlafstörungen
- Puls: saitenförmig, schnell bei Hitze, langsam bei Kälte, rau bei Blut-Leere
- Zunge: livide, gestaute Unterzungenvenen, evtl. Stauungszeichen

Syndrome der Leere

Syndrom	Differenzierung	Symptome
Milz- & Magen-Qi-Leere	Schmerzqualität	dumpfer, intervallförmiger Schmerz
	Modalitäten	▼ durch Bewegung, Arbeit, Sport, am Morgen und nach dem Aufstehen ▲ durch Ruhe, Hinlegen
	Begleitsymptome	Appetitverlust oder Esssucht, Völlegefühl, seltsames Gefühl im Magen, schwache Extremitäten, loser Stuhl
	Puls	eher tief, schwach, dünn
	Zunge	geschwollener Zungenkörper, Zahneindrücke, weißer Zungenbelag
Leber-Blut-Leere	Schmerzqualität	Dumpfe, intervallförmige Schmerzen
	Modalitäten	▼ am Nachmittag, nach Periode ▲ im Liegen
	Begleitsymptome	Unklares Sehen, Schwindel, Taubheit oder Kribbeln in den Extremitäten, Schlaflosigkeit, blasse Lippen, Muskelkrämpfe
	Puls	dünn, rau, evtl. schwach
	Zunge	blass mit blassen und evtl. orangefarbenen Zungenrändern
Nieren-Yin-Leere	Schmerzqualität	Dumpfe Schmerzen
	Modalitäten	▼ nach Sex, Sport, geistiger Arbeit
	Begleitsymptome	abendliche Hitze, wenig dunkler Urin, Unfähigkeit zu denken, Schwindel, Tinnitus, leichte Verstopfung
	Puls	schnell, oberflächlich
	Zunge	roter, belagloser Zungenkörper, eingezogene Ränder am Zungengrund
Nieren-Yang-Leere	Schmerzqualität	Dumpfe Schmerzen
	Modalitäten	▼ nach Sex, Sport, geistiger Arbeit
	Begleitsymptome	Kältegefühl im unteren Rücken, kalte Beine und Füße, vermehrtes Wasserlassen, heller Urin, Unfähigkeit zu denken, Schwindel, Tinnitus
	Puls	tief, langsam, schwach
	Zunge	Blasser, feuchter Zungenkörper, dünner weißer Zungenbelag

Syndrome der Fülle

Syndrom	Differenzierung	Symptome
Leber-Qi-Stagnation	Schmerzqualität	Ziehende Schmerzen
	Modalitäten	▼ Stress, emotionale Spannung ▲ Bewegung
	Begleit-symptome	oft Übelkeit und Erbrechen, (Dickdarm/Magen-Disharmonie), Schmerzen und Spannung unter den Rippenbögen, Brustspannen, Reizbarkeit, Verdauungsstörungen wie Aufstoßen und Blähungen
	Puls	gespannt
	Zunge	normaler bis roter Zungenkörper, Zungenrand gerollt oder eingekerbt, Belag unauffällig oder weiß
Akkumulation von Feuchtigkeit	Schmerzqualität	Dumpfer Schmerz immer an der gleichen Stelle
	Modalitäten	▼ nach dem Genuss von kalten Nahrungsmitteln, in der kalten Jahreszeit
	Begleit-symptome	klares Denken fällt schwer, Kopf wie in Watte gepackt, chronischer Schnupfen, Sinusitis, Völle im Thorax und Epigastrium, Übelkeit, Appetitlosigkeit
	Puls	schlüpfrig, träge
	Zunge	feuchter, geschwollener Zungenkörper, weißer Zungenbelag
Blutstagnation	Schmerzqualität	Chronischer, sehr starker, stechender, bohrender, fixierter Schmerz
	Modalitäten	▼ Ruhe, Bewegung insbesondere am Anfang, Stress
	Begleit-symptome	Trauma, evtl. Übelkeit, Schwindel, Konzentrationsstörungen, Schlafstörungen
	Puls	saitenförmig schnell bei Hitze saitenförmig langsam bei Kälte rau und saitenförmig bei Blut-Leere
	Zunge	livide Zunge, gestaute Unterzungenvenen, evtl. Stauungszeichen an den Rändern

▶. Integrative Therapie

Die Behandlung kann sich unter Umständen über einige Wochen erstrecken, aber insgesamt sind die Aussichten auf eine erfolgreiche Behandlung und das Erzielen einer vollständigen Remission erfolgversprechend.

▶ Medikamentöse Therapie

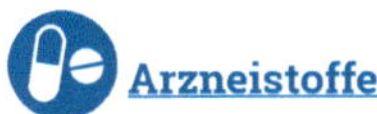

Bei der folgenden Liste handelt es sich um eine zusammenfassende Übersicht. Nicht alle der aufgeführten Arzneistoffe sind bei allen Diagnosen gleichermaßen indiziert. Über die genannten Arzneistoffe hinaus kann eine spezifische Behandlung erforderlich sein, die hier nicht erwähnt ist. (Unerwünschte Wirkungen ausgewählter Arzneistoffe und ihre Wirkung aus Sicht der chinesischen Medizin s. Abschnitt 5.2.)

NSAR – Nichtsteroidale Antirheumatika (Auswahl) Ibuprofen (s. Seite 207), Diclofenac (s. Seite208), Naproxen (s. Seite 209)	**Wirkung** analgetisch, antiphlogistisch, antipyretisch **Hinweis** NSAR werden insbesondere bei Daueranwendung in der Regel zusammen mit Protonenpumpenhemmern (s. Seite 233) verordnet, um schweren Nebenwirkungen wie Ulzera im Magen-Darm-Trakt vorzubeugen.
Lokalanästhetika (Auswahl) Lidocain, Xylocain	**Wirkung** analgetisch
Andere Arzneistoffe Botulinumtoxin	**Wirkung** muskelrelaxierend
Glucocorticoide (Auswahl) Dexamethason, Prednisolon, Prednison (s. Seite 226), Triamcinolon	**Wirkung** immunsuppressiv, antiinflammatorisch

Wie in den Abschnitten 3.3.3. und 5. ausführlich erläutert, können Überschneidungen zwischen dem Syndrom, das der Erkrankung zu Grunde liegt, und möglichen unerwünschten Wirkungen der medikamentösen Therapie darauf beruhen, dass sich die Wirkungen von Arzneistoffen mit dem Syndrom des Patienten, der Wurzel (Ben) oder den Zweigen (Biao) der Erkrankung, überlagern. Dies sollte insbesondere bei einer medikamentösen Dauerbehandlung berücksichtigt werden.

Chinesische Medizin

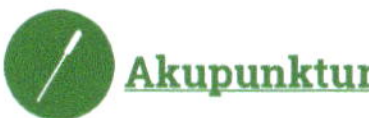

Akupunktur

Bursitis

Oberste Priorität hat die Bewegung von Qi, Blut und Körperflüssigkeiten, um die Stagnation und damit die pathologische Hitze aufzulösen und den Schmerz zu lindern. Die Bewegung von Qi kann natürlich nur gelingen, wenn genügend Qi vorhanden ist. Deshalb ist in der Therapie mit Akupunktur immer die gleichzeitige Nadelung sowohl von Qi bewegenden als auch von Qi tonisierenden Punkten wichtig. Neben den lokalen Punkten, die der Schmerzreduzierung dienen, liegt der Fokus auf der Behandlung von Leber, Gallenblase, Milz und Magen. Nach der Theorie der Funktionskreise in der traditionellen chinesischen Medizin hat das Paar Milz-Magen unter anderem die Aufgabe das Muskelgewebe zu nähren und Blut zu bilden. Außerdem ist der Magen der See der Körperflüssigkeiten. Dem Funktionskreis Leber-Gallenblase obliegt es unter anderem den freien Fluss von Qi und Blut im gesamten Körper zu gewährleisten.

Bei der Bursitis des Armes liegt der Hauptschmerzpunkt außerhalb der Leitbahnen, am ehesten in der Nähe der Dünndarm-Leitbahn. Am Punkt des Schmerzmaximums kann zur Verstärkung der Therapie ein sternförmiges Umnadeln durchgeführt werden. Dabei wird eine zentrale Nadel senkrecht in den Hauptschmerzpunkt eingeführt und subcutan je vier Nadeln im rechten Winkel zueinander in Richtung Zentrum ca. 1 cm vorgeschoben. Die zentrale Nadel kann durch Moxibustion erwärmt werden. Ebenso kann Reiskornmoxa ringförmig um das Schmerzareal zum Einsatz kommen.

Der Behandlungserfolg richtet sich nach der Schwere der Schmerzen und der Dauer der Erkrankung. Die Akupunktur kann anfänglich ein- bis zweimal in der Woche stattfinden. Je kräftiger der Patient ist, desto stärker kann eine Manipulation der Nadel am Punkt des Schmerzmaximums stattfinden. Das Ziel besteht darin, relativ schnell eine Schmerzlinderung zu erreichen, damit in den weiteren Behandlungen der Fokus verstärkt auf die Wurzel (Ben) der Erkrankung gerichtet werden kann. Dauernadeln können über Nah- oder Fernpunkte auf den betroffenen Leitbahnen den

Therapieerfolg verlängern. Kurze Nadeln können am Ohr drei Tage verweilen, sollten jedoch umgehend entfernt werden, wenn sie Beschwerden wie Druckschmerz oder anhaltenden Juckreiz verursachen. Am Körper können längere Dauernadeln eingesetzt werden, die spätestens nach fünf bis sieben Tagen entfernt werden.

	Distale Punkte	Lokale Punkte	Nah-Punkte
Ellbogen	Gb 34, Bl 40, Ma 36, Ma 37, Ma 38, Mi 6, Mi 8	Di 13, Di 10, Di 14, 3E 12, Di 4, 3E 5, Di 1	Di 11, 3E 10, Dü 8, Lu 5
Schulter	3E 5, Di 4, Lu 7, 3E 1, Di 1, Ma 36, Ma 38, Gb 34, Bl 40, Bl 58, Dü 3, Mi 9	Di 15, Di 16, 3E 12, 3E 14, Bl 10 Jian Nei Ling (Extrapunkt)	Dü 9, Dü 10, Dü 11, Dü 12, Dü 13, Dü 14, Dü 15, 3E 15, 3E 13, Gb 20, Gb 21, Di 10, Di 14
Hüfte	Gb 41, Bl 62	Gb 29, Gb 30	Gb 31, Mi 12
Knie	Mi 5, Dü 5	Mi 10, Ma 36, Ma 34, Mi 9, Le 7, Le 8, Ni 10, Gb 34, Bl 40	Xiyan (2 Extrapunkte, Knieaugen)

Tabelle 12: Distale, lokale und Nahpunkte zur Behandlung der Bursitis

Epicondylitis

Auch bei der Behandlung dieser Beschwerden weisen die Bewegungseinschränkung und der Schmerzort auf die zu wählenden Akupunkturpunkte hin. Außerdem sind sowohl Guasha und Reiskornmoxa als auch Tuina eine sinnvolle Ergänzung der Therapie, ebenso Taping und Dauernadeln am Ohr sowie an Nah- oder Fernpunkten auf den betroffenen Leitbahnen. Kurze Nadeln können am Ohr drei Tage verweilen, sollten jedoch umgehend entfernt werden, wenn sie Beschwerden wie Druckschmerz oder anhaltenden Juckreiz verursachen. Am Körper können längere Dauernadeln eingesetzt werden, die spätestens nach fünf bis sieben Tagen entfernt werden.

Hier ist unter Umständen ein schneller Behandlungserfolg möglich, der allerdings davon abhängt, wie lange die Erkrankung bereits besteht. Die einseitige, starke Belastung muss allerdings vermieden werden und für die Zukunft ist darauf zu achten, dass eine ergonomische Arbeitshaltung eingenommen wird.

Bewegungseinschränkung	Schmerzort	Betroffene Meridiane / Schichten
Dreh-, Beuge- und Streckbewegung ist schmerzhaft (Tennisarm)	Radial proximal am radialen Ende der Ellenbogenfalte, entspricht Di 11 Quchi Radial distal an der höchsten Stelle des M. Brachioradialis, entspricht Di 10 Shousanli	Dickdarm Schicht Yangming
Dreh-, Beuge- und Streckbewegung ist schmerzhaft (Golferellenbogen)	Dorsal in der Umgebung der Fossa olecranum Gebiet des Epicondylus ulnaris	Dreifacher Erwärmer Schicht Shaoyang Herz Schicht Shaoyin

Tabelle 13: Zuordnung von Bewegungseinschränkungen zu Meridianen und Schichten

	Distale Punkte	Lokale Punkte	Nah-Punkte
Ellbogen	Gb 33, Gb 34, Bl 40, Ma 35, Ma 36, Ma 37, Ma 38, Mi 6, Mi 8, Ni 10	Di 13, Di 14, 3E 12, Di 4, 3E 5, Di 1	Di 11, 3E 10, Dü 8, Lu 5

Tabelle 14: Distale, lokale und Nahpunkte zur Behandlung der Epicondylitis

Myositis

Ebenso wie bei allen anderen beschriebenen Erkrankungen des Bewegungsapparates ist es das vordringliche Ziel, Qi und Blut zu bewegen und damit die entstandene pathogene Hitze zu eliminieren. Die Auswahl der Akupunkturpunkte richtet sich nach dem betroffenen Körperareal. Sie sind in den Tabellen 6 - 11 aufgelistet (s. Seiten 49-53) sowie im Kapitel 3.3.1. (s. Seiten 20-31). Außerdem ist immer auf einen Ausgleich zwischen oberer und unterer Körperhälfte zu achten:

Behandlung der korrespondierenden Gelenke zwischen oberen und unteren Extremitäten:

Schulter Hüfte
Ellenbogen Knie

Die Behandlung mit Akupunktur muss mit Sicherheit über mehrere Wochen erfolgen. Die Dauer der Therapie hängt davon ab, wie lange die Myositis bereits besteht und wie die Konstitution des Patienten ist. Je ausgeprägter die Schwäche des Milz Qi ist, desto mehr Zeit wird die Therapie in Anspruch nehmen. Außerdem sollten hier entsprechende Kräuter, entweder chinesische oder westliche, eingesetzt werden, um einen guten Behandlungserfolg zu erzielen.

Plantarfasziitis

Folgende Leitbahnen sind bei einer Plantarfasziitis unmittelbar betroffen:

- Nieren-Leitbahn
- Blasen-Leitbahn
- Milz-Leitbahn
- Gallenblasen-Leitbahn
- Leber-Leitbahn

Außerdem empfiehlt sich das Öffnen des Yangqiaomai (Yang-Fersengefäß) und des Yinqiaomai (Yin-Fersengefäß), zumindest wenn es sich um ein länger bestehendes Beschwerdebild handelt und aufgrund des Alters der Patienten eine Nieren-Leere vorliegt.

Primäres Ziel der Akupunktur ist die Wiederherstellung der Durchgängigkeit der Leitbahnen und Kollateralen. Hierzu kann auch die Moxibustion einen effektiven Beitrag leisten. Daneben muss natürlich die Wurzel (Ben) der Erkrankung behandelt werden. Dies geschieht mit einer Stärkung von Niere, Milz und Leber.

Die Behandlung mit Akupunktur und Kräutern erstreckt sich über einen längeren Zeitraum und ihr Erfolg hängt zu einem gewissen Teil von dem Einsatz von flankierenden Maßnahmen der Physiotherapie, wie Fußgymnastik und Faszienmassage ab. Außerdem sollte entsprechendes Schuhwerk getragen werden. Dann sind die Erfolgsaussichten gut.

	Distale Punkte	Lokale Punkte	Nah-Punkte
Fußgelenke	Di 5, Dü 4, Dü 5, Gb 34, Ma 36	Ni 3, Ni 4, Ni 5, Ni 6, Ni 7, Ni 8, Bl 60, Bl 61, Bl 62, Bl 63, Gb 40	Mi 5, Gb 41, Gb 42, Ma 41, Bl 64, Bl 65, Bl 66, Bl 67, Le 2, Le 3, Le 4

Tabelle 15: Distale, lokale und Nahpunkte zur Behandlung der Plantarfasziitis

Tendinitis

Der Erfolg der Behandlung liegt in einer ausgewogenen Behandlungsstrategie, in der sowohl die Wurzel (Ben) als auch der Zweig (Biao) der Erkrankung behandelt wird. In der akuten Schmerzphase wird vornehmlich der Zweig (Biao) behandelt, während die Behandlung der Wurzel (Ben) im Verlauf der Therapie zunehmend an Bedeutung gewinnt. Im Rahmen der Therapie kann auch ein Taping angebracht sein.

Die zu nadelnden Punkte richten sich nach der betroffenen Körperregion, (meistens Arm und Schulter) und können den Tabellen 6 – 11 entnommen werden (s. Seiten 49-53) sowie Kapitel 3.3.1. (s. Seite 20-31). Um das schmerzhafte Areal kann Reiskornmoxa zum Einsatz kommen. Dauernadeln können am Ohr sowie an Nah- oder Fernpunkten auf den betroffenen Leitbahnen angewendet werden, um den Therapieerfolg zu verlängern. Kurze Nadeln können am Ohr drei Tage verweilen, sollten jedoch umgehend entfernt werden, wenn sie Beschwerden wie Druckschmerz oder anhaltenden Juckreiz verursachen. Am Körper können längere Dauernadeln eingesetzt werden, die spätestens nach fünf bis sieben Tagen entfernt werden.

Zu einer umfassenden Beratung gehören natürlich auch die Ratschläge für eine gesunde Lebensführung (Yang Sheng), die weiter unten dargelegt sind.

▶ Phytotherapie

Werden Kräuterrezepturen begleitend zu einer medikamentösen Therapie angewendet, sollten diese im Falle möglicher Wechselwirkungen angepasst werden. Informationen über die Angaben in den Abschnitten 3.3.3. und 5.2. hinaus enthalten die Fachinformationen und die Fachliteratur.

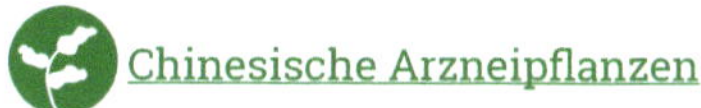

Bursitis

Fang Qi Huang Qi Tang (Stephaniae tetrandrae radix und Astragali radix Dekokt)
Wirkung: Tonisiert Qi und vertreibt Wind, stärkt die Milz und reguliert die Wasserzirkulation. Der Puls ist oberflächlich, die Zunge hat einen weißen Belag.

Arzneipflanzen	Dosis	Wirkung
Han Fang Ji (Stephaniae radix)	9 g	vertreibt Feuchtigkeit
Huang Qi (Astragali radix)	12 g	tonisiert Qi
Sheng Jiang (Zingiberis rhizoma)	6 g	vertreibt Wind-Kälte
Bai Zhu (Atractylodis macrocephalae rhizoma)	9 g	tonisiert Qi
Zhi Gan Cao (Glycyrrhizae radix et rhizoma praep.)	6 g	tonisiert Qi
Da Zao (Jujubae fructus)	10 g	tonisiert Qi

Epicondylitis

Dang Gui Si Ni Tang (Angelicae sinensis radix Dekokt für kalte Extremitäten)
Wirkung: Wärmt die Leitbahnen und zerstreut Kälte, nährt das Blut und öffnet die Kollateralen. Indikation: Diese Rezeptur ist angebracht, wenn der Puls dünn und verschwindend ist. Die Zunge ist blass mit einem weißen Belag.

Arzneipflanzen	Dosis	Wirkung
Dang Gui (Angelicae sinensis radix)	9 g	tonisiert Blut
Gui Zhi (Cinnamomi ramulus)	9 g	vertreibt Wind-Kälte
Bai Shao (Paeoniae radix alba)	9 g	tonisiert Blut
Xi Xin (Asari radix et rhizoma)*	9 g	vertreibt Wind-Kälte
Tong Cao (Tetrapanacis medulla)	6 g	leitet Feuchtigkeit ab
Da Zao (Jujubae fructus)	25 Stück	tonisiert Qi
Zhi Gan Cao (Glycyrrhizae radix et rhizoma praep.)	6 g	tonisiert Qi

* Da Xi Xin in Deutschland nicht mehr zu bekommen ist, wird es in der Rezeptur mit 9 g Wu Zhu Yu (Evodiae Frctus) und 6 g Gan Jiang Zingiberis rhizoma) ersetzt.

Juan Bi Tang (Dekokt, das schmerzhafte Blockaden beseitigt) mit entsprechenden, individuellen Modifizierungen.
Wirkung: Vertreibt Wind-Feuchtigkeit, tonisiert Qi, harmonisiert die Ying- und Wei-Schicht. Der Puls ist langsam, möglicherweise schlüpfrig, die Zunge hat einen dicken, weißen Belag.

Arzneipflanze	Dosis	Wirkung
Qiang Huo (Notopterygii rhizoma seu radix	9 g	vertreibt Wind-Kälte
Fang Feng (Ledebouriellae radix)	9 g	vertreibt Wind-Kälte
Chi Shao (Paeoniae radix rubra)	9 g	bewegt Blut
Jiang Huang (Curcumae longae rhizoma)	9 g	bewegt Blut
Huang Qi (Astragali radix)	9 g	tonisiert Qi
Dang Gui (Angelicae sinensis radix)	9 g	bewegt und tonisiert Blut
Zhi Gan Cao (Glycyrrhizae radix et rhizoma praep.)	9 g	tonisiert Qi

Myositis

Gui Pi Tang (Dekokt, das die Milz wiederherstellt)
Wirkung: Tonisiert Qi und nährt das Blut, stärkt die Milz und nährt das Herz. Der Puls ist dünn und zart. Die Zunge ist blass und hat einen dünnen, weißen Belag.

Arzneipflanzen	Dosis	Wirkung
Ren Shen (Ginseng radix et rhizoma)	6 g	tonisiert Qi
Huang Qi (Astragali radix)	12 g	tonisiert Qi
Bai Zhu (Atractylodis macrocephalae rhizoma)	9 g	tonisiert Qi
Zhi Gan Cao (Glycyrrhizae radix et rhizoma praep.)	3 g	tonisiert Qi
Dang Gui (Angelica sinensis radix)	9 g	tonisiert Blut
Long Yan Rou (Longan arillus)	12 g	tonisiert Blut
Fu Shen (Poriae pararadicis)	9 g	nährt das Herz, beruhigt den Geist
Yuan Zhi (Polygalae radix)	6 g	nährt das Herz, beruhigt den Geist
Suan Zao Ren (Ziziphi spinosae semen)	12 g	nährt das Herz, beruhigt den Geist
Mu Xiang (Aucklandiae radix)	6 g	reguliert Qi

Weitere Rezepturen:

Ren Shen Yang Yin Tang (Ginseng radix et rhizoma Dekokt zur Nährung des Nähr-Qi)
Wirkung: Tonisiert Qi und Blut, nährt das Herz und beruhigt den Shen. Der Puls ist dünn und zart oder groß, leer und kraftlos, Die Zunge ist blass und hat einen dünnen, weißen Belag.

Arzneipflanze	Dosis	Wirkung
Ren Shen (Ginseng radix et rhizoma)	6 g	tonisiert Qi
Huang Qi (Astragali radix)	12 g	tonisiert Qi
Bai Zhu (Atractylodis macrocephalae rhizoma)	6 g	tonisiert Qi
Shu Di Huang (Rehmanniae radix praeparata)	9 g	tonisiert Blut
Dang Gui (Angelica sinensis radix)	9 g	tonisiert und bewegt Blut
Bai Shao (Paeoniae radix alba)	18 g	tonisiert Blut
Wu Wei Zi (Schisandrae fructus)	4 g	adstringiert
Fu Ling (Poria)	4 g	leitet Feuchtigkeit aus
Yuan Zhi (Polygalae radix)	6 g	nährt das Herz, beruhigt den Geist
Chen Pi (Citri reticulatae pericarpium)	6 g	reguliert Qi
Gui Zhi (Cinnamomi ramulus)	3 g	vertreibt Wind-Kälte
Zhi Gan Cao (Glycyrrhizae radix et rhizoma praep.)	3 g	tonisiert Qi

Plantarfasziitis

Fang Ji Fu Ling Tang (Stephaniae tetrandrae radix und Poria Dekokt)
Wirkung: Stärkt das Qi, unterstützt die Zirkulation des Yang und reguliert den Wasserhaushalt. Der Puls ist gespannt oder schlüpfrig, die Zunge ist blass mit einem weißen Belag.

Arzneipflanzen	Dosis	Wirkung
Han Fang Ji (Stephaniae tetrandrae radix)	9 g	leitet Feuchtigkeit aus
Huang Qi (Astragali radix)	9 g – 16 g	tonisiert Qi
Gui Zhi (Cinnamomi ramulus)	9 g	vertreibt Wind-Kälte
Fu Ling (Poria)	9 g	leitet Feuchtigkeit aus
Gan Cao (Glycyrrhizae radix et rhizoma)	3 g	tonisiert Qi

Man könnte noch folgende Kräuter hinzufügen, um Blut und Qi zu bewegen und damit den Schmerz zu beeinflussen: Ji Xue Teng (Milletiae caulis und radix) 6 – 9 g; Ru Xiang (Gummi olibanum), 3 g; Mo Yao (Myrrha), 3 g; Niu Xi (Achyranthis radix), 9 g

<u>Tendinitis</u>

Juan Bi Tang (Dekokt, das schmerzhafte Blockaden beseitigt) mit entsprechenden, individuellen Modifizierungen.
Wirkung: Vertreibt Wind-Feuchtigkeit, tonisiert Qi, harmonisiert die Ying- und Wei-Schicht. Der Puls ist langsam, möglicherweise schlüpfrig, die Zunge hat einen dicken, weißen Belag.

Arzneipflanze	Dosis	Wirkung
Qiang Huo (Notopterygii rhizoma seu radix)	9 g	vertreibt Wind-Kälte
Fang Feng (Ledebouriellae radix)	9 g	vertreibt Wind-Kälte
Chi Shao (Paeoniae radix rubra)	9 g	bewegt Blut
Jiang Huang (Curcumae longae rhizoma)	9 g	bewegt Blut
Huang Qi (Astragali radix)	9 g	tonisiert Qi
Dang Gui (Angelicae sinensis radix)	9 g	bewegt und tonisiert Blut
Zhi Gan Cao (Glycyrrhizae radix et rhizoma praep.)	9 g	tonisiert Qi

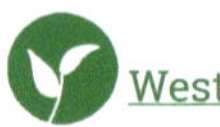

Westliche Arzneipflanzen

Die hier aufgeführten Rezepturen eignen sich vor allem für die therapiebegleitende Behandlung des zugrunde liegenden Musters und sind daher austauschbar, wenn das Syndrom passt.

Bursitis

Bewegende Milz-Qi und -Yang tonisierende Rezeptur

Puls: eher tief, dünn, schwach

Zunge: blasser, geschwollener, eventuell feuchter Zungenkörper, Zahneindrücke, weißer Belag

Arzneipflanzen	Dosis	Wirkung
Angelicae archangelicae radix	35 g	tonisiert Milz-Qi, eliminiert Wind-Kälte, Feuchtigkeit und kalten Schleim
Rosmarini folium	35 g	tonisiert Milz-Qi, -Yang und Nieren-Yang, eliminiert Wind-Kälte, Feuchtigkeit und kalten Schleim, bewegt Qi
Artemisiae herba	30 g	tonisiert Milz-Qi und Nieren-Yang, eliminiert Wind-Kälte und Feuchtigkeit, bewegt Qi
Saturejae herba	25 g	tonisiert Milz-Qi, -Yang und Nieren-Qi, eliminiert Wind-Kälte, Feuchtigkeit und kalten Schleim, bewegt Qi
Stellariae herba	25 g	tonisiert Yin und Blut

Anwendung: 1 Teelöffel bis 1 Esslöffel mit 200 bis 250 ml kochendem Wasser überbrühen und abgedeckt 15 Minuten ziehen lassen. Dreimal täglich eine Tasse .

Gemmomazerate der schwarzen Johannisbeere (Ribes nigrum) wirken antiinflammatorisch und analgetisch. Sie eliminieren (Wind-)Hitze und Feuchtigkeit und können zusätzlich zum Tee zwei- bis dreimal täglich vorzugsweise morgens und mittags angewendet werden. Zwiebelauflagen können zum Abschwellen beitragen.

Kühlende Leber-Qi bewegende Rezeptur

Puls: eher tief, dünn, schwach

Zunge: roter, gerollter, eingekerbter Zungenrand, evtl. gelber Belag

Arzneipflanzen	Dosis	Wirkung
Calendulae flos	25 g	bewegt Leber-Qi und Blut, eliminiert Feuchtigkeit und Schleim, reduziert Hitze
Meliloti herba	25 g	bewegt Qi, Feuchtigkeit und Blut, eliminiert Hitze
Millefoli herba	20 g	tonisiert Milz-Qi, bewegt Qi und Blut
Paeoniae radix alba	15 g	tonisiert das Blut, bewegt Leber-Qi und -Blut
Avenae herba	15 g	tonisiert Milz-Qi und -Yin, Nieren-Qi und -Yin sowie Blut, beruhigt Shen

Anwendung: 1 Teelöffel bis 1 Esslöffel mit 200 bis 250 ml kochendem Wasser überbrühen und abgedeckt 15 Minuten ziehen lassen. Dreimal täglich eine Tasse.

Epicondylitis

Milz-Qi tonisierende und Leber-Qi bewegende Rezeptur

Puls: eher tief, dünn, schwach, gespannt

Zunge: blasser Zungenkörper, eingekerbte Zungenränder, weißer Belag

Arzneipflanzen	Dosis	Wirkung
Millefoli herba	35 g	tonisiert Milz-Qi, bewegt Qi und Blut
Citri auranthii amarae pericarpium	35 g	tonisiert Milz-Qi, bewegt Leber-Qi, eliminiert Feuchtigkeit und Schleim
Artemisiae herba	30 g	tonisiert Milz-Qi und Nieren-Yang, eliminiert Wind-Kälte und Feuchtigkeit, bewegt Qi
Calendulae flos	25 g	bewegt Qi und Blut, eliminiert Hitze, Feuchtigkeit und Schleim
Paeoniae radix alba	25 g	tonisiert das Blut, bewegt Leber-Qi und -Blut
Cetrariae lichen	25 g	nährt Yin und Blut, tonisiert Milz- und Magen-Qi
Avenae herba	25 g	tonisiert Milz-Qi und -Yin, Nieren-Qi und -Yin sowie Blut, beruhigt Shen

Anwendung: 1 Teelöffel bis 1 Esslöffel mit 200 bis 250 ml kochendem Wasser überbrühen und abgedeckt 15 Minuten ziehen lassen. Dreimal täglich eine Tasse.

Bewegende, Feuchtigkeit eliminierende und die Sehnen nährende Rezeptur

Puls: schlüpfrig, träge

Zunge: normaler bis blasser, eventuell feuchter, geschwollener Zungenkörper, weißer Belag

Arzneipflanzen	Dosis	Wirkung
Urticae folium	35 g	tonisiert Blut, eliminiert Feuchtigkeit und Hitze
Artemisiae herba	35 g	tonisiert Milz-Qi und Nieren-Yang, eliminiert Wind-Kälte und Feuchtigkeit, bewegt Qi
Stellaria mediae herba	30 g	tonisiert Blut und Yin
Calendulae flos	25 g	bewegt Leber-Qi und Blut, eliminiert Feuchtigkeit und Schleim, reduziert Hitze
Cinnamomi cortex	25 g	wärmt das Innere, bewegt Qi, befreit die Leitbahnen
Meliloti herba	25 g	bewegt Qi, Feuchtigkeit und Blut, eliminiert Hitze
Phaseoli pericarpium	25 g	tonisiert Yin, eliminiert Feuchtigkeit

Anwendung: 1 Teelöffel bis 1 Esslöffel mit 200 bis 250 ml kochendem Wasser überbrühen und abgedeckt 15 Minuten ziehen lassen. Dreimal täglich eine Tasse .

Gemmomazerate der schwarzen Johannisbeere (Ribes nigrum) wirken antiinflammatorisch und analgetisch. Sie eliminieren (Wind-)Hitze und Feuchtigkeit und können eine Tasse Tee täglich ersetzen oder zusätzlich zum Tee zweimal täglich vorzugsweise morgens und mittags angewendet werden

Myositis

Milz-Qi und Blut tonisierende Rezeptur

Puls: dünn, schwach, eher tief

Zunge: blasser Zungenkörper, weißer Belag

Arzneipflanzen	Dosis	Wirkung
Angelicae archangelicae radix	35 g	tonisiert Milz-Qi, öffnet die Oberfläche, eliminiert Wind-Kälte
Calami rhizoma	35 g	tonisiert Milz-Qi, bewegt Leber-Qi, eliminiert Feuchtigkeit und Schleim
Levistici radix	30 g	tonisiert Blut und Qi, bewegt Leber-Qi, eliminiert Feuchtigkeit
Verbenae herba	25 g	bewegt Leber-Qi, beruhigt Shen, eliminiert Hitze
Hyperici herba	25 g	tonisiert Herz-Qi, bewegt Leber-Qi und -Blut, beruhigt Wind und Shen, eliminiert Feuchtigkeit
Urticae folium	25 g	tonisiert Blut und Yin, eliminiert Feuchtigkeit und Hitze
Avenae herba	25 g	tonisiert Milz-Qi und -Yin, Nieren-Qi und -Yin sowie Blut, beruhigt Shen

Anwendung: 1 Teelöffel bis 1 Esslöffel mit 200 bis 250 ml kochendem Wasser überbrühen und abgedeckt 15 Minuten ziehen lassen. Dreimal täglich eine Tasse .

Zum Tee sollten die Patienten entweder drei Esslöffel Hagebuttenmus pro Tag oder bis zu dreimal täglich eine Saftschorle des Muttersafts der Heidelbeere (Myrtilli fructus), der Holunderbeere (Sambuci fructus) oder der schwarzen Johannisbeere (Ribes nigri fructus) trinken sowie bis zu dreimal täglich einen Teelöffel Brennnesselsamen, Blütenpollen und / oder Weizengras zu sich nehmen, um das Blut und Jing zu nähren.

Gemmomazerate der schwarzen Johannisbeere (Ribes nigrum) wirken antiinflammatorisch und analgetisch. Sie eliminieren (Wind-)Hitze und Feuchtigkeit und können eine Tasse Tee täglich ersetzen oder zusätzlich zum Tee zweimal täglich vorzugsweise morgens und mittags angewendet werden.

Milz-Qi tonisierende und Leber-Qi bewegende Rezeptur

Puls: eher tief, dünn, schwach, gespannt

Zunge: blasser Zungenkörper, eingekerbte Zungenränder, weißer Belag

Arzneipflanzen	Dosis	Wirkung
Millefoli herba	35 g	tonisiert Milz-Qi, bewegt Qi und Blut
Citri auranthii amarae pericarpium	35 g	tonisiert Milz-Qi, bewegt Leber-Qi, eliminiert Feuchtigkeit und Schleim
Artemisiae herba	30 g	tonisiert Milz-Qi und Nieren-Yang, eliminiert Wind-Kälte und Feuchtigkeit, bewegt Qi
Calendulae flos	25 g	bewegt Qi und Blut, eliminiert Hitze, Feuchtigkeit und Schleim
Paeoniae radix alba	25 g	tonisiert das Blut, bewegt Leber-Qi und -Blut
Cetrariae lichen	25 g	nährt Yin und Blut, tonisiert Milz- und Magen-Qi
Avenae herba	25 g	tonisiert Milz-Qi und -Yin, Nieren-Qi und -Yin sowie Blut, beruhigt Shen

Anwendung: 1 Teelöffel bis 1 Esslöffel mit 200 bis 250 ml kochendem Wasser überbrühen und abgedeckt 15 Minuten ziehen lassen. Dreimal täglich eine Tasse.

Plantarfasziitis

Qi und Yang tonisierende, Feuchtigkeit und Kälte eliminierende Rezeptur

Puls: langsam, tief, evtl schlüpfrig

Zunge: blasser, geschwollener, evtl. feuchter Zungenkörper, Zahneindrücke, weißer Belag

Arzneipflanzen	Dosis	Wirkung
Artemisiae herba	35 g	tonisiert Milz-Qi und Nieren-Yang, eliminiert Wind-Kälte und Feuchtigkeit, bewegt Qi
Saturejae herba	35 g	tonisiert Milz-Qi, -Yang und Nieren-Qi, eliminiert Wind-Kälte, Feuchtigkeit und kalten Schleim, bewegt Qi
Rosmarini folium	30 g	tonisiert Milz-Qi, -Yang und Nieren-Yang, eliminiert Wind-Kälte, Feuchtigkeit und kalten Schleim, bewegt Qi
Rutae herba	25 g	bewegt Leber-Blut und Qi, tonisiert Milz- und Nieren-Qi, erweicht kalten Schleim, beruhigt Shen und Hun
Stellaria mediae herba	25 g	tonisiert Blut und Yin

Anwendung: 1 Teelöffel bis 1 Esslöffel mit 200 bis 250 ml kochendem Wasser überbrühen und abgedeckt 15 Minuten ziehen lassen. Dreimal täglich eine Tasse.

Gemmomazerate der schwarzen Johannisbeere (Ribes nigrum) wirken antiinflammatorisch und analgetisch. Sie eliminieren (Wind-)Hitze und Feuchtigkeit und können eine Tasse Tee täglich ersetzen oder zusätzlich zum Tee zweimal täglich vorzugsweise morgens und mittags angewendet werden.

Tendinitis

Qi bewegende, Blut nährende Rezeptur

Puls: gespannt, schnell, schwach

Zunge: blasser Zungenkörper, evtl. gerollter, eingekerbter, roter Zungenrand

Arzneipflanzen	Dosis	Wirkung
Paeoniae radix alba	35 g	tonisiert das Blut, bewegt Leber-Qi und -Blut
Calendulae flos	35 g	bewegt Qi und Blut, eliminiert Hitze, Feuchtigkeit und Schleim
Urticae folium	30 g	tonisiert Blut, eliminiert Feuchtigkeit und Hitze, nährt die Sehnen
Phaseoli pericarpium	25 g	tonisiert Yin, eliminiert Feuchtigkeit
Stellaria mediae herba	25 g	tonisiert Blut und Yin, klärt Hitze
Artemisiae herba	25 g	tonisiert Milz-Qi und Nieren-Yang, eliminiert Wind-Kälte und Feuchtigkeit, bewegt Qi
Cetrariae lichen	25 g	nährt Yin und Blut, tonisiert Milz- und Magen-Qi

Anwendung: 1 Teelöffel bis 1 Esslöffel mit 200 bis 250 ml kochendem Wasser überbrühen und abgedeckt 15 Minuten ziehen lassen. Dreimal täglich eine Tasse.

Bei Blut-Leere sollten die Patienten zum Tee entweder drei Esslöffel Hagebuttenmus pro Tag oder bis zu dreimal täglich eine Saftschorle aus dem Muttersaft der Heidelbeere (Myrtilli fructus), der Holunderbeere (Sambuci fructus) oder der schwarzen Johannisbeere (Ribes nigri fructus) trinken sowie bis zu dreimal täglich einen Teelöffel Brennnesselsamen, Blütenpollen und / oder Weizengras zu sich nehmen, um das Blut und Jing zu nähren.

Gemmomazerate der schwarzen Johannisbeere (Ribes nigrum) wirken antiinflammatorisch und analgetisch. Sie eliminieren (Wind-)Hitze und Feuchtigkeit und können eine Tasse Tee täglich ersetzen oder zusätzlich zum Tee zweimal täglich vorzugsweise morgens und mittags angewendet werden.

Milz-Qi tonisierende, Feuchtigkeit eliminierende, Qi bewegende Rezeptur

Puls: eher tief, schwach, dünn

Zunge: blasser, geschwollener Zungenkörper, Zahneindrücke, weißer Belag

Arzneipflanzen	Dosis	Wirkung
Cnici benedicti herba	35 g	tonisiert Milz-Qi, bewegt Leber-Qi, eliminiert Feuchtigkeit und Schleim
Calami rhizoma	35 g	tonisiert Milz-Qi, bewegt Leber-Qi, eliminiert Feuchtigkeit und Schleim
Artemisiae herba	30 g	tonisiert Milz-Qi, Nieren-Yang, bewegt Leber-Qi, eliminiert Feuchtigkeit und Wind-Kälte
Citri auranthii amarae pericarpium	25 g	tonisiert Milz-Qi, bewegt Leber-Qi, eliminiert Feuchtigkeit und Schleim
Saturejae herba	25 g	tonisiert Milz-Qi, -Yang, Nieren-Yang, eliminiert Feuchtigkeit und Wind-Kälte, bewegt Leber-Qi
Millefoli herba	25 g	tonisiert Milz-Qi, bewegt Qi und Blut
Avenae herba	25 g	tonisiert Milz- und Nieren-Qi, tonisiert das Blut und Yin

Anwendung: 1 Teelöffel bis 1 Esslöffel mit 200 bis 250 ml kochendem Wasser überbrühen und abgedeckt 15 Minuten ziehen lassen. Dreimal täglich eine Tasse.

Wärmende Qi tonisierende und bewegende Rezeptur

Puls: langsam, eher tief, schwach, dünn

Zunge: blasser, eventuell geschwollener Zungenkörper, Zahneindrücke, weißer Belag

Arzneipflanzen	Dosis	Wirkung
Angelicae archangelicae radix	35 g	tonisiert Milz-Qi, wärmt, öffnet die Oberfläche, eliminiert Wind-Kälte, bewegt das Blut in die Peripherie
Rosmarini folium	35 g	tonisiert Milz-Qi, Nieren-Yang, bewegt Leber-Qi und Blut in die Peripherie, eliminiert Feuchtigkeit und Wind-Kälte
Artemisiae herba	30 g	öffnet die Oberfläche, eliminiert Wind-Kälte und Feuchtigkeit, tonisiert Milz-Qi, Nieren-Qi und –Yang, bewegt Leber-Qi
Saturejae herba	25 g	tonisiert Milz-Qi, -Yang, Nieren-Yang, eliminiert Feuchtigkeit und Wind-Kälte, bewegt Leber-Qi
Cinnamomi cortex	25 g	wärmt das Innere, bewegt Qi, befreit die Leitbahnen
Millefoli herba	25 g	tonisiert Milz-Qi, bewegt Qi und Blut
Avenae herba	25 g	tonisiert Blut, Nieren-Qi und -Yin, Milz-Qi und -Yin, beruhigt Shen

Anwendung: 1 Teelöffel bis 1 Esslöffel mit 200 bis 250 ml kochendem Wasser überbrühen und abgedeckt 15 Minuten ziehen lassen. Dreimal täglich eine Tasse .

Arzneipflanzen zur Modifikation der Rezepturen

Grundsätzlich sind alle Arzneipflanzen geeignet, die die Wurzel (Ben) der Erkrankung behandeln.

Beinwell (Symphyti tinctura)
Die aus der Wurzel des Beinwells hergestellte Tinktur (frei von Pyrrolizidinalkaloiden (PA-frei)) kann als Nieren-Yin und Leber-Blut-Tonikum zum Nähren bei Erkrankungen von Sehnen und Knochen mit dem Tee verabreicht werden.

Birke (Betulae folium / gemma)
Birkenblätter tonisieren das Nieren-Yin und Jing. Außerdem eliminieren sie Feuchtigkeit und Hitze. Sie können beim Wind-Hitze- oder Feuchtigkeits-Bi zum Einsatz kommen.

Bohnenschalen (Phaseoli pericarpium)
Bohnenschalen nähren das Yin von Milz und Nieren sowie Jing. Sie eliminieren zudem Feuchtigkeit und sind beim Hitze- und Feuchtigkeits-Bi indiziert.

Borretschsamenöl (Borago oleum)
Borretschsamenöl ist eine pflanzliche Quelle der antiinflammatorisch und befeuchtend wirkenden γ-Linolensäure.

Brunnenkresse (Nasturii herba)
Brunnenkresse kann als Assistent einer Rezeptur bei einem Kälte- oder Nässe-Bi zugefügt werden. Sie eliminiert Feuchtigkeit, wärmt das Innere und bewegt Qi und Nässe. Daher kann sie auch die Wurzel (Ben) mitbehandeln.

Eisenkraut (Verbenae herba)
Das kühlende Eisenkraut sollte zum Bewegen von Leber-Qi immer dann in Rezepturen aufgenommen werden, wenn sich die Beschwerden des Patienten unter psychoemotionalen Belastungen verschlechtern.

Esche (Fraxinus excelsior folium)
Die Esche kann vor allem zur Behandlung des Wind-Hitze-Bi eingesetzt werden.

Gelbwurz (Curcumae rhizoma)
Curcuma kann in Form eines Fertigpräparats gegeben werden, wenn ein Tee abgelehnt wird, um Leber-Qi und -Blut zu bewegen sowie die Mitte und das Wei-Qi zu tonisieren.

Katzenkralle (Uncariae tomentosa)
Die antiinflammtorisch wirkende Katzenkralle kann das Wind-Hitze- ebenso wie das Wind-Kälte-Bi lindern.

Mädesüß (Filipendulae herba)
Mädesüß kann unter anderem aufgrund ihres Gehalts an Salicylsäure bei Wind-Hitze- oder Feuchtigkeits-Bi eingesetzt werden, um Schmerzen zu lindern.

Nachtkerzenöl (Oenotherae oleum)
Nachtkerzenöl ist eine pflanzliche Quelle der antiinflammatorisch und befeuchtend wirkenden γ-Linolensäure.

Quecke (Graminis rhizoma)
Die Kriechquecke unterstützt als eliminierende Arzneipflanze die Behandlung von Wind-Kälte-, Wind-Hitze und Feuchtigkeits-Bi.

Schachtelhalm (Equiseti herba)
Schachtelhalm tonisiert das Nieren-Qi und -Yin sowie Jing. Gleichzeitig eliminiert er Feuchtigkeit.

Spargel (Asparagi radix)
Die Spargelwurzel tonisiert unter anderem das Nieren-Yin und eliminiert Feuchtigkeit.

Wacholder (Juniperi fructus)
Wacholder ist eine effektive Arzneipflanze beim Feuchtigkeits- und Kälte-Bi. Er sollte jedoch nicht dauerhaft zur Anwendung kommen.

Weidenrinde (Salicis cortex)
Die Weidenrinde wirkt unter anderem aufgrund ihres Gehalts an Salicylsäure analgetisch und kann bei Wind-Hitze- oder Feuchtigkeits-Bi eingesetzt werden.

Weihrauch (Olibanum indicum)
Weihrauch kann in Form eines Fertigpräparats gegeben werden, wenn ein Tee abgelehnt wird, und ein Wind-Hitze-, Wind-Kälte- oder Feuchtigkeits-Bi bzw. eine Leber-Qi-Stagnation oder eine Blutstase vorliegt.

Äußerliche Anwendungen

Die folgenden Arzneipflanzen können äußerlich zur unterstützenden Behandlung bei Entzündungen im Bewegungsapparat eingesetzt werden:

- **bei Hitze**:
  - Auflagen mit Heublumensäckchen
  - Bäder mit Heublumen (Graminis flos)
  - Einreibungen mit Johanniskrautöl (Hyperici oleum) unter Zusatz von Eukalyptusöl (Eucalypti aetheroleum), Lavendel- (Lavandulae aetheroleum) oder Speiklavendelöl
  - kühlende Umschläge oder Quarkwickel insbesondere bei akuten Entzündungen, Umschläge mit Beinwell (Symphyti radix)
- **bei Kälte**:
  - Auflagen mit Heublumensäckchen, Wickel mit Zwiebeln oder Weißkohl
  - Bäder mit Heublumen (Graminis flos)
  - Einreibungen mit Johanniskrautöl (Hyperici oleum) und / oder Ringelblumenöl (Calendulae oleum) unter Zusatz von Ingwer- (Zingiberis aetheroleum), Rosmarin- (Rosmarini aetheroleum) oder Wacholderöl (Juniperi aetheroleum), Einreibungen mit Zubereitungen von Cayennepfeffer (Capsici fructus) oder Campher
  - Wärmepflaster
- **bei Stagnation**:
  - Auflagen mit Arnikatinktur (Arnicae tinctura) bei Blutstase
  - Einreibungen mit Johanniskrautöl (Hyperici oleum), Öl aus Zimtrinde (Cinnamomi aetheroleum) oder Retterspitz

Bitte die Sicherheitshinweise in der Fachliteratur beachten!

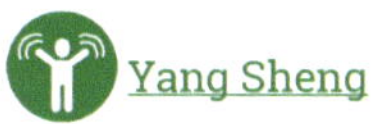

Yang Sheng

Bursitis, Epicondylitis radialis und medialis, Myositis und Tendinitis

Allgemein

Salbenverbände, Vermeidung von Dauerbelastungen oder die Entfernung von mechanischen Ursachen.

Am Arbeitsplatz sollte darauf geachtet werden, dass eine ergonomisch richtige Arbeitshaltung eingenommen wird. Dies wird unterstützt durch einen guten Stuhl, ein ergonomisch richtiger Abstand zur Tastatur des Computers sowie die richtige Handhabung der Computer-Maus. Hier empfiehlt sich eventuell die Anschaffung einer vertikalen Computer-Maus.

Ernährung
Milz-Qi- und Blut stärkende Nahrungsmittel sind zu empfehlen. Alle Feuchtigkeit und Schleim bildenden Nahrungsmittel müssen gemieden werden (Liste s. Anhang)

Bewegung
Krankengymnastik, Stretching, Schwimmen, Wassergymnastik, Progressive Muskelentspannung nach Jacobsen, Qigong und Taiji, Yoga

Plantarfasziitis

Allgemein
Für die Waden- und Fußsohlenmuskulatur sind Dehnungsübungen ein wesentlicher Bestandteil. Eine Dehnübung besteht beispielsweise darin, den Fuß über eine mit Eis gefüllte Flasche oder einen Besenstil abzurollen. Die passive Beugung des Fußes mit einem Handtuch, welches um den Vorfuß gewickelt und Richtung Kopf gezogen wird, ist ebenfalls eine gute Dehnübung. Am besten sollten die Dehnübungen etwa dreimal täglich für mindestens zehn Minuten wiederholt werden. Schuheinlagen, die das zur Körpermitte gerichtete Längsgewölbe abstützen und aufrichten und die Faszien entlasten, wirken sich positiv aus. Nachtlagerungsschienen in Streckstellung des oberen Sprunggelenks helfen vor allem bei starken Schmerzen am Morgen.

Ernährung
Milz-Qi- und Blut stärkende Nahrungsmittel sind zu empfehlen. Alle Feuchtigkeit und Schleim bildenden Nahrungsmittel müssen gemieden werden (Liste s. Anhang)

Bewegung
Schwimmen, Wassergymnastik, Progressive Muskelentspannung nach Jacobsen, Qigong und Taiji, Yoga

Weitere Empfehlungen

- Fischöl hemmt die Prostaglandinbiosynthese und wirkt antiinflammatorisch.
- Ebenso wirkt eine Therapie mit Enzymen von Ananas und Papaya sowie Lysozym antiinflammatorisch und analgetisch.
- Antioxidantien können die antiinflammatorische Therapie unterstützen. Hierzu gehören die Vitamine A, C und E sowie Selen.
- In der Leitlinie „Epicondylopathia radialis humeri“ werden Eigenblutinjektionen zur Stimulation der Selbstheilungskräfte als Second-Line Therapie nach Versagen der physiotherapeutischen Therapie als Option aufgeführt.
- Erste Studien ergaben zudem Hinweise, dass die transdermale Applikation von Glyceroltrinitrat zu einer Verbesserung der Beschwerden und einer Wiederherstellung der Funktion bei Epicondylitis beitragen kann.

Nichtmedikamentöse Therapiemaßnahmen

Bursitis

Ruhigstellung, Bandagen, Operation

Epicondylitis radialis humeri & Epicondylitis medialis

Physikalische Therapie, Physiotherapie, extrakorporale Stoßwellenbehandlung (ESWT) , Ruhigstellung, Bandagen, Schienen, Tapes, Operation

Plantarfasziitis

Gewichtsreduktion, Anpassung des Schuhwerks, Einlagen, physikalische Therapie, Physiotherapie, Stretching, Faszienmassage, Tapes, Schienen, Operation

Tendinits / Tendovaginitis

Physiotherapie, Bandagen, Tapes, Operation

4.2.7. Gelenkzysten

4.2.7.1. Definition und Lokalisation

Bei einer Mukoidzyste handelt es sich um eine Ausstülpung der Gelenkinnenhaut, die mit eingedickter Gelenkflüssigkeit gefüllt ist. Ist die Ursache eine Heberden-Arthrose (s. Seite 104) können sie sich im Bereich der Streckseiten der Fingerendgelenke bilden. Synovialzysten (Ganglion) bilden sich ebenfalls in der Nähe von Gelenken. Sie sind mit Synovialepithel ausgekleidet und mit klarer, seröser oder xanthochromer Flüssigkeit gefüllt. Es handelt sich um pralle, elastische Vorwölbungen, die sich am häufigsten an der Dorsalseite des Handgelenks bilden. Einschränkungen der Funktion und Schmerzen treten bei größeren Zysten in der Nähe von Nerven oder Blutgefäßen auf.

Die Baker-Zyste ist eine Zyste im Bereich der Kniekehle zwischen dem Ansatz des Musculus semimembranosus und dem Ursprung des medialen Kopfes des Musculus gastrocnemius. Sie kann neben einem Druckgefühl durch Druck auf die Venen eine Thrombose oder durch Nervenkompression Parästhesien im Unterschenkel auslösen. Auch im Bereich der Wirbelsäule können sich Zysten bilden.

4.2.7.2. Ursachen und Risikofaktoren

Die Ursache von Zysten ist meist unklar. Eine Überlastung des betroffenen Gelenks begünstigt ihr Auftreten. Frauen sind häufiger betroffen als Männer. Ursache der Baker-Zyste kann beispielsweise eine degenerative Meniskusläsion oder eine chronische Polyarthritis sein.

4.2.7.3. Gelenkzysten aus Sicht der TCM

Ätiologie

Die Behandlung von Gelenkzysten mit den Instrumenten der chinesischen Medizin wird hier exemplarisch am Beispiel der Bakerzyste erklärt. Die chinesische Medizin spricht in diesem Fall von einem Feuchtigkeits-Bi. Die primäre Ursache ist in einer Milz-Qi-Leere zu sehen. Dadurch kann das Milz-Qi seine Aufgabe, die Flüssigkeiten zu transportieren und zu transformieren, nicht mehr korrekt erfüllen, wodurch es zu der beschriebenen Flüssigkeitsansammlung kommt. Außerdem ist die Leber involviert, denn ihr obliegt es, für den freien Fluss von Qi und Blut im Körper zu sorgen. Im Falle einer Gelenkzyste ist dies nicht gegeben.

Somit sind folgende Syndrome an der Entstehung einer Bakerzyste beteiligt:

- Milz-Qi-Leere
- Leber-Qi-Stagnation
- Akkumulation und Stagnation von Flüssigkeiten

Differentialdiagnose

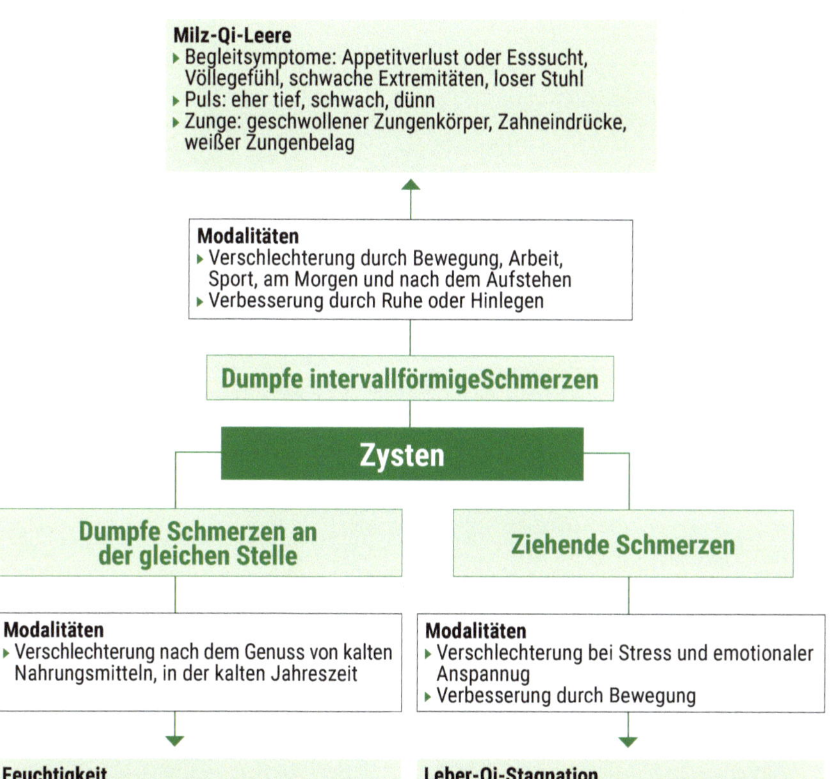

Feuchtigkeit
- Begleitsymptome: klares Denken fällt schwer, Kopf wie in Watte gepackt, chronischer Schnupfen, Sinusitis, Völle im Thorax und Epigastrium, Übelkeit, Appetitlosigkeit
- Puls: schlüpfrig, träge
- Zunge: feuchter geschwollener Zungenkörper, weißer Zungenbelag

Leber-Qi-Stagnation
- Begleitsymptome: oft Übelkeit und Erbrechen, (Dickdarm/Magen-Disharmonie), Schmerzen und Spannung unter den Rippenbögen, Brustspannen, Reizbarkeit, Verdauungsstörungen wie Aufstoßen und Blähungen
- Puls: gespannt
- Zunge: normaler bis roter Zungenkörper, Zungenrand gerollt oder eingekerbt, Belag unauffällig oder weiß

Syndrome der Fülle

Syndrom	Differenzierung	Symptome
Leber-Qi-Stagnation	Schmerzqualität	ziehende Schmerzen
	Modalitäten	▼ Stress, emotionale Spannung ▲ Bewegung
	Begleitsymptome	oft Übelkeit und Erbrechen, (Dickdarm/Magen-Disharmonie), Schmerzen und Spannung unter den Rippenbögen, Brustspannen, Reizbarkeit, Verdauungsstörungen wie Aufstoßen und Blähungen
	Puls	gespannt
	Zunge	normaler bis roter Zungenkörper, Zungenrand gerollt oder eingekerbt, Belag unauffällig oder weiß
Akkumulation von Feuchtigkeit	Schmerzqualität	dumpfer Schmerz immer an der gleichen Stelle
	Modalitäten	▼ nach dem Genuss von kalten Nahrungsmitteln, in der kalten Jahreszeit
	Begleitsymptome	klares Denken fällt schwer, Kopf wie in Watte gepackt, chronischer Schnupfen, Sinusitis, Völle im Thorax und Epigastrium, Übelkeit, Appetitlosigkeit
	Puls	schlüpfrig, träge
	Zunge	feuchter, geschwollener Zungenkörper, weißer Zungenbelag

Syndrome der Leere

Syndrom	Differenzierung	Symptome
Milz-Qi-Leere	Schmerzqualität	dumpfer, intervallförmiger Schmerz
	Modalitäten	▼ durch Bewegung, Arbeit, Sport, am Morgen und nach dem Aufstehen ▲ durch Ruhe, Hinlegen
	Begleitsymptome	Appetitverlust oder Esssucht, Völlegefühl, schwache Extremitäten, loser Stuhl
	Puls	eher tief, schwach, dünn
	Zunge	geschwollener Zungenkörper, Zahneindrücke, weißer Zungenbelag

Integrative Therapie

Die Therapie sowohl mit Akupunktur und Kräutern als auch mit Moxibustion ist in den weitaus meisten Fällen sehr erfolgreich. Je nach Größe der Bakerzyste muss die Behandlung mehrere Male wiederholt werden bis sich die Zyste geleert hat. Die Zyste kann sich zwar wieder füllen, es gelingt jedoch immer wieder relativ schnell einen Zustand der Beschwerdefreiheit herzustellen.

Chinesische Medizin

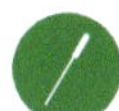

Akupunktur

Die einzusetzenden Akkupunkturpunkte können den Tabellen 6 – 11 entnommen werden (s. Seiten 49-53) sowie Kapitel 3.3.1. (Seite 20-31). Außerdem empfiehlt sich die Anwendung von Reiskorn-Moxa rund um die Zyste.

Phytotherapie

Werden Kräuterrezepturen begleitend zu einer medikamentösen Therapie angewendet, sollten diese im Falle möglicher Wechselwirkungen angepasst werden. Informationen über die Angaben in den Abschnitten 3.3.3. und 5.2. hinaus enthalten die Fachinformationen und die Fachliteratur.

Chinesische Arzneipflanzen

Fang Ji Fu Ling Tang (Stephaniae tetrandrae radix und Poria Dekokt)
Wirkung: Stärkt das Qi und reguliert den Wasserhaushalt, behandelt Ödeme der unteren Extremitäten. Der Puls ist gespannt oder schlüpfrig, die Zunge ist blass mit einem dünnen weißen Belag.

Arzneipflanzen	Dosis	Wirkung
Han Fang Ji (Stephaniae tetrandrae radix)	9 g	leitet Feuchtigkeit aus
Huang Qi (Astragali radix)	9 g – 16 g	tonisiert Qi
Gui Zhi (Cinnamomi ramulus)	9 g	vertreibt Wind-Kälte
Fu Ling (Poria)	9 g	leitet Feuchtigkeit aus
Gan Cao (Glycyrrhizae radix et rhizoma)	3 g	tonisiert Qi

Man könnte noch folgende Kräuter hinzufügen:
Ji Xue Teng (Milletiae caulis und radix) 6 – 9 g, bewegt Blut, vertreibt Feuchtigkeit
Niu Xi (Achyranthis radix), 9 g, tonisiert Leber und Niere, stärkt Sehnen und Knochen
Hai Feng Teng (Piperis caulis), 9 g, vertreibt Wind-Feuchtigkeit
Wei Ling Xian (Clematidis radix), 6 g, vertreibt Wind-Feuchtigkeit

Außerdem könnte man modifiziertes **Fu Ling Wan** (Poria Pille) einsetzen und die zuvor genannten Kräuter hinzufügen.

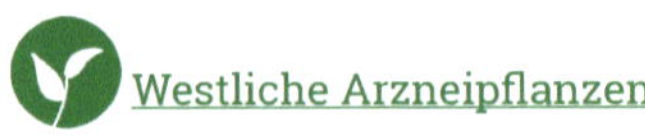

Westliche Arzneipflanzen

Milz-Qi tonisierende, Feuchtigkeit eliminierende, Qi bewegende Rezeptur

Puls: eher tief, schwach, dünn

Zunge: blasser, geschwollener Zungenkörper, Zahneindrücke, weißer Belag

Arzneipflanzen	Dosis	Wirkung
Cnici benedicti herba	35 g	tonisiert Milz-Qi, bewegt Leber-Qi, eliminiert Feuchtigkeit und Schleim
Calami rhizoma	35 g	tonisiert Milz-Qi, bewegt Leber-Qi, eliminiert Feuchtigkeit und Schleim
Artemisiae herba	30 g	tonisiert Milz-Qi, Nieren-Yang, bewegt Leber-Qi, eliminiert Feuchtigkeit und Wind-Kälte
Citri auranthii amarae pericarpium	25 g	tonisiert Milz-Qi, bewegt Leber-Qi, eliminiert Feuchtigkeit und Schleim
Saturejae herba	25 g	tonisiert Milz-Qi, -Yang, Nieren-Yang, eliminiert Feuchtigkeit und Wind-Kälte, bewegt Leber-Qi
Millefoli herba	25 g	tonisiert Milz-Qi, bewegt Qi und Blut
Avenae herba	25 g	tonisiert Milz- und Nieren-Qi, tonisiert das Blut und Yin

Anwendung: 1 Teelöffel bis 1 Esslöffel mit 200 bis 250 ml kochendem Wasser überbrühen und abgedeckt 20 Minuten ziehen lassen. Dreimal täglich eine Tasse .

Äußerliche Anwendungen

Die folgenden Arzneipflanzen können äußerlich zur unterstützenden Behandlung von Zysten eingesetzt werden:

- Umschläge oder Wickel mit Quark oder Retterspitz

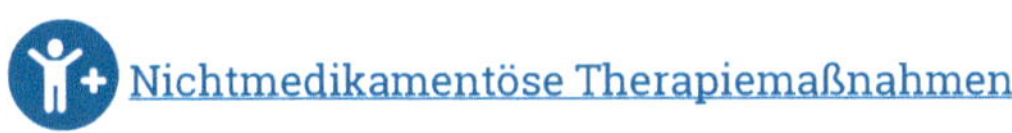

Nichtmedikamentöse Therapiemaßnahmen

Ruhigstellung, Bandagen, Punktion, Operation

4.2.8. Deformitäten

4.2.8.1. Definition und Lokalisation

Beim Hallux valgus handelt es sich um eine Fehlstellung der Großzehe. Dabei tritt eine Achsenabweichung nach fibular (Valgus) gemeinsam mit einer Achsenabweichung des Metatarsale I nach tibial (Varus) auf. Weitere Deformitäten der Füße sind Hohl-, Klump-, Knick-, Platt-, Senk-, Sichel-, Spitz- und Spreizfüße.

Eine konvexe Krümmung der Wirbelsäule nach dorsal in der Sagittalebene bezeichnet man als Kyphose. Ihr Gegenteil ist die Lordose, die ventral konvexe Krümmung der Wirbelsäule. Physiologisch sind die Kyphose der Brustwirbelsäule und die Lordose der Hals- und Lendenwirbelsäule. Kyphosen und Lordosen in anderen Abschnitten der Wirbelsäule sind dagegen pathologisch.

Als Skoliose wird eine Seitenabweichung der Wirbelsäule von der Längsachse bezeichnet. Sie geht mit einer strukturellen Verformung der Wirbelkörper im Zusammenhang mit deren Torsion und Rotation um die Längsachse einher. Dabei verschieben sich die Deck- und Grundplatten gegeneinander. Schmerzen, degenerative Veränderungen, Neuralgien und Sensibilitätsstörungen bis hin zu Paresen treten meist erst mit zunehmendem Alter auf.

Im Falle einer Spondylolyse bildet sich ein Spalt in der Pars interarticularis eines Wirbelbogens. Am häufigsten sind der 5. und 4. Lendenwirbel betroffen. Sie führt zu Kreuzschmerzen nach langem Stehen oder Sitzen. Mögliche Folge der Spondylolyse ist die Spondylolisthesis (s. Seite 105).

4.2.8.2. Ursachen und Risikofaktoren

Der Hallux valgus tritt familiär gehäuft auf. Frauen sind häufiger betroffen als Männer, insbesondere wenn sie spitz zulaufende, enge Schuhe mit Absatz tragen. Deformitäten der Füße wie Spreiz- oder Knickfuß, eine muskuläre Dysfunktion, Traumata, Arthritis, eine konstitutionelle Bänderschwäche und neuropathische Grunderkrankungen können seine Entstehung begünstigen. Deformitäten der Füße können angeboren sein, aber auch Folge einer rheumatischen oder neurogenen Erkrankung.

Kyphosen und Lordosen können angeboren sein oder beispielsweise in Folge von Fehlhaltungen, degenerativen oder entzündlichen Erkrankungen, Traumata oder Tumoren erworben sein. Auch eine idiopathische Entstehung ist möglich. Eine Skoliose entwickelt sich dagegen meist idiopathisch kurz vor oder während der Pubertät, möglicherweise aufgrund eines ungleichmäßigen Wachstums von Rückenmuskulatur und Wirbelkörpern. Mädchen erkranken häufiger als Jungen.

Die Spondylolyse ist angeboren oder Folge eines Traumas. In seltenen Fällen kann sie auch durch einen Tumor bedingt sein. Männer erkranken häufiger als Frauen.

4.2.8.3. Deformitäten aus Sicht der TCM

Ätiologie

Deformitäten wie Hallux valgus

Diese Fehlstellung des Großzehengrundgelenkes ist besonders bei Frauen über 40 Jahren häufig. Als Ursache gilt neben einer angeborenen Bindegewebsschwäche auch das Tragen zu enger und spitzer Schuhe mit hohen Absätzen. Dadurch wird der Druck auf den Vorderfuß verstärkt, was im Laufe der Zeit zu der Fehlstellung des großen Zehs führt. Nicht jeder Hallux valgus verursacht Schmerzen, doch kann es durch die chronische Fehlbelastung zu einer Entzündung des Schleimbeutels am Großzehengrundgelenk kommen. Außerdem wird oft der Gelenkknorpel zerstört und somit die Entstehung einer Arthrose begünstigt. Die konservative Therapie mittels der chinesischen Medizin und des Trainings der Fußmuskulatur ist abhängig vom Schweregrad des Hallux valgus. Aber auch wenn eine Operation aus den vorgenannten Gründen und bei starken Beschwerden unumgänglich ist, sollte man in jedem Fall die zu der Störung geführten Ursachen (Ben) der Erkrankung behandeln, um ein Wiederauftreten des Hallux valgus zu verhindern.

Die traditionelle chinesische Medizin sieht die folgenden Syndrome ursächlich für einen Hallux valgus:

- Milz-Qi-Leere
- Nieren-Yin- und Yang-Leere
- Stagnation von Feuchtigkeit mit Hitzeentwicklung
- Leber-Qi-Stagnation

Skoliose

Eine Skoliose ist eine seitliche Verbiegung der Wirbelsäule mit einer Drehung von Wirbelkörpern. Diese Verformung lässt sich nicht durch eine bestimmte Körperhaltung ausgleichen und vermindert die Beweglichkeit. In den meisten Fällen ist es unklar, warum eine Skoliose entsteht. Wenn in Zusammenhang mit einer Skoliose Rückenschmerzen entstehen, so folgt die Therapie den Grundlagen, die unter dem Kapitel „Rückenschmerzen" (s. Seite 41) beschrieben sind.

Das Ziel der Akupunktur ist es, die Funktion zu erhalten oder wiederherzustellen, unabhängig davon, wie deformiert das Gewebe ist. Es ist jedoch möglich, eine relative und bei regelmäßiger Therapie, die ein- bis zweimal im Monat stattfinden kann, lang andauernde Schmerzfreiheit zu erzielen, natürlich abhängig vom Grad der Skoliose.

Differentialdiagnose

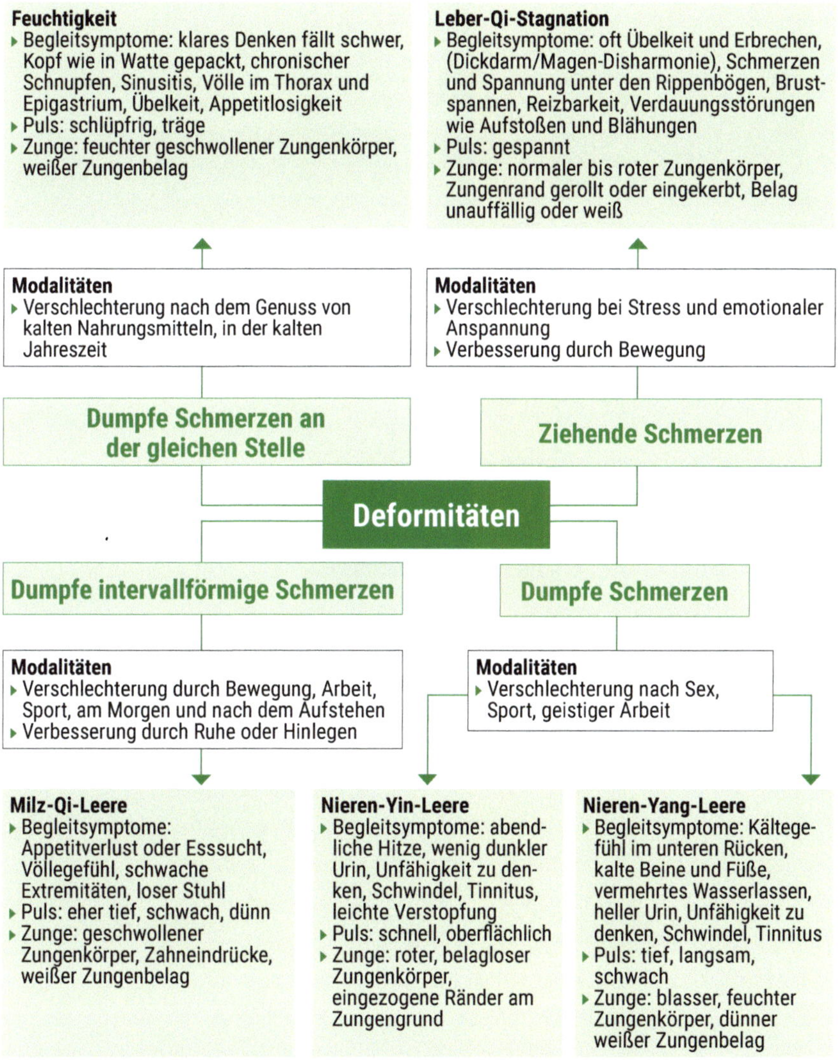

Deformitäten

Dumpfe Schmerzen an der gleichen Stelle

Modalitäten
- Verschlechterung nach dem Genuss von kalten Nahrungsmitteln, in der kalten Jahreszeit

Feuchtigkeit
- Begleitsymptome: klares Denken fällt schwer, Kopf wie in Watte gepackt, chronischer Schnupfen, Sinusitis, Völle im Thorax und Epigastrium, Übelkeit, Appetitlosigkeit
- Puls: schlüpfrig, träge
- Zunge: feuchter geschwollener Zungenkörper, weißer Zungenbelag

Ziehende Schmerzen

Modalitäten
- Verschlechterung bei Stress und emotionaler Anspannung
- Verbesserung durch Bewegung

Leber-Qi-Stagnation
- Begleitsymptome: oft Übelkeit und Erbrechen, (Dickdarm/Magen-Disharmonie), Schmerzen und Spannung unter den Rippenbögen, Brustspannen, Reizbarkeit, Verdauungsstörungen wie Aufstoßen und Blähungen
- Puls: gespannt
- Zunge: normaler bis roter Zungenkörper, Zungenrand gerollt oder eingekerbt, Belag unauffällig oder weiß

Dumpfe intervallförmige Schmerzen

Modalitäten
- Verschlechterung durch Bewegung, Arbeit, Sport, am Morgen und nach dem Aufstehen
- Verbesserung durch Ruhe oder Hinlegen

Milz-Qi-Leere
- Begleitsymptome: Appetitverlust oder Esssucht, Völlegefühl, schwache Extremitäten, loser Stuhl
- Puls: eher tief, schwach, dünn
- Zunge: geschwollener Zungenkörper, Zahneindrücke, weißer Zungenbelag

Dumpfe Schmerzen

Modalitäten
- Verschlechterung nach Sex, Sport, geistiger Arbeit

Nieren-Yin-Leere
- Begleitsymptome: abendliche Hitze, wenig dunkler Urin, Unfähigkeit zu denken, Schwindel, Tinnitus, leichte Verstopfung
- Puls: schnell, oberflächlich
- Zunge: roter, belagloser Zungenkörper, eingezogene Ränder am Zungengrund

Nieren-Yang-Leere
- Begleitsymptome: Kältegefühl im unteren Rücken, kalte Beine und Füße, vermehrtes Wasserlassen, heller Urin, Unfähigkeit zu denken, Schwindel, Tinnitus
- Puls: tief, langsam, schwach
- Zunge: blasser, feuchter Zungenkörper, dünner weißer Zungenbelag

Syndrome der Fülle

Syndrom	Differenzierung	Symptome
Leber-Qi-Stagnation	Schmerzqualität	ziehende Schmerzen
	Modalitäten	▼ Stress, emotionale Spannung ▲ Bewegung
	Begleitsymptome	oft Übelkeit und Erbrechen, (Dickdarm/Magen-Disharmonie), Schmerzen und Spannung unter den Rippenbögen, Brustspannen, Reizbarkeit, Verdauungsstörungen wie Aufstoßen und Blähungen
	Puls	gespannt
	Zunge	normaler bis roter Zungenkörper, Zungenrand gerollt oder eingekerbt, Belag unauffällig oder weiß
Akkumulation von Feuchtigkeit	Schmerzqualität	dumpfer Schmerz immer an der gleichen Stelle
	Modalitäten	▼ nach dem Genuss von kalten Nahrungsmitteln, in der kalten Jahreszeit
	Begleitsymptome	klares Denken fällt schwer, Kopf wie in Watte gepackt, chronischer Schnupfen, Sinusitis, Völle im Thorax und Epigastrium, Übelkeit, Appetitlosigkeit
	Puls	schlüpfrig, träge
	Zunge	feuchter, geschwollener Zungenkörper, weißer Zungenbelag, bei Hitze gelber Belag

Syndrome der Leere

Syndrom	Differenzierung	Symptome
Milz-Qi-Leere	Schmerzqualität	dumpfer, intervallförmiger Schmerz
	Modalitäten	▼ durch Bewegung, Arbeit, Sport, am Morgen und nach dem Aufstehen ▲ durch Ruhe, Hinlegen
	Begleitsymptome	Appetitverlust oder Esssucht, Völlegefühl, schwache Extremitäten, loser Stuhl
	Puls	eher tief, schwach, dünn
	Zunge	geschwollener Zungenkörper, Zahneindrücke, weißer Zungenbelag
Nieren-Yin-Leere	Schmerzqualität	dumpfe Schmerzen
	Modalitäten	▼ nach Sex, Sport, geistiger Arbeit
	Begleitsymptome	abendliche Hitze, wenig dunkler Urin, Unfähigkeit zu denken, Schwindel, Tinnitus, leichte Verstopfung
	Puls	schnell, oberflächlich
	Zunge	roter, belagloser Zungenkörper, eingezogene Ränder am Zungengrund
Nieren-Yang-Leere	Schmerzqualität	dumpfe Schmerzen
	Modalitäten	▼ nach Sex, Sport, geistiger Arbeit
	Begleitsymptome	Kältegefühl im unteren Rücken, kalte Beine und Füße, vermehrtes Wasserlassen, heller Urin, Unfähigkeit zu denken, Schwindel, Tinnitus
	Puls	tief, langsam, schwach
	Zunge	blasser, feuchter Zungenkörper, dünner weißer Zungenbelag

Integrative Therapie

Medikamentöse Therapie

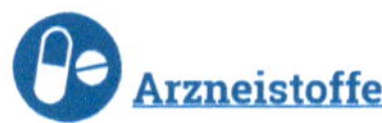

Arzneistoffe

Bei der folgenden Liste handelt es sich um eine zusammenfassende Übersicht. Nicht alle der aufgeführten Arzneistoffe sind bei allen Diagnosen gleichermaßen indiziert. Über die genannten Arzneistoffe hinaus kann eine spezifische Behandlung erforderlich sein, die hier nicht erwähnt ist. (Unerwünschte Wirkungen ausgewählter Arzneistoffe und ihre Wirkung aus Sicht der chinesischen Medizin s. Abschnitt 5.2.)

NSAR – Nichtsteroidale Antirheumatika (Auswahl)	**Wirkung**
Ibuprofen (s. Seite 207), Diclofenac (s. Seite 208), Naproxen (s. Seite 209)	analgetisch, antiphlogistisch, antipyretisch **Hinweis** NSAR werden insbesondere bei Daueranwendung in der Regel zusammen mit Protonenpumpenhemmern (s. Seite 233) verordnet, um schweren Nebenwirkungen wie Ulzera im Magen-Darm-Trakt vorzubeugen.

Wie in den Abschnitten 3.3.3. und 5. ausführlich erläutert, können Überschneidungen zwischen dem Syndrom, das der Erkrankung zu Grunde liegt, und möglichen unerwünschten Wirkungen der medikamentösen Therapie darauf beruhen, dass sich die Wirkungen von Arzneistoffen mit dem Syndrom des Patienten, der Wurzel (Ben) oder den Zweigen (Biao) der Erkrankung, überlagern. Dies sollte insbesondere bei einer medikamentösen Dauerbehandlung berücksichtigt werden.

Chinesische Medizin

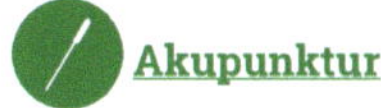

Akupunktur

Hallux valgus

Folgende Leitbahnen sind bei einem Hallux valgus unmittelbar betroffen:

- Milz-Leitbahn
- Leber-Leitbahn

Außerdem empfiehlt sich das Öffnen des **Yangqiaomai** (Yang-Fersengefäß) und des **Yinqiaomai** (Yin-Fersengefäß), zumindest wenn es sich um ein länger bestehendes Beschwerdebild handelt und aufgrund des Alters der Patienten eine Nieren-Leere vorliegt.

Die Behandlung der Wurzel (Ben) der Erkrankung geschieht mit einer Stärkung von Niere, Milz und Leber. Darüber hinaus ist es das Ziel der Behandlung, den Schmerz zu lindern. Das Ziel der Akupunktur ist es, die Funktion zu erhalten oder wieder herzustellen, unabhängig davon, wie deformiert das Gewebe ist. Deshalb ist ein Hallux valgus mit Akupunktur natürlich nicht rückgängig zu machen, aber mit der Therapie kann eine völlige Schmerzfreiheit erzielt und so eventuell eine Operation vermieden werden.

	Distale Punkte	Lokale Punkte	Nah-Punkte
Schmerzen am Großzehengrundgelenk	Lu 10	Mi 2, Mi 3, Le 2, Le 3	Mi 5, Mi 8, Gb 41, Gb 42, Le 6

Tabelle 16: Distale, lokale und Nahpunkte zur Behandlung des Hallux valgus

Der Fernpunkt Lu 10 Yuji wird bei einem akuten und heftigen Schmerz, der weniger als drei Tage besteht, kontralateral gestochen. Besteht der Schmerz schon länger sticht man homolateral. Zuerst wird der Fernpunkt stark manipuliert, um ein De-Qi-Gefühl zu erreichen. Dabei wird die schmerzende Stelle aktiv oder passiv bewegt. Die lokale Nadelung des Schmerzgebietes soll erst nach Beendigung der aktiven und passiven Bewegung erfolgen. Dauernadeln können am Ohr oder an Nahpunkten den schmerzlindernden Effekt der Behandlung verlängern. Kurze Nadeln können am Ohr drei Tage verweilen, sollten jedoch umgehend entfernt werden, wenn sie Beschwerden wie Druckschmerz oder anhaltenden Juckreiz verursachen. Am Körper können längere Dauernadeln eingesetzt werden, die spätestens nach fünf bis sieben Tagen entfernt werden.

Phytotherapie

Werden Kräuterrezepturen begleitend zu einer medikamentösen Therapie angewendet, sollten diese im Falle möglicher Wechselwirkungen angepasst werden. Informationen über die Angaben in den Abschnitten 3.3.3. und 5.2. hinaus enthalten die Fachinformationen und die Fachliteratur.

Chinesische Arzneipflanzen

Hallux valgus

Yi Yi Ren Tang (Coicis semen Dekokt)
Wirkung: Vertreibt Wind und Feuchtigkeit, stärkt das Qi und regt die Blutzirkulation an. Der Puls ist gespannt oder saitenförmig und schlüpfrig. Die Zunge zeigt einen weißen, öligen Belag.

Arzneipflanzen	Dosis	Wirkung
Ma Huang (Ephedrae herba)*	6 g	tonisiert Yang
Gui Zhi (Cinnamomi ramulus)	6 g	vertreibt Wind-Kälte
Dang Gui (Angelicae sinensis radix)	5 g	tonisiert Blut
Bai Shao (Paeoniae radix alba)	9 g	tonisiert Blut
Cang Zhu (Atractylodis rhizoma)	9 g	transformiert Feuchtigkeit
Yi Yi Ren (Coicis semen)	24 g	leitet Feuchtigkeit aus
Zhi Gan Cao (Glycyrrhizae radix et rhizoma praep.)	3 g	tonisiert Qi
Sheng Jiang (Zingiberis rhizoma recens)	7 Scheiben	vertreibt Wind-Kälte

*Ma Huang ist in Deutschland verschreibungspflichtig, muss ggfs. durch eine andere Substanz derselben Kategorie ersetzt werden

Man könnte noch folgende Kräuter hinzufügen, um Blut und Qi zu bewegen und damit den Schmerz zu beeinflussen:

Ji Xue Teng (Milletiae caulis und radix) 6 – 9 g,
Ru Xiang (Gummi olibanum), 3 g
Mo Yao (Myrrha), 3 g
Niu Xi (Achyranthis radix), 9 g

Außerdem kommen noch folgende Rezepturen in Betracht:

San Bi Tang (Drei schmerzhafte Blockaden-Dekokt)

Wirkung: Tonisiert Leber und Nieren, vermehrt das Qi, nährt Blut und eliminiert Wind und Nässe. Der Puls ist dünn, schwach und langsam, die Zunge ist blass mit einem weißen Belag.

Arzneipflanzen	Dosis	Wirkung
Du Huo (Angelica pubescentis radix)	3 g	vertreibt Wind-Feuchtigkeit
Xu Duan (Dipsaci radix)	6 g	stärkt Bänder und Knochen, tonisiert Yang
Du Zhong (Eucommiae cortex)	6 g	tonisiert Yang
Fang Feng (Ledebouriellae radix)	6 g	vertreibt Wind-Feuchtigkeit
Rou Gui (Cinnamomi cassia cortex)	6 g	wärmt das Innere
Xi Xin (Asari herba cum radix)*	6 g	vertreibt Wind-Kälte
Ren Shen (Ginseng radix)	6 g	tonisiert Qi
Fu Ling (Poria)	6 g	stärkt Milz-, Magen- und Lungen-Qi
Dang Gui (Angelicae sinensis radix)	6 g	leitet Feuchtigkeit ab
Bai Shao (Paeoniae radix alba)	6 g	tonisiert Blut
Huang Qi (Astragali radix)	6 g	tonisiert Qi
Sheng Di Huang (Rehmanniae radix)	3 g	kühlt Blut
Chuan Xiong (Chuanxiong rhizoma)	3 g	bewegt Blut
Niu Xi (Achyranthis radix)	9 g	bewegt Blut
Zhi Gan Cao (Glycyrrhizae radix et rhizoma praep.)	6 g	harmonisiert die anderen Kräuter

*Xi Xin (Asari herba cum radix) ist in Deutschland nicht mehr zu bekommen. Man kann es ersetzen durch Wu Zhu Yu (Evodiae fructus) und Gan Jiang (Zingiberis rhizoma), die beide das Innere wärmen.

Gui Pi Tang (Dekokt, das die Milz wiederherstellt)
Wirkung: Tonisiert Qi und nährt das Blut, stärkt die Milz und nährt das Herz.

Arzneipflanzen	Dosis	Wirkung
Ren Shen (Ginseng radix et rhizoma)	6 g	tonisiert Qi
Huang Qi (Astragali radix)	12 g	tonisiert Qi
Bai Zhu (Atractylodis macrocephalae rhizoma)	9 g	tonisiert Qi
Zhi Gan Cao (Glycyrrhizae radix et rhizoma praep.)	3 g	tonisiert Qi
Dang Gui (Angelica sinensis radix)	9 g	tonisiert Blut
Long Yan Rou (Longan arillus)	12 g	tonisiert Blut
Fu Shen (Poriae sclerotium pararadicis)	9 g	nährt das Herz, beruhigt den Geist
Yuan Zhi (Polygalae radix)	6 g	nährt das Herz, beruhigt den Geist
Suan Zao Ren (Ziziphi spinosae semen)	12 g	nährt das Herz, beruhigt den Geist
Mu Xiang (Aucklandiae radix)	6 g	reguliert Qi

Ren Shen Yang Yin Tang (Ginseng radix et rhizoma Dekokt zur Nährung des Nähr-Qi)
Wirkung: Tonisiert Qi und Blut, nährt das Herz und beruhigt den Shen. Der Puls ist dünn und zart oder groß, leer und kraftlos. Die Zunge ist blass und hat einen dünnen, weißen Belag.

Arzneipflanze	Dosis	Wirkung
Ren Shen (Ginseng radix et rhizoma)	6 g	tonisiert Qi
Huang Qi (Astragali radix)	12 g	tonisiert Qi
Bai Zhu (Atractylodis macrocephalae rhizoma)	6 g	tonisiert Qi
Shu Di Huang (Rehmanniae radix praeparata)	9 g	tonisiert Blut
Dang Gui (Angelica sinensis radix)	9 g	tonisiert und bewegt Blut
Bai Shao (Paeoniae radix alba)	18 g	tonisiert Blut
Wu Wei Zi (Schisandrae fructus)	4 g	adstringiert
Fu Ling (Poria)	4 g	leitet Feuchtigkeit aus
Yuan Zhi (Polygalae radix)	6 g	nährt das Herz, beruhigt den Geist
Chen Pi (Citri reticulatae pericarpium)	6 g	reguliert Qi
Gui Zhi (Cinnamomi ramulus)	3 g	vertreibt Wind-Kälte
Zhi Gan Cao (Glycyrrhizae radix et rhizoma praep.)	3 g	tonisiert Qi

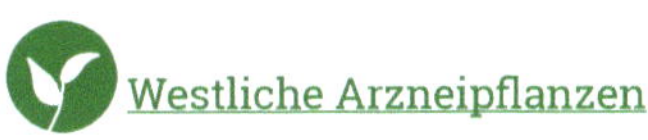

Wärmende Qi tonisierende und bewegende Rezeptur

Puls: langsam, eher tief, schwach, dünn

Zunge: blasser, eventuell feuchter Zungenkörper, Zahneindrücke, weißer Belag

Arzneipflanzen	Dosis	Wirkung
Angelicae archangelicae radix	35 g	tonisiert Milz-Qi, wärmt, öffnet die Oberfläche, eliminiert Wind-Kälte, bewegt das Blut in die Peripherie
Rosmarini folium	35 g	tonisiert Milz-Qi, Nieren-Yang, bewegt Leber-Qi und Blut in die Peripherie, eliminiert Feuchtigkeit und Wind-Kälte
Artemisiae herba Saturejae herba	30 g 25 g	öffnen die Oberfläche, eliminieren Wind-Kälte und Feuchtigkeit, tonisieren Milz-Qi, Nieren-Qi und –Yang, bewegen Leber-Qi
Cinnamomi cortex	25 g	wärmt das Innere, bewegt Qi, befreit die Leitbahnen
Betulae folium	25 g	tonisiert Nieren-Qi und Jing, eliminiert Feuchtigkeit
Avenae herba	25 g	tonisiert Blut, Nieren-Qi- und Yin, Milz-Qi und -Yin, beruhigt Shen

Anwendung: 1 Teelöffel bis 1 Esslöffel mit 200 bis 250 ml kochendem Wasser überbrühen und abgedeckt 15 Minuten ziehen lassen. Dreimal täglich eine Tasse .

Äußerliche Anwendungen

Die folgenden Arzneipflanzen können äußerlich zur unterstützenden Behandlung bei Deformitäten eingesetzt werden:

- Einreibungen mit Arnikatinktur
- Massagen mit Rosmarinöl (Rosmarini aetheroleum)
- Umschläge oder Wickel mit Beinwell (Symphyti radix), Quark, Retterspitz oder Weißkohlblättern

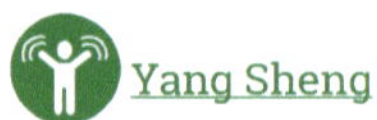

Yang Sheng

Hallux valgus

Allgemein

Training der Fußmuskulatur durch entsprechende gymnastische Übungen und Barfußlaufen. Man kann einen Golf- oder Tennisball auf eine harte Unterfläche legen und im Sitzen den Ball unter der nackten Fußsohle zwei Minuten hin und her bewegen. Auch das Greifen kleiner runder Gegenstände mit den Füßen oder das Federn mit den Zehen an der Kante einer Treppenstufe stärkt die Fußmuskulatur.

Ernährung

Milz-Qi- und Blut stärkende Nahrungsmittel sind zu empfehlen. Alle Feuchtigkeit und Schleim bildenden Nahrungsmittel müssen gemieden werden (Liste s. Anhang)

Bewegung

Haltungskorrektur mit Qigong und Taiji, Yoga, Tuina-Massagen lockern die Muskeln und beeinflussen den Qi-Fluss positiv.

Skoliose

Allgemein

In mittleren bis schweren Fällen empfiehlt sich das Tragen eines Korsetts.

Ernährung

Milz-Qi- und Blut stärkende Nahrungsmittel sind zu empfehlen. Alle Feuchtigkeit und Schleim bildenden Nahrungsmittel müssen gemieden werden (Liste s. Anhang)

Bewegung

Haltungskorrektur mit Qigong und Taiji, Yoga, Tuina-Massagen lockern die Muskeln und beeinflussen den Qi-Fluss positiv.

Nichtmedikamentöse Therapiemaßnahmen

Allgemein

Physiotherapie, Patientenschulung, Operation

Hallux valgus

zusätzlich manuelle Therapie, Zehenspreizer, Zehenpolster, Einlagen, Orthesen, Taping

Skoliose

zusätzlich Korsett

4.2.9. Stumpfe Traumata

4.2.9.1. Definition und Lokalisation

Stumpfe Verletzungen können Schäden im gesamten Bewegungsapparat hervorrufen. Sie können von Kontusionen, Kompressionen, Distorsionen mit Zerrungen, Verstauchungen oder Rissen im Bereich der Muskeln, Bänder und Gelenke oder Frakturen herrühren und von Hämatomen, Schwellungen und Schmerzen begleitet sein.

4.2.9.2. Traumata aus Sicht der TCM

Das Wort Trauma kommt aus dem Griechischen und bedeutet allgemein Verletzung, ohne dabei eine Feststellung zu treffen, wodurch diese hervorgerufen wurde. In der Medizin wird mit dem Begriff Trauma eine Verwundung bezeichnet, welche durch einen Unfall oder eine Gewalteinwirkung hervorgerufen wurde. Die Therapie sowohl mit Akupunktur als auch mit chinesischen Heilkräutern bei allen Schmerzen im Bewegungsapparat ist in den vorangegangenen Kapiteln beschrieben und kann je nach betroffener Körperstelle auch bei Traumata eingesetzt werden. Ist die Verletzung nicht älter als drei Tage wird homolateral akupunktiert, zuerst die Fernpunkte, dann die lokalen und Nah-Punkte. Ist die Verletzung älter als drei Tage, wird kontralateral akupunktiert, ebenfalls zuerst die Fernpunkte, dann die lokalen und Nahpunkte.

▶ Integrative Therapie

Je schneller die Behandlung nach dem erlittenen Trauma einsetzt, desto schneller ist ein Behandlungserfolg zu erzielen. Insgesamt kann die Akupunktur eine gute Schmerzerleichterung bringen, eventuelle Hämatome verteilen sich schneller und so trägt die Behandlung mit den Mitteln der chinesischen Medizin zu einer schnelleren Heilung bei.

▶ Medikamentöse Therapie

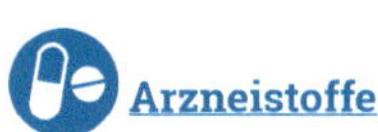

Bei der folgenden Liste handelt es sich um eine zusammenfassende Übersicht. Nicht alle der aufgeführten Arzneistoffe sind bei allen Diagnosen gleichermaßen indiziert. Über die genannten Arzneistoffe hinaus kann eine spezifische Behandlung erforderlich sein, die hier nicht erwähnt ist. (Unerwünschte Wirkungen ausgewählter Arzneistoffe und ihre Wirkung aus Sicht der chinesischen Medizin s. Abschnitt 5.2.)

NSAR – Nichtsteroidale Antirheumatika (Auswahl) Ibuprofen (s. Seite 207), Diclofenac (s. Seite 208), Naproxen (s. Seite 209)	**Wirkung** analgetisch, antiphlogistisch, antipyretisch **Hinweis** NSAR werden insbesondere bei Daueranwendung in der Regel zusammen mit Protonenpumpenhemmern (s. Seite 233) verordnet, um schweren Nebenwirkungen wie Ulzera im Magen-Darm-Trakt vorzubeugen.
Heparin	**Wirkung** Hemmung von Gerinnungsfaktoren

Wie in den Abschnitten 3.3.3. und 5. ausführlich erläutert, können Überschneidungen zwischen dem Syndrom, das der Erkrankung zu Grunde liegt, und möglichen unerwünschten Wirkungen der medikamentösen Therapie darauf beruhen, dass sich die Wirkungen von Arzneistoffen mit dem Syndrom des Patienten, der Wurzel (Ben) oder den Zweigen (Biao) der Erkrankung, überlagern. Dies sollte insbesondere bei einer medikamentösen Dauerbehandlung berücksichtigt werden.

▶ Chinesische Medizin

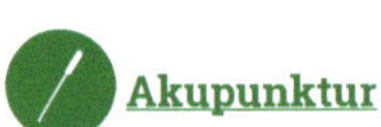

Ebenso wie bei allen beschriebenen Erkrankungen des Bewegungsapparates ist es das vordringliche Ziel, Qi und Blut zu bewegen und damit die Schmerzen zu lindern. Die Auswahl der Akupunkturpunkte richtet sich nach dem betroffenen Körperareal. Eine entsprechende Tabelle mit den betroffenen Körperarealen und den dazugehörigen Akupunkturpunkten ist auf Seite Seite 20 ff. zu finden. Außerdem ist immer auf einen Ausgleich zwischen oberer und unterer Körperhälfte zu achten. Hämatome oder Schwellungen können umnadelt werden oder man wendet Reiskornmoxa rund um das Hämatom oder eine Schwellung an.

Phytotherapie

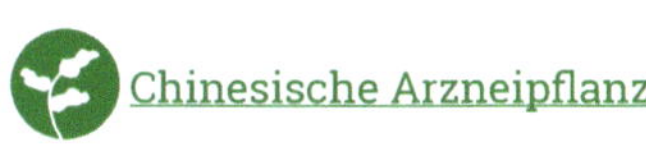

Die Da Wan (Trauma Pille)

Wirkung: Belebt das Blut, transformiert Blutstagnation, vermindert Schwellungen und lindert Schmerzen. Der Puls kann gespannt bis saitenförmig sein, je nachdem, wie lange das Trauma schon besteht. Auf der Zunge sieht man bei einer frischen Verletzung keine Veränderungen, während bei einem länger bestehenden Trauma Blutstagnationszeichen zu sehen sind.

Arzneipflanze	Dosis	Wirkung
Dang Gui (Angelicae sinensis radix)	9 g	tonisiert Blut
Chuan Xiong (Ligustici radix)	6 g	bewegt Blut
Ru Xiang (Gummi olibanum)	10 g	bewegt Blut
Mo Yao (Myrrha)	6 g	bewegt Blut
Xue Jie (Sanguis draconis)	6 g	bewegt Blut
Tu Bie Chong (Eupolyphagae)	6 g	bewegt Blut
Ma Huang (Ephedrae herba)*	10 g	tonisiert Yang
Zi Ran Tong (Pyritum)	6 g	bewegt Blut

*Ma Huang ist in Deutschland verschreibungspflichtig. Es kann durch ein anderes Kraut aus der gleichen Kategorie ersetzt werden.

Weitere Rezepturen:

Huo Luo xiao Ling Dan

(Phantastisch effektiv wirkende Pille zur Belebung der Kollateralen)

Wirkung: Belebt das Blut, transformiert Blutstagnation, vermindert Schwellungen und lindert Schmerzen. Der Puls ist saitenförmig, auf der Zunge sieht man unter Umständen Blutstagnationszeichen

Arzneipflanze	Dosis	Wirkung
Dan Shen (Salviae miltiorrhizae radix et rhizoma)	15 g	bewegt Blut
Ru Xiang (Gummi olibanum)	15 g	bewegt Blut
Mo Yao (Myrrha)	15 g	bewegt Blut
Dang Gui (Angelicae sinensis radix)	15 g	bewegt und tonisiert Blut

Fu Yuan Huo Xue Tang

(Dekokt, das die Gesundheit wiederherstellt, indem es das Blut belebt)

Indikation: Bei unerträglichen Schmerzen im Thorax, Hypochondrium oder an den Körperseiten, die mit einer traumatischen Verletzung in Verbindung stehen. Der Puls ist saitenförmig, auf der Zunge sieht man unter Umständen Blutstagnationszeichen.

Arzneipflanze	Dosis	Wirkung
Da Huang (Rhei radix et rhizoma)	30 g	bewegt Blut
Chai Hu (Bupleuri radix)	15 g	vertreibt Wind-Hitze
Dang Gui (Angelicae sinensis radix)	9 g	bewegt und tonisiert Blut
Tao Ren (Persicae semen)	9 g	bewegt Blut
Hong Hua (Carthami flos)	6 g	bewegt Blut
Tian Hua Fen (Trichosanthis radix)	9 g	transformiert heißen Schleim
Chuan Shan Jia (Manitis squama)	6 g	bewegt Blut
Gan Cao (Glycyrrhizae radix et rhizoma)	6 g	tonisiert Qi

Zum äußerlichen Gebrauch empfiehlt sich der Einsatz von **Zheng Gu Shui-Spray** oder von **Yunnan Baiao-Spray**.

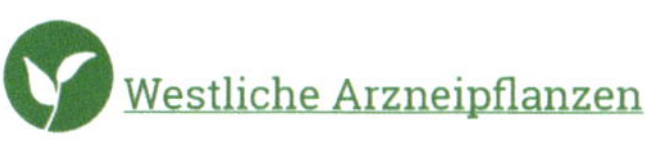

Blut bewegende Rezeptur

Puls: gespannt bis saitenförmig

Zunge: livider Zungenkörper, Unterzungenvenen gestaut

Arzneipflanze	Dosis	Wirkung
Calendulae flos	35 g	bewegt Blut und Leber-Qi, eliminiert Feuchtigkeit
Meliloti herba	35 g	bewegt Blut
Hamamelidis cortex / folium	25 g	bewegt Blut und Leber-Qi, adstrinigert
Stellariae herba	25 g	tonisiert Blut und Yin

Anwendung: 1 Teelöffel bis 1 Esslöffel mit 200 bis 250 ml kochendem Wasser überbrühen und abgedeckt 15 Minuten ziehen lassen. Dreimal täglich eine Tasse mit 3 x 20 Tropfen Rosskastanientinktur (Aesculi tinctura).

Im Falle einer Nervenverletzung sollte die Zaubernuss (Hamamelidis cortex / folium) durch Johanniskraut (Hyperici herba) ersetzt werden. Adstringiert die Zaubernuss zu stark, können stattdessen die Schafgarbe (Millefoli herba) oder der Buchweizen (Fagppyri herba) verwendet werden.

Nach größerem Blutverlust zusätzlich entweder drei Esslöffel Hagebuttenmus pro Tag oder bis zu dreimal täglich eine Saftschorle des Muttersafts der Heidelbeere (Myrtilli fructus), der Holunderbeere (Sambuci fructus) oder der schwarzen Johannisbeere (Ribes nigri fructus) trinken sowie täglich einen Teelöffel Brennnesselsamen, Blütenpollen und / oder Weizengras zu sich nehmen, um das Blut, Jing und das Wei-Qi zu nähren.

Rezeptur nach Bänderriss oder Fraktur

Tee 1

Arzneipflanze	Dosis	Wirkung
Equiseti herba	50 g	tonisiert Nieren-Qi, -Yin und Jing, eliminiert Feuchtigkeit

Tee 2

Arzneipflanze	Dosis	Wirkung
Calendulae flos	35 g	bewegt Blut und Leber-Qi, eliminiert Feuchtigkeit
Bellidis flos / herba	30 g g	bewegt Blut und Leber-Qi
Avenae herba	25 g g	tonisiert Blut, Nieren-Qi und -Yin, Milz-Qi und -Yin
Urticae folium	25 g g	tonisiert Blut und Yin, nährt die Bänder, eliminiert Feuchtigkeit

Zubereitung: 1 Esslöffel von Tee 1 auf 750 ml Wasser 30 bis 60 Minuten auskochen. Anschließend 1 Esslöffel von Tee 2 zugeben und 20 Minuten mit Tee 1 ziehen lassen. Dreimal täglich eine Tasse. Tee 1 kann auch ohne Tee 2 verabreicht werden. Zur Steigerung der Wirkung können dreimal 20 Tropfen Symphiti tinctura (frei von Pyrrolizidinalkaloiden (PA-frei)) in den Tee gegeben werden.

Äußerliche Anwendungen

- Auflagen mit Heublumenkissen (Graminis flos)
- Bäder mit Heublumen (Graminis flos)
- Einreibungen mit Arnika als Öl, Salbe (mit 10-20 % Tinktur) oder Tinktur (3- bis 10-fach verdünnt), Campherspiritus (10 %), Gänseblümchenöl oder -tinktur, Johanniskrautöl mit oder ohne Zusatz von Pfefferminz-, Rosmarin- und Lavendelöl (je 5 Tropfen auf 50 ml)
- Umschläge, Kompressen oder Packungen mit Beinwell (Symphiti radix), Heublumen (Graminis flos) oder Steinklee (Meliloti herba)

	Prellung	Quetschung	Zerrung	Verstauchung	Bänderriss	Knochenbruch
Arnika	+	+	+	+	+	+
Beinwell	+	+	+	+	+	+
Campherspiritus	+		+	+		
Gänseblümchen	+	+	+	+	+	+
Heublumen	+	+				
Johanniskrautöl	+		+	+	+	+
Pfefferminzöl	+	+				
Retterspitz	+	+	+	+	+	
Steinklee			+	+		+

Tabelle: Äußerliche Anwendungen von Arzneipflanzen bei stumpfen Verletzungen

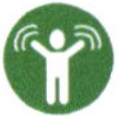

Yang Sheng

PECH (Pause, Eis, Compression, Hochlagern)

Nichtmedikamentöse Therapiemaßnahmen

Bandagen, Tapes, Orthesen, Gips, Operation

Quellen

Abat F, Alfredson H, Cucchiarini M et al. Current trends in tendinopathy: consensus of the ESSKA basic science committee. Part II: treatment options. J Exp Orthop. 2018 Sep 24;5(1):38.

Allam AE, Chang KV. (2018) Pain, Plantar Heel. StatPearls [Internet]. Treasure Island (FL): StatPearls Publishing; 2018 Sep 23.

Angelini A, Zanotti G, Berizzi A et al. Synovial cysts of the hip. Acta Biomed. 2018 Jan 16;88(4):483-490.

Bachmann, J, Chinesische Medizin in der Orthopädie, Elsevier-Verlag GmbH, München, 2008

Bader B, Henrich U. Westliche Kräuter in der chinesischen Medizin. ML-Verlag, Kulmbach 2019

Baur-Müller, B. Westliche Heilpflanzen in der Praxis der chinesischen Medizin. Springer Medizin, Berlin Heidelberg 2016

Bensky, D, Barolet, R, Chinesische Arzneimittelrezepte und Behandlungsstrategien, Verlag Systemische Medizin, Bad Kötzting, 1996

Beutler A. Musculoskeletal Therapies: Adjunctive Physical Therapy. FP Essent. 2018 Jul;470:16-20.

Bichsel-Altherr B, Brönnimann J. Gemmotherapie. Die Kraft der Knospen. Verlag Eugen Ulmer 2015

Blaschek M. Wichtl - Teedrogen und Phytopharmaka. Wissenschaftliche Verlagsgesellschaft, Stuttgart 2016Buttgereit F et al. (2017), S3-Leitlinie zur Behandlung der Polymyalgia rheumatica.

Bühring, U, Praxis-Lehrbuch Heilpflanzenkunde. Karl F. Haug Verlag, Stuttgart 2014.

Chen, John K, Chen, Tina T, Chinesische Pharmakologie, Verlag Systemische Medizin, Bad Kötzting, 2014

Dachverband der Deutschsprachigen Wissenschaftlichen Osteologischen Gesellschaften (2017), Prophylaxe, Diagnostik und Therapie der Osteoporose bei postmenopausalen Frauen und bei Männern.

Deutsche Gesellschaft für Orthopädie und Orthopädische Chirurgie (2019), S2k-Leitlinie Epicondylopathia radialis humeri.

Deutsche Gesellschaft für Schmerzmedizin http://forum-schmerzmedizin.de

Deutsche Schmerzgesellschaft (2017), Definition, Pathophysiologie, Diagnostik und Therapie des Fibromyalgiesyndroms.

Evans J, Blake J. (2018) Bone, Cyst, Unicameral. StatPearls [Internet]. Treasure Island (FL): StatPearls Publishing; 2017 Dec 6.

Fiehn C et al. (2018), S2e-Leitlinie Therapie der rheumatoiden Arthritis mit krankheitsmodifizierenden Medikamenten.

Finthelmann V, Weiss R. Lehrbuch Phytotherapie. Hipokrates Verlag Stuttgart 2006Foris LA, Bhimji SS. (2018) Cyst, Baker. StatPearls [Internet]. Treasure Island (FL): StatPearls Publishing; 2017 Oct 6.

Ganz C, Hutter L. Gemmotherapie: Knospen in der Naturheilkunde. AT Verlag 2015

Garving C, Jakob S, Bauer I et al. Impingementsyndrom der Schulter. Dtsch Arztebl Int 2017; 114(45): 765-76

Glocker F et al (2018), S2k-Leitlinie Lumbale Radikulopathie.

Gregush RE, Habusta SF. (2018) Cyst, Ganglion. StatPearls [Internet]. Treasure Island (FL): StatPearls Publishing; 2017 Dec 5.

Greitemann B et al (2020) S2k-Leitlinie zur konservativen und rehabilitativen Versorgung bei Bandscheibenvorfällen mit radikulärer Symptomatik.

Holmes, Peter The Energetics of Western Herbs 2 Bände

Johnson DB, Gossman WG. (2018) Bursitis, Ischial. StatPearls [Internet]. Treasure Island (FL): StatPearls Publishing; 2018 Jan 2.

Jobst D et al (2017), DEGAM S1-Handlungsempfehlung Knieschmerz bei Arthrosezeichen.

Kiel J, Kaiser K. (2018) Golfers Elbow. StatPearls [Internet]. Treasure Island (FL): StatPearls Publishing; 2018 Aug 2.

Kim JY, Chung SW, Kim JH et al. A Randomized Trial Among Compression Plus Nonsteroidal Antiinflammatory Drugs, Aspiration, and Aspiration With Steroid Injection for Nonseptic Olecranon Bursitis. Clin Orthop Relat Res. 2016 Mar;474(3):776-83.

Klitz U et al. (2018), S3- Leitlinie Axiale Spondyloarthritis inklusive Morbus Bechterew und Frühformen.

König, G., Wancura, I. Praxis und Theorie der neuen chinesischen Akupunktur, Band 1, 3. Ergänzte und überarbeitete Auflage, Verlag Wilhelm Maudrich, Wien, München, Bern Kroppenstedt S et al. (2017), S2k-Leitlinie Spezifischer Kreuzschmerz.

Lipman K, Wang C, Ting K et al. Tendinopathy: injury, repair, and current exploration. Drug Des Devel Ther. 2018; 12: 591–603.

Lorenzen, U. Mikrokosmische Landschaften, Verlag Müller & Steinicke, München 2006

Ludolph AC et al. (2017), S1-Leitlinie Zervikale spondylotische Myelopathie.

Maciocia, G, Grundlagen der Chinesischen Medizin, Elsevier-Verlag, München, 2. Auflage, 2008

Magel H, Prinz W, Luijk S.v. 180 westliche Kräuter in der Chinesischen Medizin. Haug Verlag Stuttgart 2012

Matziolis G et al. (2019), S2k-Leitlinie Koxarthorse.

McDonald BT, Lucas JA (2018) Spondylolysis. StatPearls [Internet]. Treasure Island (FL): StatPearls Publishing; 2018 Aug 13.

MSD Manual, Verlag Urban & Fischer, 6. Auflage 2000

Monteagudo M, de Albornoz PM, Gutierrez B et al. Plantar fasciopathy: A current concepts review. EFORT Open Rev. 2018 Aug 29;3(8):485-493.

Nast A et al. (2017), S3 - Leitlinie zur Therapie der Psoriasis vulgaris.

Noordin S, Allana S, Umer M et al. Unicameral bone cysts: Current concepts. Ann Med Surg (Lond). 2018 Jun 28;34:43-49.

Oommen PT et al. (2020) S2k-Leitlinie „Therapie der Juvenilen Idiopathischen Arthritis".

Pan H, Jin R, Li M1 et al. The Effectiveness of Acupuncture for Osteoporosis: A Systematic Review and Meta-Analysis. Am J Chin Med. 2018;46(3):489-513.

Pangia J, Rizvi TJ. (2018) Bursitis, Olecranon. StatPearls [Internet]. Treasure Island (FL): StatPearls Publishing; 2017 Nov 20.

Pohl M et al. (2017), S2k-Leitlinie Zervikale Radikulopathie.

Räke, M, Fibromyalgie erfolgreich behandeln mit Traditioneller Chinesischer Medizin und Naturheilkunde, Richard-Pflaum-Verlag GmbH & Co, KG, München, 2003

Ridderbusch K, Spiro AS, Kunkel P et al. Strategien in der Behandlung der frühkindlichen Skoliose. Dtsch Arztebl Int 2018; 115(22): 371-6

Rittner H et al. (2017), Nationale VersorgungsLeitlinie Nicht-spezifischer Kreuzschmerz.

Ronneberg C et al (2019), S3 Leitlinie Funktionelle Körperbeschwerden.

Ross J, Eine klinische Materia medica. Verlag Systemische Medizin, Bad Kötzting 2018

Scherer M et al. (2016), DEGAM S1 Handlungsempfehlung Nackenschmerzen.

Schilcher H, Leitfaden Phytotherapie. München 2016

Schröder W, Die Meisterkräutertherapie. Verlag der Heilung - Wanja Schröder Ruhpolding 2017

Seca S, Miranda D, Cardoso D et al. Effectiveness of Acupuncture on Pain, Physical Function and Health-Related Quality of Life in Patients with Rheumatoid Arthritis: A Systematic Review of Quantitative Evidence. Chin J Integr Med. 2018 Dec 19.

Sood B, Keenaghan M. Coenzyme Q10. StatPearls [Internet]. Treasure Island (FL): StatPearls Publishing; 2018Spies CK, Langer M, Hahn P et al. Therapie der primären Finger- und Daumengelenkarthrose. Dtsch Arztebl Int 2018; 115(16): 269-75

Stöve J et al (2018), S2k-Leitlinie Gonarthrose.

Traversier R, Staudinger K, Friedrich. TCM mit westlichen Pflanzen. Haug Verlag Stuttgart 2012

Traversier R. Westliche Pflanzen und ihre Wirkungen in der TCM. Haug Verlag Stuttgart 2014Trobisch P, Suess O, Schwab F. Die idiopathische Skoliose, Dtsch Arztebl Int 2010; 107(49): 875-84.

van Dijk PA, Miller D, Calder J et al. The ESSKA-AFAS international consensus statement on peroneal tendon pathologies. Knee Surg Sports Traumatol Arthrosc. 2018 May 16.

Varacallo M, Mair SD. Rotator Cuff Tendonitis. StatPearls [Internet]. Treasure Island (FL): StatPearls Publishing; 2018 Oct 8.

Varacallo M, Mair SD. (2018) Rotator Cuff Syndrome. StatPearls [Internet]. Treasure Island (FL): StatPearls Publishing; 2018 Oct 15.

Wabner, Thierl. Klinikhandbuch Aromatherapie. Verlag Systemische Medizin, Bad Kötzting 2017

Wang YC, Chiang JH, Hsu HC, Tsai CH. Decreased fracture incidence with traditional Chinese medicine therapy in patients with osteoporosis: a nationwide population-based cohort study. BMC Complement Altern Med. 2019 Feb 4;19(1):42. doi: 10.1186/s12906-019-2446-3.

Waizy H.(2014), Hallux valgus.

Weiß HR et al (2012), Leitlinie Spezielles Rehabilitationskonzept Wirbelsäulendeformitäten.

Wiendl H et al. (2017), S2k-Leitlinie Myositissyndrome.

Williams CH, Sternard BT. Bursitis. StatPearls [Internet]. Treasure Island (FL): StatPearls Publishing; 2018 Jun 25.

Wilson F, Walshe M, O'Dwyer T et al. Exercise, orthoses and splinting for treating Achilles tendinopathy: a systematic review with meta-analysis. Br J Sports Med. 2018 Aug 31. pii: bjsports-2017-098913.

5. Arzneistoffe und Hinweise zur integrativen Therapie

5.1. Wirkung und Nebenwirkungen aus Sicht der chinesischen Medizin

Nebenwirkungen können von der Dosierung, der Häufigkeit der Einnahme und der Darreichungsform abhängen. Bei den im Anhang aufgelisteten Arzneistoffen ist exemplarisch nur eine Auswahl der sehr häufig bis gelegentlich auftretenden unerwünschten Wirkungen berücksichtigt, um die Auswirkungen der medikamentösen Therapie aus Sicht der chinesischen Medizin aufzuzeigen. Allerdings unterliegen die Erkenntnisse der Medizin einem ständigen Wandel, die regelmäßig in die Fachinformationen einfließen. Daher können die hier gemachten Angaben jederzeit überholt sein. Aktuelle und vollständige Informationen zu den Nebenwirkungen der jeweiligen Arzneistoffe enthalten die Fachinformationen der im Handel befindlichen Produkte unter www.fachinfo.de.

Alleine aufgrund der Listen in den Fachinformationen ist eine eindeutige Zuordnung der erfassten Nebenwirkungen zu einem TCM-Syndrom meist nicht möglich. Sie ergibt sich vielmehr aus den weiteren möglichen unerwünschten Wirkungen. Daher werden einige Nebenwirkungen in den folgenden Tabellen bei verschiedenen Syndromen erwähnt und mehrere Angaben gemacht, welche Syndrome sich unter dem Einfluss der jeweiligen Arzneistoffe entwickeln können.

Nicht alle der im Folgenden genannten Nebenwirkungen treten bei jedem Patienten auf. Letztendlich hängt es von der individuellen Dysbalance des Patienten ab, ob und falls ja, welche Symptome sich zeigen. Daher ist es unumgänglich die tatsächlich auftretenden Nebenwirkungen im Rahmen einer Diagnose nach den Regeln der chinesischen Medizin für jeden Patienten individuell zu erfassen. Auf dieser Grundlage können die syndrombezogenen Rezepturen modifiziert werden, indem gezielt Arzneipflanzen ausgewählt werden, die beispielsweise nicht nur die Schmerzen im Bewegungsapparat, sondern auch das Syndrom behandeln, das mit den Nebenwirkungen korreliert.

!

Dabei ist zu beachten, dass sich die Wirkungen von Arzneistoffen mit dem Syndrom des Patienten, der Wurzel (Ben) oder den Zweigen (Biao) der Erkrankung, überlagern können. So können Schmerzen im Bewegungsapparat zum Beispiel oftmals auf eine Schwäche des Milz-Qi oder eine Leber-Qi-Stagnation zurück geführt werden. Medikamente können die Schmerzen in vielen Fälle effektiv und schnell lindern, so dass sich die Lebensqualität der Betroffenen verbessert und das Risiko für die Entstehung von einem Schmerzgedächtnis verringert wird. Dennoch können sie vielfach nicht die Ursache der Erkrankung aus Sicht der chinesischen Medizin beheben und eine entsprechende Prädisposition im Falle einer Daueranwendung sogar verstärken. Da die medikamentöse Therapie dennoch indiziert und unerlässlich sein kann, profitiert der Patient von einer Begleittherapie nach den Regeln der chinesischen Medizin, wenn die Vorteile beider Systeme miteinander kombiniert werden. Im Idealfall werden Nebenwirkungen reduziert und der Bedarf an Medikamenten sinkt. Gleichzeitig wird die Krankheitsursache behandelt. Darüber hinaus ist es im Anschluss an die Akutbehandlung empfehlenswert das zugrunde liegende Muster im Sinne einer Rezidivprophylaxe längerfristig mit Akupunktur oder Phytotherapie weiter zu behandeln sowie die Ernährung dauerhaft umzustellen und die Lebensführung (Yang Sheng) anzupassen.

Zusätzlich sollten die Angaben zum möglichen Einfluss einiger Arzneistoffe auf den Mikronährstoffhaushalt beachtet werden. Bevor Mikronährstoffe therapieunterstützend eingenommen werden, sollte allerdings überprüft werden, ob tatsächlich ein Mangel vorliegt. Es ist oft möglich, die fehlenden Mikronährstoffe mit der Nahrung zuzuführen. Erfahrungsgemäß kann die Wirkung von Arzneistoffen auf diese Weise unterstützt und ihre Verträglichkeit verbessert werden. Der Bedarf von Erkrankten kann höher sein als derjenige von Gesunden.

Darüber hinaus haben wissenschaftliche Untersuchungen ergeben, dass sich vielfach das Mikrobiom im Darm unter dem Einfluss von Medikamenten verändert. Dies kann physische, aber auch psychische Beschwerden nach sich ziehen. Aus diesem Grund profitieren Patienten mitunter von einer begleitenden Behandlung mit Prä- und Probiotika. Während Präbiotika meist über die Nahrung oder in Form von resistenter Stärke zugeführt werden können, sollten Probiotika bei Bedarf als Fertigprodukt verabreicht werden. Im Falle einer immunsuppressiven Therapie sollte ihr Einsatz allerdings im Einzelfall mit dem behandelnden Arzt abgesprochen werden.

Im Hinblick auf mögliche Wechselwirkungen sollten ferner die Ausführungen im Abschnitt 3.3.3. beachtet werden.

5.2. Wirkungen, Nebenwirkungen und Interaktionen ausgewählter Arzneistoffe

5.2.1. Analgetika

5.2.1.1. Nichtsteroidale Antirheumatika

Hinweis

NSAR werden insbesondere bei Daueranwendung in der Regel zusammen mit Protonenpumpenhemmern (s. Seite 233) verordnet, um schweren Nebenwirkungen wie Ulzera im Magen-Darm-Trakt vorzubeugen.

Ibuprofen

Ausgewählte Nebenwirkungen und ihre Behandlung

Syndrombezug	Häufig	Gelegentlich
Milz-Qi-Leere	Übelkeit Blähungen Diarrhö Bauchschmerzen leichte Magen-Darm-Blutungen	Müdigkeit Kopfschmerzen
Stagnation des Magen-Qi evtl. mit gegenläufigem Qi	Sodbrennen Bauchschmerzen Erbrechen	
Stagnationshitze	leichte Magen-Darm-Blutungen	Ulzera im Magen-Darm-Trakt Gastritis Stomatitis Verschlechterung einer CED
Leber-Qi-Stagnation evtl. mit Wind oder gegenläufigem Qi	Obstipation Bauchschmerzen	Kopfschmerzen Schwindel Schlaflosigkeit Erregung Reizbarkeit Sehstörungen allergische Reaktionen

Zur Behandlung von Nebenwirkungen sollte man vor allem das Qi der Mitte tonisieren sowie bei Bedarf das Leber-Qi bewegen, das gegenläufige Qi absenken und gegebenenfalls Wind beruhigen. Gelbwurz (Curcumae longae rhizoma) kann vor Ulzerationen im Magen-Darm-Trakt schützen, hemmt aber CYP2C9. Im Falle einer Zunahme unerwünschter Wirkungen muss entweder die Medikamentendosis reduziert oder auf die gemeinsame Anwendung verzichtet werden. Adstringentien können Blutungen lindern. Im Falle einer Stagnationshitze sollten kühlende Kräuter und Yin-Tonika zum Einsatz kommen. Überschneidungen zwischen dem Syndrom, das der Erkrankung zu Grunde liegt, und möglichen unerwünschten Wirkungen der medikamentösen Therapie können den Behandlungsbedarf nach den Regeln der chinesischen Medizin bestätigen.

Einfluss auf die Mikronährstoffe

› s. Naproxen Seite 210

Mögliche Wechselwirkungen mit Arzneipflanzen

› s. Naproxen Seite 210

Diclofenac

Ausgewählte Nebenwirkungen und ihre Behandlung

	Sehr häufig	Häufig	Gelegentlich
Milz-Qi-Leere evtl. mit Feuchtigkeit	Übelkeit Diarrhö	Müdigkeit Benommenheit Appetitlosigkeit Blähungen Kopfschmerzen Bauchschmerzen	Ödeme
gegenläufiges Magen-Qi und / oder Magen-Feuer	Erbrechen Magen-Darm-Blutungen	Kopfschmerzen Gastrointestinale Ulzera	Hämatemesis blutige Diarrhö Melaena (Teerstuhl)
Leber-Qi-Stagnation evtl. mit gegenläufigem Qi		Kopfschmerzen Schwindel Reizbarkeit, Erregtheit Bauchschmerzen Krämpfe im Magen-Darm-Trakt	Urtikaria Juckreiz Entzündungen der Haut Allergische Reaktionen
Herz-Qi-Leere evtl. Qi-oder Blutstagnation			Palpitationen Herzinsuffizienz Brustschmerz Herzinfarkt

Zur Behandlung von Nebenwirkungen sollte man vor allem das Qi der Mitte tonisieren sowie bei Bedarf das Leber-Qi bewegen, das gegenläufige Qi absenken und gegebenenfalls Wind beruhigen. Adstringentien können Blutungen lindern. Im Falle einer Stagnationshitze sollten kühlende Kräuter und Yin-Tonika zum Einsatz kommen, die zugleich das Qi bewegen. Überschneidungen zwischen dem Syndrom, das der Erkrankung zu Grunde liegt, und möglichen unerwünschten Wirkungen der medikamentösen Therapie können den Behandlungsbedarf nach den Regeln der chinesischen Medizin bestätigen.

Einfluss auf die Mikronährstoffe

› s. Naproxen Seite 210

Mögliche Wechselwirkungen mit Arzneipflanzen

› s. Naproxen Seite 210

Naproxen

Ausgewählte Nebenwirkungen und ihre Behandlung

	Häufig	Gelegentlich
Milz-Qi-Leere evtl. mit Feuchtigkeit	Übelkeit Kopfschmerzen Bauchschmerzen	Müdigkeit Benommenheit Schläfrigkeit Diarrhö
gegenläufiges Magen-Qi und / oder Magen-Feuer	Sodbrennen Kopfschmerzen	Erbrechen Hämatemesis Gastrointestinale Ulzera mit oder ohne Blutung Melaena (Teerstuhl)
Leber-Qi-Stagnation evtl. mit gegenläufigem Qi und / oder Wind	Kopfschmerzen Schwindel Bauchschmerzen	Schlaflosigkeit Reizbarkeit, Erregung Sehstörungen Obstipation Allergische Reaktionen
Nieren-Qi-Leere		Harnretention Ödeme
Wind-Kälte		Fieber Schüttelfrost

Zur Behandlung von Nebenwirkungen sollte man vor allem die Mitte tonisieren und das Leber-Qi bewegen. Im Einzelfall kann es zusätzlich erforderlich sein, das Nieren-Qi zu unterstützen oder einen gegenläufigen Qi-Fluss zu korrigieren. Überschneidungen zwischen dem Syndrom, das der Erkrankung zu Grunde liegt, und möglichen unerwünschten Wirkungen der medikamentösen Therapie können den Behandlungsbedarf nach den Regeln der chinesischen Medizin bestätigen.

Einfluss der NSAR auf die Mikronährstoffe

Die Resorption von Eisen, Folsäure und Vitamin B12 kann beeinträchtigt sein.

Mögliche Wechselwirkungen der NSAR mit Arzneipflanzen

Aktuelle ausführliche Informationen enthalten die Fachinformationen.

- Gelbwurz (Curcumae longae rhizoma) kann die analgetische Wirkung von Ibuprofen, koffeinhaltige Arzneipflanzen können die analgetische Wirkung der NSAR verstärken.
- Hanf (Cannabis sativa) kann als Inhibitor von CYP2C9 die Bioverfügbarkeit von Ibuprofen steigern. Kamille (Chamomillae flos) und Gelbwurz (Curcumae rhizoma) können als Inhibitoren von CYP2C9 die Bioverfügbarkeit von Diclofenac steigern. Im Falle einer unvermeidlichen Kombination sollten die Dosierungen der Arzneistoffe in Absprache mit dem behandelnden Arzt gegebenenfalls angepasst werden.
- Nachtkerzenöl kann die antiinflammtorische Wirkung von NSAR beeinträchtigen.
- Bei einer gemeinsamen Anwendung von NSAR mit pflanzlichen Salicylaten, Herzgespann (Leonuri cardiacae herba) oder Knoblauch (Allii sativi bulbus) kann das Blutungsrisiko erhöht sein.
- Es ist ein Fall intrakranieller Hämorrhagie nach gemeinsamer Anwendung von Ginkgo (Ginkgo folium) und Ibuprofen dokumentiert.
- NSAR hemmen die Diurese und beeinträchtigen damit auch die entsprechende Wirkung von Arzneipflanzen. Sie wirken zudem hypertensiv und sollten daher nicht mit Arzneipflanzen kombiniert werden, die ebenfalls den Blutdruck erhöhen.
- NSAR können die Plasmakonzentration von Digoxin und damit das Risiko einer Überdosierung erhöhen. Dies sollte bei einer Kombination mit entsprechenden Arzneipflanzen beachtet werden.
- Eine Kombination der NSAR mit potentiell nierenschädigenden Arzneipflanzen oder Tinkturen sollte unterbleiben.

5.2.1.2. Nichtopioid Analgetika

Metamizol

Ausgewählte Nebenwirkungen und ihre Behandlung

Syndrombezug	Gelegentlich	Selten bis sehr selten
Leber-Qi-Stagnation evtl. mit Wind, gegenläufigem Qi und Holz greift Metall an	Arzneimittelexanthem	allergische Reaktionen einschließlich Dyspnoe, Asthma, Flushs und Blutdruckabfall
Schwäche von Nieren-Qi / -Yang		Nierenfunktionsstörungen Leukopenie Agranulozytose

Zur Behandlung von Nebenwirkungen sollte man das Leber-Qi bewegen und Wind beruhigen sowie bei Bedarf das gegenläufige Qi absenken. Effektive pflanzliche Antiallergika sind beispielsweise Schwarzkümmelöl (Nigellae oleum) und Gemmomazerate der schwarzen Johannisbeere (Ribes nigrum).

Mögliche Wechselwirkungen mit Arzneipflanzen

- Eine gemeinsame Anwendung mit Tinkturen sollte nicht erfolgen.

Paracetamol

Ausgewählte Nebenwirkungen und ihre Behandlung

Syndrombezug	Selten bis sehr selten	Intoxikation
Leber-Qi-Stagnation evtl. mit Wind, Stagnationshitze bzw. Schädigung des Leber-Yin	Anstieg der Transaminasen Thrombozytopenie Agranulozytose allergische Reaktionen	Lebernekrose
Holz greift Metall an	Bronchospasmus	

Zur Behandlung von Nebenwirkungen sollte man das Leber-Qi bewegen und das Leber-Yin stärken. Effektive pflanzliche Antiallergika sind beispielsweise die Gemmomazerate der schwarzen Joahnnisbeere (Ribes nigrum). Schwarzkümmelöl (Nigellae oleum) ist wegen möglicher Wirkungsverlängerung von Paracetamol ungeeignet.

Mögliche Wechselwirkungen mit Arzneipflanzen

- Koffeinhaltige Arzneipflanzen, Gelbwurz (Curcumae longae rhizoma) und Gelsemiumwurzelstock (Gelsemii rhizoma) können die analgetische Wirkung verstärken.
- Arzneipflanzen mit einem starken Absorptionsvermögen können die Resorption von Paracetamol beeinträchtigen. Es sollte ein Mindestabstand von 2 Stunden zwischen der Einnahme des Arzneistoffs und der Anwendung der Kräuter liegen.
- Pflanzliche Induktoren von CYP2E1 können die Plasmakonzentration des hepatotoxischen Metaboliten von Paracetamol erhöhen.
- Pflanzliche Inhibitoren von CYP1A2, CYP2D6 und CYP3A4 können den Abbau von Paracetamol und seinem hepatotoxischen Metaboliten beeinträchtigen, so dass die Plasmakonzentration von Paracetamol ansteigt.
- Eine gemeinsame Anwendung von Paracetamol mit potentiell hepatotoxisch wirkenden Arzneipflanzen sollte vermieden werden.

5.2.1.3. Opioide

Hydromorphon

Ausgewählte Nebenwirkungen und ihre Behandlung

	Häufig	Gelegentlich
Milz-Qi-Leere evtl. gegenläufigem Magen-Qi	Schwäche Schläfrigkeit Übelkeit Erbrechen	Kopfschmerzen Bauchschmerzen
Trockenheit	Mundtrockenheit Obstipation	
Leber-Qi-Stagnation evtl. mit Wind	Juckreiz Schwindel	Kopfschmerzen Tremor unwillkürliche Muskelkontraktionen Parästhesien Bauchschmerzen Hautausschlag Urtikaria Sehstörungen Dysphorie
Gegenläufiges Qi	Schwitzen Verwirrtheit	Tachykardie Kopfschmerzen
Herz-Qi-Leere evtl. mit Shen-Störungen	Schwitzen	Hypotonie
Nieren-Qi- / -Yang-Leere	Harnverhalt Harndrang	Libidomangel Impotenz

Entzugserscheinungen
mit Agitiertheit, Ängsten, Nervosität, Schlaflosigkeit, Hyperkinese, Tremor, gastrointestinalen Beschwerden

Zur Behandlung von Nebenwirkungen sollte man vor allem das Qi mit den Jinye bewegen und bei Bedarf das gegenläufige Qi und Yang absenken. Unter Umständen muss man ferner Wind beruhigen. Zusätzlich kann es im Einzelfall erforderlich sein das Qi der Mitte, der Nieren und / oder des Herzens zu tonisieren. Darüber hinaus ist es unerlässlich das Yin zu nähren, den Dickdarm zu befeuchten und das Qi im Dickdarm zu bewegen. Überschneidungen zwischen dem Syndrom, das der Erkrankung zu Grunde liegt, und möglichen unerwünschten Wirkungen der medikamentösen Therapie können den Behandlungsbedarf nach den Regeln der chinesischen Medizin bestätigen.

Einfluss auf die Mikronährstoffe

› s. unten unter Tramadol

Mögliche Wechselwirkungen der Opioide mit Arzneipflanzen

› s. Seite 215

<u>Tramadol</u>

Ausgewählte Nebenwirkungen und ihre Behandlung

	Sehr häufig	Häufig	Gelegentlich
Milz-Qi-Leere	Übelkeit	Benommenheit Kopfschmerzen	Schwäche Diarrhö
Nahrungsstagnation und gegenläufiges Magen-Qi		Erbrechen Kopfschmerzen	Völlegefühl Magendruck
Leber-Qi-Stagnation evtl. mit Wind	Schwindel	Kopfschmerzen Obstipation	Hautausschlag Juckreiz
Stagnation im Dickdarm		Obstipation	
Yin-Leere mit aufsteigendem Yang		Mundtrockenheit Obstipation Kopfschmerzen	Flushs Herzklopfen Tachykardie
Herz-Qi-Leere		Schwitzen	Schwäche Kreislaufzusammenbruch

Zur Behandlung von Nebenwirkungen sollte man vor allem das Qi mit den Jinye bewegen und bei Bedarf das gegenläufige Qi und Yang absenken. Unter Umständen muss man ferner Wind beruhigen. Zusätzlich kann es im Einzelfall erforderlich sein das Qi der Mitte und / oder des Herzens zu tonisieren. Darüber hinaus ist es unerlässlich das Yin zu nähren, den Dickdarm zu befeuchten und das Qi im Dickdarm zu bewegen. Überschneidungen zwischen dem Syndrom, das der Erkrankung zu Grunde liegt, und möglichen unerwünschten Wirkungen der medikamentösen Therapie können den Behandlungsbedarf nach den Regeln der chinesischen Medizin bestätigen.

Einfluss der Opioide auf die Mikronährstoffe

Opioide können die Aufnahme von Vitaminen, Mineralstoffen und Spurenelementen beeinträchtigen.

Mögliche Wechselwirkungen der Opioide mit Arzneipflanzen

Aktuelle ausführliche Informationen enthalten die Fachinformationen.

- Leinsamen (Lini semen) kann die Resorption von Opioiden beeinträchtigen. Daher sollte auch zu anderen Arzneipflanzen, die Schleimstoffe enthalten, ein Abstand von dreißig bis 60 Minuten eingehalten werden. Allerdings besteht auch dann ein erhöhtes Risiko für einen Ileus, da Opioide die Darmperistaltik hemmen.
- Eine Kombination mit folgenden Arzneipflanzen sollte vermieden werden:
  - sedierenden Arzneipflanzen und Tinkturen, da sie die entsprechende Wirkung der Opioide verstärken können.
  - Arzneipflanzen, die wie Johanniskraut, Ginkgo, Süßholz (Gan Cao) oder Rosenwurz die Monoaminooxidase hemmen. Es ist ein Abstand von 14 Tagen zu Opioiden einzuhalten.
  - Antagonisten von Serotonin, da sie die Wirkung von Tramadol beeinträchtigen.
  - Serotonerg wirkende Arzneipflanzen wie Johanniskraut, Schlafbeere (Ashwagandha), afrikanische Schwarzbohne (Griffonia) oder Rosenwurz, da ein erhöhtes Risiko für ein Serotoninsyndrom besteht.
  - Arzneipflanzen, die das Risiko für Krampfanfälle erhöhen.
- Im Falle einer gemeinsamen Anwendung von Tramadol mit Arzneipflanzen, die CYP3A4 hemmen, wird der Abbau des Arzneistoffs verzögert, so dass das Risiko für Nebenwirkungen zunimmt.
- Hydromorphon hemmt CYP1A2, 2A6, 2C8, 2D6 und 3A4 und kann auf diese Weise unter Umständen die Wirkung von Arzneipflanzen beeinflussen, die von diesen Enzymen abgebaut werden.

5.2.2. Antidepressiva

5.2.2.1. Selektive Noradrenalin-Rückaufnahme-Inhibitoren

Duloxetin

Ausgewählte Nebenwirkungen und ihre Behandlung

Syndrombezug	Sehr häufig bis häufig	Gelegentlich
Milz-Qi-Leere	Müdigkeit Appetitlosigkeit Übelkeit Blähungen Diarrhö Bauchschmerzen	Neigung zu Hämatomen verminderte Aufmerksamkeit Apathie Geschmacksstörungen Muskelsteifigkeit
Magen-Feuer		Gastritis Gastrointestinale Blutungen
Milz-Yin-Leere	Mundtrockenheit Durst Gewichtsverlust Erröten	Nachtschweiß
Nieren-Qi- oder -Yang-Leere	Erektilie Dysfunktion Libidomangel Tinnitus Kältegefühl	Harnverhalt Nykturie Polyurie
Gegenläufiges Qi, evtl. Leere-Hitze im Herzen	Palpitationen Hypertonie Erröten Agitiertheit Schlaflosigkeit Tinnitus	Tachykardie Nachtschweiß Brustschmerzen Verwirrtheit Nervosität
Leber-Qi-Stagnation evtl. Wind	Schwindel	Sehstörungen Muskelzuckungen, -krämpfe Menstruationsstörungen

Zur Behandlung von Nebenwirkungen sollte man vor allem das Qi der Mitte tonisieren sowie bei Bedarf das gegenläufige Qi absenken. Je nach individueller Prädisposition kann sich (leere) Hitze im oberen Erwärmer in Kombination mit Kälte im unteren Erwärmer zeigen, da der Arzneistoff Qi und Yang anhebt und eine Yin-Leere verstärken kann. Im Einzelfall muss man ferner den Wind oder Shen beruhigen. Überschneidungen zwischen dem Syndrom, das der Erkrankung zu Grunde liegt, und möglichen unerwünschten Wirkungen der medikamentösen Therapie können den Behandlungsbedarf nach den Regeln der chinesischen Medizin bestätigen.

Einfluss auf die Mikronährstoffe

Der Kaliumblutspiegel kann unter dem Einfluss des Arzneistoffs erhöht sein, auch eine Hyponatriämie ist möglich.

Mögliche Wechselwirkungen mit Arzneipflanzen

Aktuelle ausführliche Informationen enthalten die Fachinformationen.

- Pflanzliche CYP1A2-Inhibitoren wie Propolis können die Plasmakonzentration erhöhen, indem sie den Abbau von Duloxetin verzögern.
- Pflanzliche CYP1A2-Induktoren beschleunigen den Abbau des Wirkstoffs und können die Wirkung mindern.
- Die gemeinsame Anwendung mit folgenden Arzneipflanzen sollte vermieden werden
  - pflanzlichen Sedativa, Safran (Croci stigma) und Alkohol, weil sie die geistigen und motorischen Fähigkeiten verstärkt beeinträchtigen können.
  - Johanniskraut, Rosenwurz, afrikanische Schwarzbohne (Griffonia), Schlafbeere (Ashwagandha) oder anderen serotonerg wirkenden Arzneipflanzen, da ein erhöhtes Risiko für ein Serotonin-Syndrom besteht.
  - pflanzlichen Monoaminooxidasehemmern wie Ginkgo oder Süßholz (Gan Cao)
  - pflanzlichen Gerinnungshemmern, wenn ein erhöhtes Blutungsrisiko besteht.
  - Anisöl oder Arzneipflanzen, die die Anfälligkeit für Krampfanfälle erhöhen.
- Im Falle einer Kombination mit positiv chronotrop, hypertensiv oder sympathomimetisch wirkenden Arzneipflanzen, müssen der Blutdruck bzw. die Herzfrequenz überwacht werden. Im Falle eines unerwünschten Anstiegs ist die gemeinsame Anwendung zu beenden.

5.2.2.2. Selektive Serotonin-Rückaufnahme-Inhibitoren

<u>Fluoxetin</u>

Ausgewählte Nebenwirkungen und ihre Behandlung

Syndrombezug	Sehr häufig bis häufig	Gelegentlich
Milz-Qi- oder -Yang-Leere	Lethargie Schläfrigkeit Aufmerksamkeitsstörung Appetitlosigkeit Übelkeit Diarrhö Kopfschmerzen	Neigung zur Hämatombildung Hypotonie
Milz-Yin-Leere	Mundtrockenheit Gewichtsverlust	
Gegenläufiges Qi / leere Hitze	Schlafstörungen Unruhe Nervosität Kopfschmerzen Hitzewallungen Palpitationen Erbrechen Schweißausbrüche	Hyperaktivität
Nieren-Yang-Leere	Libidomangel erektile Dysfunktion Polyurie	
Blut-Leere evlt. mit Wind	Tremor Muskelzuckungen Schwindel Juckreiz Sehstörungen	Haarausfall Hypotonie

Zur Behandlung von Nebenwirkungen sollte man vor allem das Qi und / oder Yin der Mitte tonisieren sowie bei Bedarf das gegenläufige Qi absenken. Je nach individueller Prädisposition kann sich Hitze im oberen Erwärmer in Kombination mit Kälte im unteren Erwärmer zeigen, da der Arzneistoff Qi und Yang anhebt und eine Yin-Leere begünstigen kann. Im Einzelfall sollte man zudem das Blut tonisieren, Wind beruhigen und einen harmonischen Qi-Fluss wiederherstellen.

Überschneidungen zwischen dem Syndrom, das der Erkrankung zu Grunde liegt, und möglichen unerwünschten Wirkungen der medikamentösen Therapie können den Behandlungsbedarf nach den Regeln der chinesischen Medizin bestätigen.

Einfluss auf die Mikronährstoffe

Die Einnahme von Folsäure, Vitamin B6 und Vitamin B12 kann die Effektivität der Behandlung im Falle eines entsprechenden Mangels verbessern.

Mögliche Wechselwirkungen mit Arzneipflanzen

Aktuelle ausführliche Informationen enthalten die Fachinformationen.

- Eine Kombination mit folgenden Arzneipflanzen sollte vermieden werden und ist im Einzelfall kontraindiziert
  - starke pflanzliche CYP2D6-Inhibitoren, da sie den Abbau des Arzneistoffs verzögern.
  - pflanzliche Sedativa, Safran und Alkohol, da sie die geistigen und motorischen Fähigkeiten verstärkt beeinträchtigt können.
  - Serotonerg wirkende Arzneipflanzen wie Johanniskraut, Schlafbeere (Ashwagandha), afrikanische Schwarzbohne (Griffonia) und Rosenwurz, da ein erhöhtes Risiko für ein Serotonin-Syndrom besteht.
  - Arzneipflanzen, deren Inhaltsstoffe die Monoaminooxidase hemmen, wegen eines erhöhten Risikos für schwere Interaktionen (z. B. Johanniskraut , Ginkgo, Süßholz (Gan Cao), Rosenwurz).
  - Arzneipflanzen, die die QT-Zeit verlängern oder Kaliumverluste begünstigen, da ein erhöhtes Risiko für Torsade-de-Pointes-, ventrikuläre Tachykardie und tödlich verlaufende Herzrhythmusstörungen nicht ausgeschlossen werden kann.
  - pflanzliche Gerinnungshemmer, wenn ein erhöhtes Blutungsrisiko besteht.
  - Arzneipflanzen, die die Anfälligkeit für Krampfanfälle erhöhen.
- Bei einer gemeinsamen Anwendung mit
  - antihypertensiv oder vasodilatativ wirkenden Arzneipflanzen, muss der Blutdruck überwacht werden. Die Kombination sollte beendet werden, wenn der Blutdruck zu stark abfällt.
  - Arzneipflanzen, die die Magnesiumausscheidung anregen, hier besteht ein erhöhtes Risiko für Arrhythmien.
  - Arzneipflanzen, die den Blutzuckerspiegel beeinflussen. In diesem Fall sollten die Blutzuckerwerte kontrolliert werden.
- Eine Kombination mit Anisöl oder Melisse kann die Wirkung von Fluoxetin beeinträchtigen.

5.2.2.3. Trizyklische Antidepressiva

Amitriptylin

Ausgewählte Nebenwirkungen und ihre Behandlung

Syndrombezug	Sehr häufig	häufig	Gelegentlich
Milz-Qi-Leere evtl. mit Feuchtigkeit oder Schleim	Müdigkeit Benommenheit Hypotonie Gewichtszunahme		
Trockenheit	Mundtrockenheit Obstipation	Durst	
Leber-Qi-Stagnation oder Blut-Leere evtl. mit Wind	Sehstörungen Schwindel Tremor Obstipation Anstieg der Leber-enzyme	Hautausschlag	allergische Reaktionen
(Leere) Hitze im Herzen	Tachykardie Schweißausbrüche	Unruhe	
Shen-Störungen	Aggressivität Sprachstörungen	Unruhe	Kollaps
Herz-Qi-Leere	Müdigkeit Benommenheit	EKG: Verlängerung der QT-Zeit	Herzinsuffizienz
Nieren-Qi- oder Yang-Leere	Müdigkeit Benommenheit Schweißausbrüche	Libidomangel Impotenz Miktionsstörungen	Harnsperre

Der Wirkstoff wirkt sedierend. Zur Behandlung von Nebenwirkungen sollte man vor allem das Qi der Mitte und bei Bedarf das Blut tonisieren, das Leber-Qi bewegen sowie die aus der Stagnation resultierende Hitze auflösen. Durch die absenkende Wirkung des Arzneistoffs kann die Milz das befeuchtende Ying-Qi nicht anheben, so dass Trockenheit als Zeichen der Verteilungsstörung auftreten kann. Befeuchtende Kräuter lindern die Symptome, zum Beheben der Ursache ist es jedoch notwendig den Qi-Mechanismus der Milz wieder herzustellen. Im Einzelfall kann es ferner erforderlich sein, Shen oder Wind zu beruhigen oder die Verbindung der Herz-Nieren-Achse wieder aufzubauen.

Überschneidungen zwischen dem Syndrom, das der Erkrankung zu Grunde liegt, und möglichen unerwünschten Wirkungen der medikamentösen Therapie können den Behandlungsbedarf nach den Regeln der chinesischen Medizin bestätigen.

Einfluss auf die Mikronährstoffe

Es besteht ein erhöhter Bedarf an Vitamin B2 und Coenzym Q10, die Natriumelimination kann erhöht sein.

Mögliche Wechselwirkungen mit Arzneipflanzen

Aktuelle ausführliche Informationen enthalten die Fachinformationen.

- Pflanzliche CYP3A4-Induktoren wie Johanniskraut können die Wirkung von Amitriptylin beeinträchtigen.
- CYP3A4-Inhibitoren können den Abbau von Amitriptylin verzögern.
- Im Falle einer gemeinsamen Anwendung mit anticholinerg wirkenden Arzneipflanzen wie Chinarinde können sich die anticholinergen Effekte gegenseitig verstärken.
- Arzneipflanzen, die die QT-Zeit verlängern oder Kaliumverluste begünstigen, dürfen nicht mit Fluoxetin kombiniert werden, da ein erhöhtes Risiko für Torsade-de-Pointes-, ventrikuläre Tachykardie und tödlich verlaufende Herzrhythmusstörungen nicht ausgeschlossen werden kann. Ferner müssen Arzneipflanzen vermieden werden, die den Blutdruck beeinflussen.
- Eine gemeinsame Anwendung mit Johanniskraut oder anderen serotonerg wirkenden Arzneipflanzen wie Rosenwurz, Schlafbeere (Ashwagandha) oder afrikanischer Schwarzbohne (Griffonia) muss unterbleiben, da ein erhöhtes Risiko für ein Serotonin-Syndrom besteht.

5.2.3. Antikonvulsiva (Antiepileptika)

Pregabalin

Ausgewählte Nebenwirkungen und ihre Behandlung

Syndrombezug	Sehr häufig bis häufig	Gelegentlich
Milz-Qi- bis -Yang-Leere evtl. mit Feuchtigkeit	Benommenheit Schläfrigkeit Vermehrter Appetit Gewichtszunahme Übelkeit Blähungen Diarrhö Kopfschmerzen Gedächtnisstörungen	Appetitlosigkeit Hypotonie
Milz-Yin-Leere	Mundtrockenheit	Durst Gewichtsverlust
gegenläufiges Qi / aufsteigendes Yang / leere Hitze mit Shen-Störungen	Erbrechen Euphorie Verwirrtheit Schlaflosigkeit Kopfschmerzen	gastroösophagealer Reflux Halluzinationen Panikattacken Unruhe Agitiertheit gesteigerte Libido Tachykardie Hypertonie
Leber-Qi-Stagnation	Schmerzen Reizbarkeit	Depression Dysmenorrhö
Nieren-Yang-Leere mit evtl. Wei-Qi-Schwäche	Infektanfälligkeit ±Gedächtnisstörungen erektile Dysfunktion Ödeme	Libidomangel Inkontinenz Harnverhalt
Blut-Leere evtl. mit Wind	Sehstörungen trockene Augen Muskelkrämpfe Tremor Parästhesien Schlafstörungen	allergische Reaktionen Muskelschmerzen Nackenschmerzen

Zur Behandlung von Nebenwirkungen sollte man vor allem das Qi und / oder Yin der Mitte tonisieren sowie bei Bedarf das gegenläufige Qi absenken. Je nach individueller Prädisposition kann sich Hitze im oberen Erwärmer in Kombination mit Kälte im unteren Erwärmer zeigen, da der Arzneistoff Qi und Yang anhebt und eine Yin-Leere begünstigen kann. Im Einzelfall kann es ferner erforderlich sein, das

Blut zu tonisieren, Wind bzw. Shen zu beruhigen und einen harmonischen Qi-Fluss wiederherzustellen.

Überschneidungen zwischen dem Syndrom, das der Erkrankung zu Grunde liegt, und möglichen unerwünschten Wirkungen der medikamentösen Therapie können den Behandlungsbedarf nach den Regeln der chinesischen Medizin bestätigen.

Einfluss auf die Mikronährstoffe
Es kann ein erhöhter Bedarf an Vitamin D, Vitamin K oder Folsäure bestehen.

Mögliche Wechselwirkungen mit Arzneipflanzen
Aktuelle ausführliche Informationen enthalten die Fachinformationen.

- Von einer Kombination mit folgenden Arzneipflanzen oder deren Inhaltsstoffen wird abgeraten
  - Ginkgo (Ginkgo folium) – insbesondere von nicht standardisierten Produkten
  - Johanniskraut (Hyperici herba)
  - sympathomimetisch wirkenden Arzneipflanzen
  - ätherischen Ölen
  - Arzneipflanzen, die die Krampfneigung erhöhen
  - Koffeinkonsum
  - pflanzlichen Sedativa, Safran (Croci stigma) und Alkohol
  - Arzneipflanzen, die die QT-Zeit verlängern oder Kaliumverluste begünstigen, dürfen nicht mit Pregabalin kombiniert werden, da ein erhöhtes Risiko für Torsade-de-Pointes-, ventrikuläre Tachykardie und tödlich verlaufende Herzrhythmusstörungen nicht ausgeschlossen werden kann.
- Arzneipflanzen, die den Blutzuckerspiegel senken, sollten nur unter Kontrolle der Glucose-Blutwerte mit Pregabalin kombiniert werden.

5.2.4. Immunsuppressiva

5.2.4.1. DMARDs

Methotrexat

Ausgewählte Nebenwirkungen und ihre Behandlung

	Sehr häufig	Häufig	Gelegentlich
Milz-Qi-Leere evtl. mit Feuchtigkeit oder Schleim	Schwäche Appetitlosigkeit Übelkeit Diarrhö Bauchschmerzen Kopfschmerzen	Benommenheit	Fettleber
Nahrungsstagnation, gegenläufiges Magen-Qi evtl. Magen-Feuer	Erbrechen Entzündungen u. Ulzerationen der Mund- u. Rachenschleimhaut v. a. in den ersten 24-48 h nach Einnahme Kopfschmerzen		gastrointestinale Ulzera evtl. mit Blutungen
Blut-Leere	Haarausfall	Anämie Panzytopenie	
Leber-Qi-Stagnation evtl. mit Wind u. / o. Stagnationshitze	Kopfschmerzen Schwindel	Parästhesien Hautausschlag Juckreiz Photosensibilität Herpes zoster Konjunktivitis	Arthralgie, Myalgie Hemiparese allergische Reaktionen Depression Fettleber chronische Leberfibrose Leberzirrhose
Stagnation des Lungen-Qi mit Nässe, Schleim u. / o. Stagnationshitze	Husten	interstitielle Alveolitis/ Pneumonitis	Lungenfibrose Pleuraerguss
Nieren-Qi- / Nieren-Yang-Leere	Schwäche Kreatinin-Clearance ▼	Benommenheit	Nephropathie Nierenversagen Zystitis Dysurie Oligurie Anurie Osteoporose
Wei-Qi-Schwäche	Leukopenie	opportunistische Infektionen	Fieber
Feuchte Hitze			Diabetes mellitus Vaginale Entzündungen

Zur Behandlung von Nebenwirkungen sollte man vor allem das Qi mit den Jinye bewegen und die Mitte stärken. Im Einzelfall kann es darüber hinaus notwendig sein das Magen- und / oder Lungen-Qi abzusenken sowie Nässe und Schleim zu eliminieren. Unter Umständen muss man ferner Wind beruhigen. Zusätzlich sollte man das Nieren-Yang mit dem Wei-Qi tonisieren. Werden diese Maßnahmen rechtzeitig ergriffen, sollte sich keine Stagnationshitze bilden. Gibt es hierfür bereits Hinweise, sollte diese umgehend aufgelöst werden. Überschneidungen zwischen dem Syndrom, das der Erkrankung zu Grunde liegt, und möglichen unerwünschten Wirkungen der medikamentösen Therapie können den Behandlungsbedarf nach den Regeln der chinesischen Medizin bestätigen.

Einfluss auf die Mikronährstoffe

Der Bedarf an Folsäure ist erhöht. Sie sollte flüssig in Tropfen unter die Zunge verabreicht werden und einige Minuten im Mund verweilen, um über eine Aufnahme über die Mundschleimhaut den Magen zu umgehen. Schleimhautschäden und gastrointestinale Störungen werden so reduziert, die Erythropoese wird angeregt. Es besteht zudem ein erhöhter Bedarf an Vitamin D und K zur Osteoporoseprophylaxe.

Mögliche Wechselwirkungen mit Arzneipflanzen

Aktuelle ausführliche Informationen enthalten die Fachinformationen.

- Die Verträglichkeit von Methotrexat im Gastrointestinaltrakt kann durch Koffein und dunkle Schokolade verbessert werden.
- Arzneipflanzen mit einem hohen Gehalt an Flavonoiden und / oder Tanninen können die Aufnahme von Methotrexat beeinträchtigen.
- Aktivkohle und absorbierend wirkende Arzneipflanzen können die Wirkung von Methotrexat mindern, indem sie den Arzneistoff binden.
- Die gemeinsame Anwendung mit folgenden Arzneipflanzen sollte unterbleiben:
  - Gan Cao (Glycyrrhizae radix), Ge Gen (Puerariae radix) und grüner Tee, da sie die Methotrexat-Exposition steigern.
  - Arzneipflanzen, die das Immunsystem beeinflussen.
  - Alkohol
  - potentiell leber- oder nierenschädigenden Pflanzen.
  - Rotklee (Trifolii flos), da toxische Reaktionen auftreten können.

5.2.4.2. Glucocorticoide

Prednison

Ausgewählte Nebenwirkungen und ihre Behandlung

	Keine Angaben zur Häufigkeit
Milz-Qi-Leere evtl. mit Feuchtigkeit oder Schleim	Antriebsschwäche, Übelkeit, Muskelschwäche, Cushing mit Vollmondgesicht, Stammfettsucht, Appetit-, Gewichtszunahme, Hyperlipidämie, Arteriosklerose
Milz kann das Blut nicht halten	erhöhte Kapillarfragilität, Petechien, Ekchymosen
Magen-Feuer	gastrointestinale Ulzera, Blutungen
Feuchte Hitze	Glucosetoleranz ▼, Diabetes
Nieren- & Milz-Yin- / Jing-Leere	Muskelatrophie, Wachstumshemmung, Osteoporose, Knochennekrose, Katarakt, Glaukom
Aufsteigendes Yang	Entzündungen der Augen, Glaukom, Plethora, Hypertonie, Schlafstörungen
Leber-Qi-Stagnation	Depression, Reizbarkeit, Euphorie, Schlafstörungen
Wind	allergische Reaktionen, Epilepsie
Blutstase	Striae rubrae, Teleangiektasien, Thrombose
Leere Hitze im Herzen evtl. mit Shen-Störungen	Herzrhythmusstörungen, Hypertonie, Schalfstörungen, Reizbarkeit
Psychosen, Euphorie	
Nieren-Yang-Leere mit Schwäche des Wei-Qi	Antriebsschwäche, Natriumretention, Ödeme, Impotenz, unregelmäßige Menstruation, Abwehrschwäche
An der Injektionsstelle: Qi-Stagnation mit Hitze, die das Yin angreift	Verletzungen von Gefäßen, Nerven, Sehnen, periartikulären oder artikulären Strukturen, Infektionen, lokale Reizung mit Hitzegefühl und Schmerzen, Hautatrophie, Atrophie des Unterhautgewebes

Zur Behandlung von Nebenwirkungen sollte man vor allem Qi und Blut mit den Jin-ye bewegen und die Mitte sowie die Nieren stärken. Im Einzelfall kann es darüber hinaus notwendig sein das Yin von Milz und Magen, Nieren und / oder Herz zu schützen und zu nähren sowie Nässe und Schleim zu eliminieren. Unter Umständen muss man ferner Wind beruhigen. Zusätzlich sollte man das Nieren-Yang mit dem Wei-Qi tonisieren, da Glucocorticoide sowohl das Nieren-Yin als auch das Nieren-Yang schwächen. Überschneidungen zwischen dem Syndrom, das der Erkrankung zugrunde liegt und möglichen unerwünschten Wirkungen der medikamentösen Therapie können den Behandlungsbedarf nach den Regeln der chinesischen Medizin bestätigen.

Einfluss auf die Mikronährstoffe

Es besteht ein erhöhter Bedarf an Calcium, Vitamin D und K zur Osteoporoseprophylaxe sowie Zink, Selen und Vitamin E. Durch die Zufuhr von Omega-3-Fettsäuren kann der Bedarf an Glucocorticoiden unter Umständen gesenkt werden. Zudem sollten die Betroffenen auf eine natriumarme und kaliumreiche Ernährung achten.

Mögliche Wechselwirkungen mit Arzneipflanzen

Aktuelle ausführliche Informationen enthalten die Fachinformationen.

- CYP3A4-Induktoren wie Johanniskraut (Hyperici herba) und Sympathomimetika wie Ephedrin beschleunigen den Abbau von Prednison.
- CYP3A4-Inhibitoren hemmen den Abbau von Prednison.
- Da die gemeinsame Anwendung mit Antazida die Aufnahme von Prednison beeinträchtigen kann, sollte ein Abstand von zwei bis vier Stunden zur Anwendung von mineralstoffreichen Arzneipflanzen eingehalten werden.
- Eine Kombination von Prednison mit folgenden Arzneipflanzen sollte vermieden werden:
  - anticholinerg wirkenden Arzneipflanzen wie Chinarinde
  - Arzneipflanzen, die die Kaliumausscheidung anregen. Bedingt durch die Kaliumverluste unter einer Einnahme von Prednison, kann die Wirkung von Herzglykosiden verstärkt werden.
  - Arzneipflanzen, die das Immunsystem beeinflussen.
- Bei einer gemeinsamen Anwendung mit pflanzlichen Salicylaten kann das Blutungsrisiko erhöht sein.

5.2.4.3. Tumor-Nekrose-Faktor (TNF)-Inhibitoren

<u>Adalimumab</u>

Ausgewählte Nebenwirkungen und ihre Behandlung

	Sehr häufig	Häufig	Gelegentlich
Milz-Qi-Leere evtl. mit Feuchtigkeit oder Schleim	Übelkeit Bauchschmerzen Hyperlipidämie Kopfschmerzen		
Nahrungsstagnation mit Stagnationshitze und / oder gegenläufiges Magen-Qi	Kopfschmerzen Erbrechen	Reflux gastrointestinale Blutungen Infektionen im Mund	Dysphagie
Blut-Leere		Anämie Haarausfall Sehstörungen Sicca-Syndrom	
Leber-Qi-Stagnation evtl. Stagnationshitze	Kopfschmerzen Bauchschmerzen muskuloskelettale Schmerzen	Stimmungsschwankung Depression Ängste Migräne Schlaflosigkeit	Dysphagie
Wind	Hautausschlag	Schwindel Parästhesien Muskelkrämpfe Schwitzen Juckreiz allergische Reaktionen	Tremor Neuropathie
Yin-Leere mit aufsteigendem Yang		Dehydrierung Migräne Tachykardie Hypertonie Flushs Konjunktivitis Schlaflosigkeit	Nachtschweiß Arrhythmie Tinnitus
Blutstase / Schleim, Blut-Hitze		Lymphome Dermatitis	Gefäßverschluss Herzinfarkt Tumore Vaskulitis

	Sehr häufig	Häufig	Gelegentlich
Nässe, Schleim und / oder Wind-Hitze in der Lunge und / oder Lungen-Qi stagniert	Atemwegsinfektionen wie Pharyngitis, Nasopharyngitis Sinusitis Pneumonie	Atemnot Husten Asthma Brustschmerzen	COPD Pneumonitis Pleuraerguss
Nieren-Qi- / Nieren-Yang-Leere	Kopfschmerzen	Nierenfunktionsstörung Ödeme Infektionen der Ohren Vulvovaginale Infektionen	Nykturie Taubheit erektile Dysfunktion
Wei-Qi-Schwäche	Atemwegsinfektionen	Infektionen der Ohren Leukopenie	
Wind-Hitze oder feuchte Hitze in verschiedenen Organen	Kopfschmerzen	Influenza Candida-Infektionen und andere Mykosen virale Gastroenteritis Harnwegsinfektionen Herpes simplex Infektionen von Haut und Haut- und Weichteilen Dermatitis Hyperglykämie	Cholezystitis Cholelithiasis Fettleber

Die Behandlung von Nebenwirkungen erfolgt nach den individuellen Befunden aus Sicht der chinesischen Medizin. Diese korrelieren in der Regel mit der Konstitution des Patienten. Überschneidungen zwischen dem Syndrom, das der Erkrankung zu Grunde liegt, und möglichen unerwünschten Wirkungen der medikamentösen Therapie können den Behandlungsbedarf nach den Regeln der chinesischen Medizin bestätigen.

Einfluss auf die Mikronährstoffe

Es besteht ein erhöhter Bedarf an Calcium und Kalium.

Mögliche Wechselwirkungen mit Arzneipflanzen

Aktuelle ausführliche Informationen enthalten die Fachinformationen.

- Eine gemeinsame Einnahme mit Arzneipflanzen, die das Immunsystem beeinflussen, sollte unterbleiben.

5.2.5. Osteoporosemittel

5.2.5.1. Bisphosphonate

Alendronat

Ausgewählte Nebenwirkungen und ihre Behandlung

Syndrombezug	Sehr häufig bis häufig	Gelegentlich
Milz-Qi-Leere	Bauchschmerzen Blähungen Diarrhö Schwäche	Übelkeit
Gegenläufiges Magen-Qi mit Hitze		Schluckbeschwerden saures Aufstoßen Erbrechen Ösophagitis
Blut-Leere evtl. mit Wind	Kopfschmerzen Schwindel Haarausfall Juckreiz Muskelschmerzen	

Zur Behandlung von Nebenwirkungen sollte man vor allem das Qi der Mitte und das Blut tonisieren sowie bei Bedarf das gegenläufige Qi absenken. Überschneidungen zwischen dem Syndrom, das der Erkrankung zu Grunde liegt, und möglichen unerwünschten Wirkungen der medikamentösen Therapie können den Behandlungsbedarf nach den Regeln der chinesischen Medizin bestätigen.

Einfluss auf die Mikronährstoffe

Vitamin D und K können die Wirkung der Bisphosphonate verstärken.

Mögliche Wechselwirkungen mit Arzneipflanzen

Aktuelle ausführliche Informationen enthalten die Fachinformationen.

- Arzneipflanzen mit einem hohen Gehalt an Mineralstoffen können die Resorption der Bisphosphonate beeinträchtigen.
- Eine gemeinsame Anwendung mit Arzneipflanzen, die die Elimination von Calcium oder Magnesium steigern, sollte nicht erfolgen.

5.2.5.2. Sonstige

Raloxifen

Ausgewählte Nebenwirkungen und ihre Behandlung

Syndrombezug	Sehr häufig bis häufig	Gelegentlich
Milz-Qi-Leere	Übelkeit Dyspepsie Bauchschmerzen	
Gegenläufiges Magen-Qi	Übelkeit Erbrechen	
Blutstase		Venenthrombose
Aufsteigendes Leber-Yang	Kopfschmerzen Migräne Hitzewallungen Hautausschlag Muskelkrämpfe Hypertonie	

Zur Behandlung von Nebenwirkungen sollte man vor allem das Qi der Mitte tonisieren sowie bei Bedarf das gegenläufige Magen-Qi und das aufsteigende Yang absenken. Je nach individueller Prädisposition sollte man zudem das Blut bewegen. Überschneidungen zwischen dem Syndrom, das der Erkrankung zu Grunde liegt, und möglichen unerwünschten Wirkungen der medikamentösen Therapie können den Behandlungsbedarf nach den Regeln der chinesischen Medizin bestätigen.

Mögliche Wechselwirkungen mit Arzneipflanzen

Aktuelle ausführliche Informationen enthalten die Fachinformationen.

- Arzneipflanzen mit einem hohen Gehalt an Mineralstoffen oder einem hohen Absorptionsvermögen können die Aufnahme von Raloxifen beeinträchtigen.
- Eine gemeinsame Anwendung mit Sheng Ma (Cimicifugae rhizoma) sollte nur mit Vorsicht erfolgen.

Teriparatid

Ausgewählte Nebenwirkungen und ihre Behandlung

Syndrombezug	häufig	Gelegentlich
Gegenläufiges Magen-Qi mit Hitze	Übelkeit Erbrechen Refluxösophagitis	
Nieren-Qi oder -Yang-Leere	Müdigkeit Schwäche	Inkontinenz Polyurie Harndrang
Leber-Qi-Stagnation	Muskelkrämpfe Atemnot Depression	Muskelschmerzen
Hitze im Herzen evtl. Herz-Qi-Stagnation	Palpitationen Schwitzen Schmerzen im Thorax	Tachykardie
Blut-Leere evtl. mit Wind	Anämie Schwindel Kopfschmerzen Juckreiz	

Zur Behandlung von Nebenwirkungen sollte man die Nieren stärken, das Blut tonisieren, Qi bewegen und das gegenläufige Qi absenken. Je nach individueller Prädisposition kann sich (leere) Hitze im oberen Erwärmer in Kombination mit Kälte im unteren Erwärmer zeigen, da der Arzneistoff Qi anhebt. Überschneidungen zwischen dem Syndrom, das der Erkrankung zu Grunde liegt, und möglichen unerwünschten Wirkungen der medikamentösen Therapie können den Behandlungsbedarf nach den Regeln der chinesischen Medizin bestätigen.

Mögliche Wechselwirkungen mit Arzneipflanzen

Aktuelle ausführliche Informationen enthalten die Fachinformationen.

- Ein vorübergehender Anstieg des Serum-Calciumspiegels durch Teriparatid kann die Digitalis-Toxizität erhöhen.

5.2.6. Protonenpumpenhemmer

Hinweis
Protonenpumpenhemmer werden häufig zusammen mit NSAR und anderen Arzneistoffen verordnet, um schweren Nebenwirkungen wie Ulzera im Magen-Darm-Trakt vorzubeugen.

Omeprazol

Ausgewählte Nebenwirkungen und ihre Behandlung

Syndrombezug	Häufig	Gelegentlich
Milz-Qi-Leere	Übelkeit Blähungen Diarrhö	Schläfrigkeit
Stagnation des Magen-Qi evtl. mit gegenläufigem Qi	Erbrechen	
Nieren-Schwäche		Erhöhtes Frakturrisiko
Blut-Leere mit Wind	Kopfschmerzen	Schwindel Parästhesien Schlaflosigkeit Obstipation Urtikaria

Zur Behandlung von Nebenwirkungen sollte man vor allem das Qi der Mitte und das Blut tonisieren sowie bei Wind beruhigen. Diesbezüglich überlagern sich aus Sicht der chinesischen Medizin die Wirkungen von Protonenpumpenhemmern vielfach mit derjenigen von Arzneistoffen, mit denen sie zusammen verordnet werden. Bei längerfristiger Anwendung ist es zudem wichtig einer Schwäche von Nieren-Yin und Jing vorzubeugen. Überschneidungen zwischen dem Syndrom, das der Erkrankung zu Grunde liegt, und möglichen unerwünschten Wirkungen der medikamentösen Therapie können den Behandlungsbedarf nach den Regeln der chinesischen Medizin bestätigen.

Prä- und Probiotika können begleitend eingesetzt werden, um einer Dysbiose im Darm vorzubeugen.

Einfluss auf die Mikronährstoffe
Es besteht ein erhöhter Bedarf an Vitamin B12, Magnesium und Calcium.

Mögliche Wechselwirkungen mit Arzneipflanzen

Aktuelle ausführliche Informationen enthalten die Fachinformationen.

- Die Bioverfügbarkeit kann sinken bei gemeinsamer Anwendung mit:
  - pflanzlichen CYP2C19- Induktoren wie Ginkgo (Ginkgo folium)
  - pflanzlichen CYP3A4-Induktoren wie Johanniskraut (Hyperici herba), Gan Cao (Glycyrrhizae radix) oder Yin Zhi Huang (Artemisia capillaris)
- Der Plasmaspiegel kann bei gemeinsamer Anwendung mit pflanzlichen CYP2C19-Inhibitoren wie Dan Shen (Salvia miltiorrhiza), Hanf (Cannabis sativa), Ji Xue Cao (Centellae herba), Jiang Huang (Curcumae longae rhizoma) oder Katzenbart (Orthosiphonis folium) ansteigen.
- Gan Jiang (Zingiberis rhizoma) und Sheng Jiang (Zingiberis rhizoma recens) können die Wirkung von Protonenpumpenhemmern beeinträchtigen, weil sie die Säurebildung stimulieren.
- Bai Zhu (Atractylodis macrocephalae rhizoma) und Cang Zhu (Atractylodis rhizoma) können die Wirkung von Protonenpumpenhemmern verstärken, weil sie den pH-Wert im Magen senken.
- Unter dem Einfluss von Omeprazol kann der Digoxin-Spiegel ansteigen.

6. Anhang

6.1. Nahrungsmittel-Empfehlungen

Nahrungsmittel, die das Qi und das Blut tonisieren:

Ahornsirup Amaranth, Ananas, Apfel, Aprikose, Aubergine, Avocado, Rote Beete, Birne, Birnendicksaft, Bohnen, Brunnenkresse, Buchweizen, Butter, Champignon, Chicorée, Dinkel, Ente, Erbsen, Erdbeeren, Feige, Fenchel, Gerste, Grünkern, Hafer, Haselnuss, Heringe, Himbeeren, Hirse, Honig, Huhn, Hühnerei, Johannisbeere schwarz, Kardamon, Kakao, Kartoffeln, Karotte, Kastanien, Kirschen, Knoblauch, Kohl, Kohlrabi, Kokosnuss, Kopfsalat, Lachs, Lamm, Leinöl, süßer Mais, Makrelen, Mandeln, Mangold, Nelke, Oliven, Papaya, Paprika, Pfirsiche, Pflaume, Pute, Reis, Rind, Roggen, Safran, Sardinen, Schwarzwurzel, Sesam, Sellerie, Sesamöl, Sojabohnen, Sonnenblumenöl, Spargel, Spinat, Stör, Süßkartoffeln, Tofu, Trauben, Walnüsse, Weinessig, Zucchini, Zwiebeln.

Nahrungsmittel, die Schleim umwandeln:

Birne, frischer Ingwer, Mandeln, Rettich, Soja

Aprikose, Basilikum, Birne, Bohnen, Brunnenkresse, Feta (Ziege/Schaf), Gerste, Holunder, Karotte, Kohl, Lauch, Mais, Majoran, Makrele, Mandeln, Mango, Olivenöl, Papaya, Paprika, Pfirsich, Radicchio, Radieschen, Rettich, Roggen, Spargel, Sellerie, Soja, Steinpilz, Thunfisch, Weinessig, weißer Pfeffer, Ziegenmilch, Zwiebeln.

Nahrungsmittel, die den Blutstau beseitigen:

Aprikose, Aubergine; Basilikum, Bohnen; brauner Zucker, -Butter, Erdbeere, Gerste, Holunderbeere, Hühnerfleisch, Ingwer, Karotte, Kastanien, Kirschen, Knoblauch, Kohl, Kohlrabi, Kokosnussmilch, Lauch, Lorbeerblätter, Majoran, Mango, Mangold, Olivenöl, Papaya, Paprika, Pfefferminze, Pfirsich, Radicchio, Radieschen, Rosenkohl, Rosmarin, Safran, Sardinen, Sellerie, schwarze Sojabohnen, Steinpilz, Stör, Thunfisch, Walnüsse, Weinessig, Zwiebeln.

Nahrungsmittel, die die Leber (Gan) entspannen und beruhigen:

Brauner Zucker, Sellerie, Rinderleber, Pflaumen.

Nahrungsmittel, die das Milz-Qi stärken:

Ananas, Anis, Basilikum, Buchweizen, Datteln, Fenchel, Huhn, Kastanien, Kirschen, Korinthen, Kümmel, Kümmeltee, Kürbis, Lachs, Litschi, Malz, Rind, Rohrzucker, Rosinen, Sternanis, Traubensaft.

Nahrungsmittel, die das Nieren-Qi stärken:

Fenchel, Hafer, Himbeere, Huhn, Kastanien, Kirschen, Korinthen, Kümmel, Quinoa, Rosinen, Sternanis, Traubensaft, Walnüsse, dunkle Nahrungsmittel, wie z.B. schwarzer Sesam, Brombeeren, Heidelbeeren, Morcheln.

Gut geeignet ist morgens ein warmer Getreidebrei mit Zimt, Nüssen, Rosinen und geriebener Apfel.

Ungeeignet sind folgende Nahrungsmittel

Zwei bis drei Monate strikt meiden, dann langsam wieder mit einbauen, aber nicht mehr in diesem Maße wie vorher!

Nässe produzierende Nahrungsmittel:

Kuhmilchprodukte, Bananen, fettige Speisen, Fast Food, ein Übermaß an Zucker in jeglicher Form, Erdnüsse, Pinienkerne, Weizenprodukte, Tiefkühlkost, Speisen mit Zubereitung/Aufwärmung in der Mikrowelle, ein Übermaß an scharfem Geschmack, ein großer Verzehr von Zitrusfrüchten/-säften, kalte und eisgekühlte Speisen, viel Rohkost, Alkohol, großer Fleischverzehr etc.

Nahrungsmittel mit kaltem Temperaturverhalten:

Ananas, Honigmelone, Joghurt, Kiwi, Kaki, Kaviar, Krabbe, Krebs, Tomate, Rhabarber, Spargel, Zitrone, Weizenkeime, Weizenkleie, Mineralwasser.

Nahrungsmittel mit heißem Temperaturverhalten:

Cayennepfeffer, Chili, Curry, getrockneter Ingwer und Knoblauch, gegrillte Forelle, Lamm, Hirsch, schwarzer Pfeffer, Sojaöl, Kaffee, Alkohol.

Empfehlungen zur Stärkung der Milz

- Regelmäßige und warme Mahlzeiten - am besten dreimal täglich
- Nicht hungern, das heißt Abstände zwischen den Mahlzeiten nicht zu groß werden lassen, nicht Fasten
- Keine zu großen Mengen auf einmal essen
- Langsam essen
- Zum Essen wenig trinken, besser zwischen den Mahlzeiten trinken
- Wenig Rohkost; wenn rohes Obst und Gemüse, immer anmachen, z. B. Gemüse als Salat, Obst schnipseln und Gewürze dazugeben (z.B. Zimt)
- Keine eisgekühlten Getränke, kein Eis; bei Hitze immer besser warmen Pfefferminztee trinken.
- Getränke für Dauergebrauch: Orangenblütentee, heißes Wasser - mit Traubensaft oder Apfelsaft

Quelle:

Ausbildungsunterlagen des ABZ Mitte in Offenbach

6.2. Akupunkturpunkte

Wandlungsphase Holz

Akupunktur-punkte Leber und Gallenblase	Lokalisation	Kategorie	Wirkung
Le 2 Xingjian	0,5 cun proximal der Zwischenzehenfaszie zwischen großer und 2. Zehe, etwas distal des Metatarsal-Phalangeal-Gelenks	Feuer-Punkt Ying-Quellpunkt Sedierungspunkt	klärt Leber-Feuer, senkt Leber-Yang ab, verteilt das Leber-Qi, beruhigt Leber-Wind, klärt Hitze und stoppt Blutungen
Le 3 Taichong	auf dem Fußrücken, distal des Winkels zwischen der 1. und 2. Metatarsale	Erd-Punkt Shu-Bachpunkt Yuan-Punkt	verteilt Leber-Qi, senkt Leber-Yang ab, tonisiert Leber-Blut und Leber-Yin, klärt Hitze vom Kopf und den Augen, verankert Leber-Yang im Leber-Yin
Le 4 Zhongfeng	anterior zum medialen Malleolus, in einer Vertiefung medial der Sehne des M. tibialis anterior	Metall-Punkt Jing-Flusspunkt	verteilt Leber-Qi, reguliert den unteren Erwärmer, klärt stagnierende Hitze in der Leber-Leitbahn
Le 6 Zhongdu	7 cun proximal des medialen Malleolus, am medialen Rand der Tibia	Xi-Punkt	verteilt Leber-Qi, reguliert Blut, leitet Feuchtigkeit aus
Le 7 Xiguan	posterior und inferior des medialen Condylus der Tibia, 1 cun posterior zu Mi 9		leitet Wind-Feuchtigkeit aus, stärkt das Knie und entspannt die Sehnen
Le 8 Ququan	kurz oberhalb der Kniegelenksfalte, in der Vertiefung anterior des M. semitendinosus und semimembranosus	Wasser-Punkt He-Meerpunkt Tonisierungspunkt	nährt Blut und Yin, klärt feuchte Hitze aus dem unteren Erwärmer, bewegt Blut und stärkt den Uterus
Le 11 Yinlian	2 cun inferior zu Ma 30, am anterioren Rand des M. adductor longus		lindert Schmerzen an der inneren Hüfte und am Knie

Akupunkturpunkte Leber und Gallenblase	Lokalisation	Kategorie	Wirkung
Gb 13 Benshen	0,5 cun innerhalb der Haargrenze, 2/3 der Distanz zwischen Du 24 und Ma 8	Treffpunkt von Gallenbasen-Leitbahn und Yangweimai	eliminiert Wind, klärt Schleim, behandelt Epilepsie
Gb 14 Yangbai	1 cun superior der Mitte der Augenbraue, direkt über der Pupille	Treffpunkt von Gallenblasen-Leitbahn, Yangweimai, Dreifach-Erwärmer-, Magen- und Dickdarm-Leitbahn	eliminiert Wind, lindert Schmerzen, harmonisiert Kopf und Augen
Gb 20 Fengchi	unterhalb des Okziput, auf gleicher Höhe wie Du 16, in einer Vertiefung zwischen den Ansätzen des M. sternocleidomastoideus und M. trapezius	Treffunkt von Gallenbasen- und Dreifach-Erwärmer-Leitbahn mit Yangqiaomai und Yangweimai	vertreibt inneren und äußeren Wind, macht die Leitbahnen durchgängig
Gb 21 Jianjing	in der Mitte zwischen Dumai 14 und der Spitze des Akromiums, auf dem höchsten Punkt des M. trapezius	Treffpunkt von Gallenbasen-, Dreifach-Erwärmer- und Magen-Leitbahn mit Yangweimai	reguliert Qi, lindert Schmerzen, aktiviert den Meridian, eliminiert Schleim
Gb 22 Yuanye	in der Midaxillarlinie ca. 3 cun inferior der vorderen Achselfalte, in Höhe des 5. ICR		reguliert Qi, öffnet den Brustkorb
Gb 23 Zhejin	1 cun vor Gb 22, im 5. ICR		öffnet den Brustkorb, reguliert rebellierendes Qi in allen drei Erwärmern
Gb 26 Daimai	auf gleicher Höhe des Bauchnabels, direkt inferior von Le 13 am freien Ende der 11. Rippe	Treffpunkt der Gallenblasen-Leitbahn mit dem Daimai	reguliert den Daimai, aktiviert die Leitbahn, lindert Schmerzen
Gb 27 Wushu	in einer Vertiefung anterior superior zur Spina iliaca, auf der Höhe von Renmai 4, 3 cun unterhalb des Nabels		reguliert den Daimai, reguliert den unteren Erwärmer und löst Stagnation auf

Akupunkturpunkte Leber und Gallenblase	Lokalisation	Kategorie	Wirkung
Gb 28 Weidao	0,5 cun anterior und inferior zu Gb 27		reguliert den Daimai reguliert den unteren Erwärmer, löst Stagnation auf
Gb 29 Juliao	Mitte der Verbindungslinie zwischen Spina iliaca superior anterior und dem Trochanter major	Treffpunkt von Gallenblasen-Leitbahn und Yangqiaomai	aktiviert die Leitbahn lindert Schmerzen, stärkt die Hüfte
Gb 30 Huantiao	1/3 der Distanz Trochanter major (höchste Stelle) und dem Hiatus des Os sacrum (Patient liegt auf der Seite, Oberschenkel angewinkelt)	Treffpunkt von Gallenblasen- und Blasen-Leitbahn	aktiviert die Leitbahn lindert Schmerzen, leitet Wind-Feuchtigkeit aus, stärkt die Hüfte
Gb31 Fengshi	Außenseite des Oberschenkels, 7 cun oberhalb der Kniegelenkspalte		eliminiert Wind, lindert Juckreiz, aktiviert die Leitbahn, lindert Schmerzen
Gb 33 Xiyangguan	Auf der lateralen Seite des Knies, in einer Vertiefung superior des Epicondylus lateralis des Femur zwischen dem Femur und dem Biceps femuris		entspannt die Sehnen und Bänder, leitet Wind-Feuchtigkeit aus
Gb 34 Yanglingquan	Anterior und inferior des Fibula-Köpfchens	Erd-Punkt He-Meerpunkt	aktiviert die Leitbahn, lindert Schmerzen verteilt das Leber-Qi, klärt feuchte Hitze aus Leber und Gallenblase, stärkt Sehnen und Bänder
Gb 35 Yangjiao	7 cun superior des Malleolus externus, am posterioren Rand der Fibula	Xi-Punkt des Yangweimai Treffpunkt der drei Yang-Leitbahnen des Beines	aktiviert die Leitbahn lindert Schmerzen, reguliert das Gallenblasen-Qi, beruhigt den Geist

Akupunktur-punkte Leber und Gallenblase	Lokalisation	Kategorie	Wirkung
Gb 39 Xuanzhong	3 cun superior der Spitze des Malleolus externus, in einer Vertiefung zwischen dem posterioren Rand der Fibula und der Sehne des M. peroneus longus und M. peroneus brevis	Hui-Punkt des Knochenmarks, Treffpunkt der drei Yang-Leitbahnen des Fußes (Gruppen-Luo-Punkt)	stärkt die Sehnen, die Knochen und den Nacken, leitet Wind-Feuchtigkeit aus, klärt Gallenblasen-Feuer, aktiviert die Leitbahn, lindert Schmerzen
Gb 40 Qiuxu	anterior und inferior des Malleolus externus, in einer Vertiefung lateral der Sehne des M. extensior digitorum longus	Yuan-Punkt	bringt Yang nach unten, verteilt Leber-Qi, klärt Hitze und feuchte Hitze aus der Gallenblase, aktiviert die Leitbahn, lindert Schmerzen, reguliert Shaoyang
Gb 41 Zulinqi	In einer Vertiefung zwischen der Basis der 4. und 5. Metatarsale, lateral der Sehne des M. extensor digitorum longus vom kleinen Zeh	Holz-Punkt Shu-Bachpunkt Ben-Punkt	Hauptpunkt, um Leber-Qi zu bewegen, klärt Hitze und stärkt die Augen, transformiert Schleim und zerteilt Knötchen
Gb 42 Diwuhui	zwischen der 4. und 5. Metatarsale, proximal des Metatarsalköpfchens, auf der medialen Seite der Sehne des M. extensor digitorum longus vom kleinen Zeh		verteilt Leber-Qi, klärt Gallenblasen-Hitze

Wandlungsphase Feuer

Akupunkturpunkte Herz und Dünndarm	Lokalisation	Kategorie	Wirkung
He 1 Jiquan	in einer Vertiefung im Zentrum der Achselhöhle bei abduziertem Arm		öffnet die Brust, aktiviert die Leitbahn, stärkt den Arm
He 3 Shaohai	in Höhe der Beugefalte des Ellenbogens, 1/3 des Abstands vom medialen Epicondylus humeri und Pc 3	Wasser-Punkt He-Meer-Punkt	beruhigt den Geist, transformiert Feuchtigkeit und klärt Hitze, aktiviert die Leitbahn und stärkt den Arm
Dü 3 Houxi	am ulnaren Rand der Hand, direkt auf der Handkante, proximal des Metacarpo-phalangeal-Gelenks (an der Grenze zwischen rotem und weißem Fleisch)	Holz-Punkt Shu-Bachpunkt Tonisierungspunkt Öffnungspunkt des Dumai	aktiviert die Leitbahn, lindert Schmerzen, klärt Wind und Hitze, beruhigt den Geist, behandelt Epilepsie, reguliert den Dumai
Dü 4 Wangu	an der ulnaren Seite der Hand, direkt auf der Handkante in einer Vertiefung zwischen der Basis des 5. Metacarpals und dem Os triquetrum	Yuan-Punkt	aktiviert die Leitbahn, lindert Schmerzen, klärt Hitze und feuchte Hitze, reduziert Schwellung
Dü 5 Yanggu	an der ulnaren Seite der Hand, direkt auf der Handkante in einer Vertiefung zwischen dem Kopf der Ulna und dem Os triquetrum (im Handgelenkspalt)	Feuer-Punkt Jing-Flusspunkt Ben-Punkt	klärt Hitze, reduziert Schwellung, beruhigt den Geist
Dü 6 Yanglao	Wenn die Handinnenfläche auf der Brust liegt, ist der Punkt in einer Vertiefung auf der radialen Seite des Processus styloideus ulnaris	Xi-Punkt	aktiviert die Leitbahn, lindert Schmerzen stärkt Schulter und Arm

Akupunkturpunkte Herz und Dünndarm	Lokalisation	Kategorie	Wirkung
Dü 7 Zhizheng	5 cun proximal von Dü 5, auf einer Linie von Dü 5 zum lateralen Epicondylus humeri in einer Vertiefung zwischen der Grenze der Ulna und dem Muskelbauch von Flexor carpi ulnaris	Luo-Punkt	klärt Hitze, entlastet das Äußere, beruhigt den Geist, aktiviert die Leitbahn, lindert Schmerzen, stärkt die Fingergelenke
Dü 8 Xiaohai	in einer Vertiefung zwischen dem Olecranon und dem medialen Epicondylus humeri	Erd-Punkt He-Meerpunkt Sedierungspunkt	klärt Hitze, löst Schwellung auf, beruhigt den Geist, aktiviert die Leitbahn, lindert Schmerzen
Dü 9 Jianzhen	1 cun superior der hinteren Axillarfalte		stärkt die Schulter, aktiviert die Leitbahn, lindert Schmerzen
Dü 10 Naoshu	direkt über der hinteren Axillarfalte am Unterrand der Spina scapulae	Treffpunkt von Dünndarm-, Blasen-Leitbahn, Yangweimai und Yangqiaomai	stärkt die Schulter, aktiviert die Leitbahn, lindert Schmerzen
Dü 11 Tianzong	im Zentrum der Fossa infraspinata ½ des Abstands von der Spitze des Akromiums und der Spitze der Scapula		aktiviert die Leitbahn, lindert Schmerzen, bewegt das Qi, öffnet die Brust und die laterale Rippenregion, stärkt den Brustkorb
Dü 12 Bingfeng	direkt über Dü 11 in der Fossa supraspinata	Treffpunkt von Dünndarm-, Dickdarm-, Dreifach-Erwärmer- und Gallenblasen-Leitbahn	leitet Wind aus, stärkt die Schulter und Scapula
Dü 13 Quyuan	am medialen Ende der Fossa supraspinata		stärkt die Schulter und Scapula
Dü 14 Jianwaishu	3 cun lateral vom Unterrand des Processus spinosus des 1. BWK (Dumai 13)		aktiviert die Leitbahn, lindert Schmerzen, leitet Wind und Kälte aus, stärkt die Schulter und Scapula

Akupunkturpunkte Herz und Dünndarm	Lokalisation	Kategorie	Wirkung
Dü 15 Jianzhongzhu	2 cun lateral vom Unterrand des Processus spinosus des 7. HWK (Dumai 14)		aktiviert die Leitbahn, lindert Schmerzen, senkt Lungen-Qi ab
Dü 16 Tianchuang	auf der gleichen Höhe des Adamsapfels, am hinteren Muskelrand des M. sternocleidomastoideus	Himmelsfenster-Punkt	stärkt Ohren, Kehle und Stimme, reguliert Qi, beruhigt den Geist, aktiviert die Leitbahn, lindert Schmerzen, klärt Hitze
Dü 18 Quanliao	direkt unter dem äußeren Augenwinkel am Unterrand des Jochbeins	Treffpunkt von Dünndarm- und Dreifach-Erwärmer-Leitbahn Vereinigungspunkt der TMM* der Yang-Leitbahnen des Fußes	eliminiert Wind, lindert Schmerzen, klärt Hitze, reduziert Schwellungen

* TMM = Tendinomuskuläre Leitbahn

Akupunkturpunkte von Pericard und Dreifach-Erwärmer	Lokalisation	Kategorie	Wirkung
3E 1 Guanchong	auf der ulnaren Seite des Ringfingers, 1 fen proximal des ulnaren Nagelfalzwinkels	Metall-Punkt Jing-Brunnenpunkt	klärt Hitze aus dem oberen Erwärmer, aktiviert die Leitbahn, lindert Schmerzen
3E 3 Zhongzhu	auf dem Handrücken, direkt proximal zwischen dem 4. und 5. Metacarpophalangeal Gelenk	Holz-Punkt Shu-Bachpunkt	klärt Hitze, aktiviert die Leitbahn, lindert Schmerzen
3E 4 Yangchi	auf dem Handrücken, im Handgelenkspalt, in der Vertiefung zwischen den Sehen des M. extensor digitorum communis und M. extensor digiti minimi	Yuan-Punkt	klärt Hitze, entspannt die Sehnen, lindert Schmerzen
3E 5 Waiguan	2 cun proximal des Handgelenkspalts, in der Mitte zwischen Radius und Ulna	Luo-Punkt	leitet Wind-Hitze und Wind-Kälte aus
3E 8 Sanyangluo	4 cun proximal 3E 4 in einer Vertiefung zwischen Radius und Ulna am Rand des Radius		klärt die Leitbahn, aktiviert die Leitbahn, lindert Schmerzen
3E 10 Tianjing	mit gebeugtem Ellenbogen, in einer Vertiefung 1 cun proximal zum Olecranon	Erd-Punkt He-Meerpunkt Sedierungspunkt	transformiert Feuchtigkeit, verkleinert Knoten, reguliert und senkt rebellierendes Qi ab, beruhigt den Geist, klärt Hitze aus der Leitbahn, aktiviert die Leitbahn, lindert Schmerzen
3E 12 Xiaoluo	am Oberarm, 4 cun proximal zu 3E 10, auf einer Linke von 3E 10 zu 3E 14		aktiviert die Leitbahn, lindert Schmerzen
3E 13 Naohui	am Oberarm auf einer Linie von 3E 10 zu 3E 14, wenn die Leitbahn den posterioren Rand des Deltoid-Muskels trifft	Treffpunkt von Dreifach-Erwärmer-Leitbahn und Yangweimai	reguliert Qi, transformiert Feuchtigkeit, aktiviert die Leitbahn, lindert Schmerzen

Akupunkturpunkte von Pericard und Dreifach-Erwärmer	Lokalisation	Kategorie	Wirkung
3E 14 Jianliao	in der posterioren der beiden Vertiefungen, die bei abduziertem Oberarm unterhalb des Akromiums entstehen		leitet Wind-Feuchtigkeit aus, lindert Schmerzen, stärkt das Schultergelenk
3E 15 Tianliao	auf der Schulter, in der Mitte zwischen den Punkten Gb 21 und Dü 13, höchster Punkt des M. trapezius, 4 cun lateral der Wirbelsäule	Treffpunkt von Dreifach-Erwärmer-Leitbahn und Yangweimai	leitet Wind-Feuchtigkeit aus, aktiviert die Leitbahn, lindert Schmerzen, öffnet die Brust, reguliert Qi
Pe 2 Tianquan	2 cun distal der vorderen Achselfalte, zwischen den beiden Köpfen des M. biceps brachii		öffnet die Brust, belebt das Blut, lindert Schmerzen
Pe 3 Quze	in der Falte der Ellenbeuge, auf der ulnaren Seite der Bizeps-Sehne	Wasser-Punkt He-Meerpunkt	klärt Hitze auf der Qi- Nähr- und Blutebene
Pe 7 Daling	im Handgelenkspalt zwischen den Sehnen der MM. palmaris longus und flexor carpi radialis	Erd-Punkt Shu-Bachpunkt Yuan-Punkt Sedierungspunkt	klärt Hitze aus dem Herzen und beruhigt den Geist, öffnet die Brust, klärt die Nähr-Ebene und kühlt Blut

Wandlungsphase Erde

Akupunkturpunkte Milz	Lokalisation	Kategorie	Wirkung
Mi 2 Dadu	in einer Mulde an der Medialseite des großen Zehs distal und inferior des ersten Metatarsalköpfchens	Feuer-Punkt Ying-Quellpunkt	reguliert die Milz, eliminiert Feuchtigkeit und feuchte Hitze, klärt Hitze, harmonisiert den mittleren Erwärmer
Mi 3 Taibai	in einer Mulde an der Medialseite des großen Zehs proximal und inferior des ersten Metatarsalköpfchens	Erd-Punkt Yuan-Punkt Shu-Bachpunkt Ben-Punkt	stärkt das Milz-Qi, klärt Feuchtigkeit und feuchte Hitze, harmonisiert Milz und Magen
Mi 4 Gongsun	in einer Mulde an der Medialseite des Fußes distal und inferior der Basis des ersten Metatarsalknochens	Luo-Punkt Öffnungspunkt des Chongmai	stärkt das Yun-Hua der Milz
Mi 5 Shangqiu	in einer Mulde auf dem Kreuzungspunkt zwischen den beiden Linien, die anterior und inferior der medialen Malleoluskante verlaufen	Metallpunkt Jing-Flusspunkt	tonisiert die Milz, eliminiert Feuchtigkeit, stärkt Sehnen und Knochen, beruhigt Shen
Mi 6 Sanyinjiao	in einer Mulde nahe der medialen Kante der Tibia 3 cun superior des höchsten Punkts des medialen Malleolus. Der Fuß muss bei der Lokalisation gerade in der Achse der Tibia stehen.	Kreuzungspunkt von Milz-, Leber- und Nieren-Leitbahn	stärkt die drei Bein-Yin von Niere, Leber und Milz, tonisiert Milz und Magen, harmonisiert den unteren Erwärmer, leitet Feuchtigkeit aus, beruhigt den Geist, stärkt Blut (Xue)
Mi 8 Diji	in einer Mulde hinter der medialen Kante der Tibia 3 cun distal von Mi 9	Xi-Punkt	beseitigt Nässe aus dem Kopfbereich
Mi 9 Yinlingquan	in einer Mulde auf der Medialseite des Unterschenkels, die von der medialen Tibiakondyle und der posterioren Kante der Tibia gebildet wird	Wasser-Punkt He-Meerpunkt	eliminiert Nässe
Mi 10 Xuehai	bei abgewinkeltem Oberschenkel in einer Mulde 2 cun oberhalb des proximalen Patellarands auf dem M. vastus medialis		bewegt, kühlt und stärkt das Blut
Mi 12 Chongmen	lateral der Arteria femoralis und 3,5 cun lateral von Ren 2 auf Höhe der Oberkante der Symphyse		schmerzlindernd, stärkt das Blut, reguliert Qi, eliminiert Feuchtigkeit und Hitze

Akupunktur-punkte Magen	Lokalisation	Kategorie	Wirkung
Ma 31 Biguan	in einer Mulde auf dem Oberschenkel auf einem Kreuzungspunkt zwischen einer Linie abwärts von der Spina iliaca anterior und der Unterkante der Symphyse lateral des M. sartorius		schmerzlindernd, eliminiert Wind-Feuchtigkeit
Ma 34 Liangqiu	auf dem Oberschenkel auf einer Linie zwischen dem lateralen Patellarand und der Spina iliaca anterior superior in einer Mulde 2 cun oberhalb vom oberen Patellarand	Xi-Punkt	schmerzlindernd, harmonisiert den Magen und lindert akute Beschwerden
Ma 35 Dubi	in einer Mulde unterhalb der Patella und lateral der Patellasehnne am gebeugten Knie		schmerzlindernd, eliminiert Wind-Feuchtigkeit, beseitigt Schwellung, belebt die Leitbahn
Ma 36 Zusanli	auf dem Unterschenkel, eine Fingerbreite lateral von der vorderen Tibiakante 3 cun unterhalb der Vertiefung unter dem Knie, in der Ma 35 liegt	Erd-Punkt He-Meerpunkt Ben-Punkt	stärkt das Magen-Qi, stärkt die Milz, leitet Feuchtigkeit aus, nährt Blut (Xue) und Yin, beruhigt
Ma 37 Shangjuxu	3 cun unter Ma 36 eine Fingerbreite lateral von der vorderen Tibiakante	Unterer He-Meerpunkt des Dickdarms	reguliert Milz und Magen
Ma 38 Tiaokou	auf Höhe von Ma 40 eine Fingerbreite lateral der Vorderkante der Tibia, in der Mitte zwischen tibiofemoralen Gelenklinie und der Prominenz des lateralen Malleolus		schmerzlindernd, eliminiert Wind-Feuchtigkeit, unterstützt die Schulter
Ma 40 Fenglong	8 cun oberhalb der Prominenz des lateralen Malleolus zwei Fingerbreiten lateral der vorderen Tibiakante	Luo-Punkt	löst lange bestehende Nahrungsmittelstagnation mit Schleimentwicklung
Ma 41 Jiexi	in einer Mulde auf der Höhe der Prominenz des lateralen Malleolus zwischen den Sehnen des M. extensor hallucis longus und des M. extensor digitorum longus	Feuer-Punkt Jing-Flusspunkt Tonisierungspunkt	schmerzlindernd, aktiviert die Leitbahn, eliminiert Hitze aus der Leitbahn und dem Magen, beruhigt Shen

Wandlungsphase Metall

Akupunktur-punkte Lunge	Lokalisation	Kategorie	Wirkung
Lu 2 Yunmen	in der Mitte einer Mulde des deltoideo-pektoralen Dreiecks 6 cun lateral der Mittellinie des Thorax unter der Lateralseite der Clavicula		verteilt das Lungen-Qi und senkt es ab, eliminiert Lungen-Hitze
Lu 5 Chize	in einer Mulde in der Ellenbeuge lateral der Sehne des M. biceps brachii	Wasser-Punkt He-Meerpunkt Sedierungspunkt	schmerzlindernd, aktiviert die Leitbahn, entspannt die Sehnen, senkt Lungen-Qi ab, eliminiert Hitze, reguliert die Wasserwege
Lu 7 Lieque	an der Radialseite des Unterarms in der Spalte zwischen den Sehnen des M. brachialis und des M. pollicis 1,5 cun proximal von Di 5	Luo-Punkt Öffnungspunkt vom Renmai	befreit die Oberfläche, eliminiert und beruhigt Wind, eliminiert Schleim, unterstützt Kopf und Nacken, lindert Schmerzen
Lu 9 Taiyuan	im Handgelenksspalt in einer Mulde zwischen der Arteria radialis und der Sehne des M. abductor pollicis longus auf Höhe von He 7	Erd-Punkt Yuan-Punkt Shu-Bachpunkt Tonisierungspunkt	stärkt die Lunge und transformiert Schleim, stärkt die absenkende Funktion der Lunge, reguliert und harmonisiert die „hundert Gefäße"
Lu 10 Yuji	in der Mitte und nahe des ulnaren Rands des Os metacarpale auf der Thenarerhebung der Hand	Feuer-Punkt Ying-Quellpunkt	eliminiert Lungen-Hitze, senkt rebellierendes Qi ab, unterstützt den Hals

Akupunkturpunkte Dickdarm	Lokalisation	Kategorie	Wirkung
Di 1 Shangyang	auf der Doralseite des Zeigefingers auf dem Kreuzungspunkt zwischen dem radialen Nagelrand und der Nagelbasis, ca. 0,1 cun neben der Nagelecke	Metallpunkt Jing-Brunnenpunkt Ben-Punkt	eliminiert Hitze, reduziert Schwellung, schmerzlindernd, stellt das Bewusstsein wieder her
Di 3 Sanjian	in einer Mulde auf der Radialseite des Zeigefingers proximal des zweiten Metakarpalköpfchens	Holz-Punkt Shu-Bachpunkt	
Di 4 Hegu	auf der Dorsalseite der Hand zwischen dem ersten und zweiten Metakarpalknochen nahe der radialen Begrenzung und in der Mitte des zweiten Metakarpalknochens	Meisterpunkt für den Kopf Yuan-Quellpunkt	vertreibt innere und äußere Pathogene vom Kopf
Di 5 Yangxi	in der Mitte einer Mulde auf der Radialseite des Hangelenks zwischen den Sehnen des M. Extensor pollicis longus und brevis	Feuer-Punkt Jing-Flusspunkt	klärt Hitze und Yangming-Feuer, schmerzlindernd, beruhigt Shen, unterstützt das Handgelenk
Di 6 Pianli	3 cun proximal von Di 5 auf der Linie zwischen Di 5 und Di 11	Luo-Punkt	eliminiert Wind und Hitze, öffnet und reguliert die Wasserwege
Di 10 Shousanli	2 cun distal Di 11 auf der Linie zwischen Di 5 und Di 11		reguliert Qi und Blut, aktiviert die Leitbahn, schmerzlindernd, harmonisiert Magen und Darm
Di 11 Quchi	am Ellbogen im Gelenkspalt zwischen Lu 5 und dem lateralen Epicondylus des Humerus	Erd-Punkt He-Meerpunkt Tonisierungspunkt	vertreibt Wind-Hitze, kühlt und bewegt Blut

Akupunkturpunkte Dickdarm	Lokalisation	Kategorie	Wirkung
Di 13 Shouwuli	3 cun proximal von Di 11 auf der Lateralseite des Oberarms auf der Linie zwischen Di 11 und Di 15		aktiviert die Leitbahn, schmerzlindernd, lindert Husten, reguliert Qi, eliminiert Nässe, transformiert Schleim
Di 14 Binao	auf der Lateralseite des Oberarms in einer sichtbaren Mulde zwischen den distalen Ansätzen des M. deltoideus und M. brachialis ungefähr drei Fünftel proximal von Di 11 auf der Linie zwischen Di 11 und Di 15	Kreuzungspunkt von Dickdarm-, Dünndarm- und Blasen-Leitbahn	aktiviert die Leitbahn, schmerzlindernd, reguliert Qi, löst Schleimknoten, unterstützt die Augen
Di 15 Jianyu	anterior und inferior des Akromions am Ursprung des M. deltoideus	Kreuzungspunkt von Dickdarm-Leitbahn und Yangqiaomai	eliminiert Wind-Feuchtigkeit und Wind, schmerzlindernd, unterstützt das Schultergelenk, reguliert Qi und Blut, löst Schleimknoten
Di 16 Jugu	in einer Mulde medial des Processus acromialis zwischen dem lateralen Ende von Klavikula und Spina scapulae	Kreuzungspunkt von Dickdarm-Leitbahn und Yangqiaomai	aktiviert die Leitbahn, unterstützt das Schultergelenk, reguliert Qi und Blut, löst Schleimknoten

Wandlungsphase Wasser

Akupunktur-punkte Niere	Lokalisation	Kategorie	Wirkung
Ni 3 Taixi	in einer Mulde zwischen der Prominenz des medialen Malleolus und der Achillessehne	Erd-Punkt Yuan-Punkt Shu-Bachpunkt	tonisiert Nieren-Yin und Yang und Yuan-Qi
Ni 4 Dazhong	ca. 0,5 cun hinter einer Linie zwischen Ni 3 und Ni 5 am Vorderrand der Achillessehne	Luo-Punkt	stärkt die Nieren, verankert das Qi, unterstützt die Lunge, stärkt den Willen und löst Angst
Ni 5 Shuiquan	unter Ni 3 in einer Mulde anterior und superior der Tuberositas calcanea	Xi-Punkt	reguliert Chongmai und Renmai, unterstützt die Menstruation
Ni 6 Zhaohai	in einer Mulde zwischen den Sehnen des M. tibialis und des M. flexor digitorum longus	Öffnungspunkt des Yinqiaomai	öffnet den Yinqiaomai, beruhigt Shen und leere Hitze, nährt die Nieren, unterstützt den Hals
Ni 7 Fuliu	in einer Mulde auf der Medialseite des Unterschenkels 2 cun über Ni 3 an der Vorderkante der Achillessehne	Metallpunkt Jing-Flusspunkt Tonisierungspunkt	tonisiert Nieren-Yang
Ni 8 Jiaoxin	2 cun oberhalb von Ni 3 und 0,5 cun vor Ni 7 hinter der medialen Tibiakante	Xi-Punkt des Yinqiaomai	reguliert Chongmai und Renmai, unterstützt die Menstruation, stillt Uterusblutungen, eliminiert Hitze und Feuchtigkeit aus dem unteren Erwärmer
Ni 10 Yingu	in der Kniekehle am medialen Ende der Poplitealfalte zwischen den Sehnen des M. semitendinosus und des M. semimembranosus	Wasser-Punkt He-Meerpunkt Ben-Punkt	eliminiert feuchte Hitze aus dem unteren Erwärmer, unterstützt die Nieren, aktiviert die Leitbahn, schmerzlindernd
Ni 11 Henggu	0,5 cun lateral der Mittellinie des Unterbauchs an der Obergrenze der Symphyse	Kreuzungspunkt von Nieren-Leitbahn und Renmai	unterstützt den unteren Erwärmer

Akupunkturpunkte Blase	Lokalisation	Kategorie	Wirkung
Bl 10 Tianzhu	an der lateralen Kante des M. trapezius, 1,3 cun lateral von Du 15		reguliert Qi, beruhigt den Geist, stärkt den Kopf und die Sinnesöffnungen, bringt Blut zum Kopf
Bl 11 Dazhu	1,5 cun lateral der Unterkante des 1. Brustwirbels Th1	Kreuzungspunkt der Blasen-, Dünndarm-, Dreifach-Erwärmer- und Gallenblasen-Leitbahn mit dem Dumai, Hui-Punkt der Knochen, Punkt des Meeres des Bluts	unterstützt die Knochen und Gelenke, eliminiert pathogene Faktoren, stärkt die Oberfläche, reguliert das Lungen-Qi, stillt Husten
Bl 23 Shenshu	1,5 cun lateral der Unterkante des 2. Lendenwirbels L2	Rücken-Shu-Punkt der Niere	tonisiert Nieren-Yang, stärkt Jing, nährt Nieren-Yin, stärkt die Lumbal-Region
Bl 24 Qihaishu	1,5 cun lateral der Unterkante des 3. Lendenwirbels L3	Rücken-Shu-Punkt des Meeres des Qi	stärkt die Lumbal-Region und die Beine, reguliert den unteren Erwärmer
Bl 25 Dachangshu	1,5 cun lateral der Unterkante des 4. Lendenwirbels L4	Rücken-Shu-Punkt des Dickdarms	löst Stagnation, schmerzlindernd, stärkt die Lumbal-Region und die Beine, reguliert den Darm
Bl 26 Guanyuanshu	1,5 cun lateral der Unterkante des 5. Lendenwirbels L5	Rücken-Shu-Punkt des Tors des Ursprünglichen	reguliert den unteren Erwärmer und stärkt die Lumbal-Region
Bl 27 Xiaochangshu	1,5 cun lateral der Mittellinie auf Höhe des 1. Foramen sacrale	Rücken-Shu-Punkt des Dünndarms	trennt das Klare vom Trüben, reguliert den Darm und die Blase, eliminiert Feuchtigkeit und feuchte Hitze, reguliert das Qi des Dünndarms
Bl 28 Pangguangshu	1,5 cun lateral der Mittellinie auf Höhe des 2. Foramen sacrale	Rücken-Shu-Punkt der Blase	unterstützt die Lumbalregion und die Beine, reguliert die Blase, eliminiert feuchte Hitze aus dem unteren Erwärmer, löst Stagnation und Massen

Akupunkturpunkte Blase	Lokalisation	Kategorie	Wirkung
Bl 32 Ciliao	oberhalb des 2. Foramen sacrale	Kreuzungspunkt von Blasen- und Gallenblasen-Leitbahn	unterstützt die Lumbalregion und die Beine, reguliert den unteren Erwärmer und die Menstruation, stoppt Leukorrhö, erleichtert die Miktion und die Defäkation
Bl 36 Chengfu	Unter dem Gesäß in der transversalen Glutealfalte in einer Mulde der dorsalen Muskulatur des Oberschenkels auf einer Linie mit Bl 40		aktiviert die Leitbahn, entspannt die Sehnen, schmerzlindernd, reguliert den unteren Erwärmer, reduziert Hämorrhoiden
Bl 39 Weiyang	in einer Mulde am lateralen Ende der Kniekehle medial der Sehne des M. biceps femoris	Unterer He-Meer-Punkt des unteren Erwärmers	aktiviert die Leitbahn, schmerzlindernd, harmonisiert den San Jiao, reguliert das Wasserlassen
Bl 40 Weizhong	in einer Mulde in der Kniekehle zwischen den Sehnen des M. biceps femoris und des M. semitendinosus	Erd-Punkt He-Meerpunkt	aktiviert die Leitbahn, schmerzlindernd, unterstützt die Lumbal-Region, die Knie und die Blase, kühlt das Blut, eliminiert Sommerhitze, stoppt Erbrechen und Diarrhö
Bl 53 Baohuang	3 cun lateral der Mittellinie auf Höhe des Processus spinosus des 2. Sakralwirbels		aktiviert die Leitbahn, schmerzlindernd, unterstützt die Lumbal-Region, reguliert den unteren Erwärmer, unterstützt das Wasserlassen
Bl 57 Chenshan	In einer Mulde auf der Dorsalseite des Unterschenkels unterhalb der Muskelbäuche des M. gastrocnemicus, ca. 8 cun distal von Bl 40		aktiviert die Leitbahn, entspannt die Sehnen, schmerzlindernd, unterstützt die Wade und die Ferse, lindert Hämorrhoiden
Bl 58 Feiyang	7 cun superior Bl 60, lateral und 1 cun inferior Bl 57	Luo-Punkt	aktiviert die Leitbahn, schmerzlindernd, eliminiert Wind aus der Leitbahn, lindert Hämorrhoiden

Akupunkturpunkte Blase	Lokalisation	Kategorie	Wirkung
Bl 59 Fu-Yang	3 cun superior Bl 60	Xi-Punkt	unterstützt die Lumbal-Region und die Beine, aktiviert die Leitbahn, schmerzlindernd
Bl 60 Kunlun	in einer Mulde in der Mitte zwischen der posterioren Kante der Fibula, anterior der Achillessehne auf Höhe der Prominenz des lateralen Malleolous	Feuer-Punkt Jing-Flusspunkt	aktiviert den Blasen-Meridian, lindert Schmerzen, stärkt die Wirbelsäule
Bl 61 Pucan	1,5 cun inferior Bl 60 in einer Mulde über dem Kalkaneus	Kreuzungspunkt von Blasen-Leitbahn und Yangqiaomai	aktiviert die Leitbahn, entspannt die Sehnen, schmerzlindernd
Bl 62 Shenmai	0,5 cun unterhalb der Unterkante des lateralen Malleolus, posterior der Peritonealsehnen	Öffnungspunkt des Yangqiaomai	entlastet die Taiyang-Schicht
Bl 63 Jinmen	in einer Mulde posterior der Tuberositas des 5. Metatarsalknochens an der Lateralseite des Fußes	Xi-Punkt	entlastet die Taiyang-Schicht
Bl 64 Jinggu	in einer Mulde anterior und inferior der Tuberositas des 5. Metatarsalknochens an der Lateralseite des Fußes	Yuan-Punkt	bringt Qi und Blut zum Kopf
Bl 65 Shugu	posterior und inferior des Köpfchens des 5. Metatarsalknochens an der Lateralseite des Fußes	Holz-Punkt Shu-Bachpunkt Sedierungspunkt	aktiviert die Leitbahn, schmerzlindernd, klärt den Kopf und die Augen, eliminiert Hitze und Schwellungen
Bl 66 Zutonggu	anterior und inferior des Köpfchens des 5. Metatarsalknochens an der Lateralseite des Fußes	Wasser-Punkt Ying-Quellpunkt Ben-Punkt	klärt den Kopf, senkt Lungen- und Magen-Qi ab
Bl 67 Zhiyin	auf der Dorsalseite des kleinen Zehs auf dem Kreuzungspunkt zwischen dem lateralen Nagelrand und der Nagelbasis, ca. 0,1 cun neben der Nagelecke	Metall-Punkt Jing-Brunnen-Punkt	eliminiert Wind, klärt den Kopf und die Augen, dreht den Fötus, erleichtert Wehen

Dumai, Renmai & Extrapunkte

Akupunkturpunkte von Dumai und Renmai	Lokalisation	Kategorie	Wirkung
Du 2 Yaoshu	auf der Mittellinie, in der Mitte der Articulatio sacro-coccygia		stärkt die Lumbal-Region, leitet Wind-Feuchtigkeit aus
Du 3 Yaoyangguan	am inferioren Rand des Processus spinosus des 4. LWK		leitet Wind-Feuchtigkeit aus, stärkt die Lumbal-Region und die Beine, reguliert den unteren Erwärmer
Du 4 Mingmen	am inferioren Rand des Processus spinosus des 2. LWK		klärt Hitze, reguliert den Dumai, stärkt die Nieren und die Wirbelsäule
Du 8 Jinsuo	am inferioren Rand des Processus spinosus des 9. BWK		beruhigt die Leber und Wind, lindert Spasmen, beruhigt den Geist
Du 13 Taodao	am inferioren Rand des Processus spinosus des 1. BWK	Treffpunkt von Dumai mit Blasen-Leitbahn	klärt Hitze, behandelt Malaria, reguliert den Dumai
Du 14 Dazhui	am inferioren Rand des Prozessus spinosus des 7. HWK	Treffpunkt von Dumai mit den sechs Yang-Meridianen	leitet innere und äußere Wind-Hitze aus
Du 15 Yamen	0,5 cun unterhalb von Dumai 16 (unterhalb des Atlas, der nicht tastbar ist)	Treffpunkt von Dumai und Yangweimai	eliminiert Wind, stärkt Nacken und Wirbelsäule
Du 16 Fengfu	am inferioren Rand des Okziput	Treffpunkt von Dumai und Yangweimai	leitet innere und äußere Wind-Kälte aus
Du 20 Baihui	Medianlinie des Schädels, 7 cun superior der Nackenhaargrenze, Schnittpunkt der Medianlinie mit den höchstgelegenen Punkten der Ohren, 8 cun superior der Glabella oder 6 cun superior von Du 16	Treffpunkt von Dumai mit Blasen-, Gallenblasen, Dreifach-Erwärmer- und Leber-Leitbahn	bringt klares Yang zum Kopf, beruhigt Wind stärkt das Gehirn, beruhigt den Geist

Akupunkturpunkte von Dumai und Renmai	Lokalisation	Kategorie	Wirkung
Du 26 Renzhong	1/3 des Abstands zwischen dem Unterrand der Nase und dem Oberrand der Lippe	Treffpunkt von Dumai, Magen- und Dickdarm-Leitbahn	stellt Bewusstsein wieder her, stärkt Gesicht und Nase leitet Wind aus, stärkt die Wirbelsäule und behandelt akuten Bandscheibenvorfall
Ren 3 Zhongji	1 cun superior der Symphyse, auf der Mittellinie des Unterbauchs	Mu-Punkt der Blase Treffpunkt von Renmai mit Milz-, Leber- und Nieren-Leitbahn	leitet feuchte Hitze aus, löst Stagnation und stärkt den unteren Erwärmer, stärkt die Nieren
Ren 4 Guanyuan	2 cun superior der Symphyse auf der Mittellinie des Unterbauchs	Mu-Punkt des Dünndarms, Treffpunkt von Renmai mit Milz-, Leber- und Nieren-Leitbahn	tonisiert das Yuan-Qi, stärkt die Essenz Jing, tonisiert die Nieren und wärmt die Milz
Ren 6 Qihai	1,5 cun inferior der Symphyse auf der Mittellinie des Unterbauchs	Meer des Qi	tonisiert die Nieren, Qi, Yang und Yuan-Qi, reguliert Qi, harmonisiert das Blut

Extrapunkte	Lokalisation	Kategorie	Wirkung
M-UE-48 Jianqian	am vorderen Anteil des Schultergelenks, in der Mitte zwischen dem vorderen Axillarlinieneinschnitt und Di 15		belebt Qi und Blut, stärkt das Schultergelenk
M-UE-24 Luoshen	auf dem Handrücken, in einer Vertiefung proximal zwischen 2. und 3. Metacarpo-Phalangeal-Gelenk		belebt Qi und Blut im Nacken
M-BW-25 Shiqizhuixia	unterer Rücken, auf der Mittellinie, in einer Vertiefung unterhalb des Dornfortsatzes des 5. LWK		stärkt die Nieren, aktiviert die Leitbahn, lindert Schmerzen
M-LE-16 Xiyan	am Knie in der Vertiefung, die beim Beugen direkt neben der Patella entsteht		vertreibt Wind-Feuchtigkeit, vermindert Schwellungen, lindert Schmerzen
M-UE 22 Baxie	Wenn die Hand zur Faust geschlossen wird, liegen die 6 Punkte in der Vertiefung zwischen den Grundgelenken, proximal der Schwimmhäute		klärt Hitze, vermindert Schwellungen
M-Le-8 Bafeng	auf dem Fußrücken, 0,5 cun proximal der Schwimmhäute (Le 2, Ma 44, Gb 43)		klärt Hitze, vermindert Schwellungen

Quelle:

Peter Deadman, Mazin Al Khafaji, Kevin Baker, Großes Handbuch der Akupunktur. Bad Kötzting 2002

6.3. Glossar

6.3.1. Glossar zu Begriffen aus der TCM und Phytotherapie

Ashi-Punkte
Druckdolente, lokale Punkte

Fu-Organe
Hohl- oder Palastorgane: Es handelt sich um die Yang-Organe Magen, Dünndarm, San Jiao, Dickdarm und Blase, die das Trübe vom Klaren trennen und in die jeweils vorgesehene Richtung weiter transportieren.

Die Gallenbase ist wie Gehirn, Knochen, Mark, Gefäße, Uterus Fu- und Zang-Organ zugleich, da sie einerseits hohl ist, andererseits aber Essenz speichert. Diese Organe werden daher als außerordentliche Fu-Organe bezeichnet.

He Meer-Punkt
Der fünfte und proximalste Punkt der antiken Punkte. Er befindet sich im Bereich Ellbogen bzw. Ellenbeugen und der Kniegelenke. Sie senken gegenläufiges Qi ab und haben Bezug zur Organfunktion. Auf den Yang-Leitbahnen handelt es sich um die Erdpunkte, auf den Yin-Leitbahnen um die Wasserpunkte.

Jiaohui-Konfluenzpunkte
Verbindungspunkte zwischen den Meridianen und den außerordentlichen Gefäßen und zugleich Öffnungspunkte der außerordentlichen Gefäße

Jing
Essenz

Jing Brunnen-Punkt
Der erste und distalste Punkt der antiken Punkte. Er befindet sich an den Fingern und Zehen zumeist auf einem Kreuzungspunkt der Linien seitlich des Nagels und der Verlängerung der Nagelbasis, etwa 0,1 cun von einer Nagelecke entfernt (Ausnahme Ni 1 und Pe 9). Hier wird das Leitbahn Qi gebildet und gesammelt. Auf den Yang-Leitbahnen handelt es sich um die Metallpunkte, auf den Yin-Leitbahnen um die Holzpunkte. Sie werden vor allem bei akuten Krankheitsgeschehen verwendet.

Jing Fluss-Punkt
Der vierte Punkt der antiken Punkte, er befindet sich am oder proximal vom Hand- oder Fußgelenk an sichtbaren Übergängen von Knochen, Muskeln und Sehnen. Die Punkte haben eine befreiende Wirkung auf die Oberfläche und schaffen Ordnung und Klarheit. Sie haben unter anderem Bezug zu den Atemwegen und der Haut. Auf den Yang-Leitbahnen handelt es sich um die Feuerpunkte, auf den Yin-Leitbahnen um die Metallpunkte.

Jing Luo
System der vertikalen (jing mai) und horizontalen (luo mai) Leitbahnen im Körper

Luo-Punkt
Punkt auf jeder Leitbahn, an dem eine Verbindung zur Yin-Yang-gekoppelten Leitbahn besteht

Rücken-Shu-Punkte
Die Zang Fu haben je einen ihnen zugeordneten Rücken-Shu Punkt auf der Blasen-Leitbahn am Rücken. Sie befinden sich etwa auf Höhe des betreffenden Organs und können Fülle wie Leere in dem jeweiligen Organ anzeigen.

San Bi
dreifaches Bi oder wahres Bi

Shu Bach-Punkt
Der dritte Punkt der antiken Punkte, er befindet sich am proximal vom Finger- oder Zehengrundgelenk (Ausnahme Pe 7, He 7, Ni 3: sie befinden sich am Hand- bzw. Sprunggelenk). Sie regulieren die Körperenergie, lindern Schmerzen im Bewegungsapparat und Erkrankungen der Zang-Organe. Auf den Yang-Leitbahnen handelt es sich um die Holzpunkte, auf den Yin-Leitbahnen um die Erd- und Yuan-Quellpunkte. Sie werden vor allem bei akuten Krankheitsgeschehen verwendet.

Wei-Qi
Abwehrqi

Xi-Spaltpunkt
Punkt auf der Leitbahn, der das Öffnen und Schließen des Qi-Flusses im Meridian reguliert und in dem sich Qi und Blut sammeln. Bis zu diesem Punkt fließt das Qi oberflächlich, ab diesem Punkt fließt es in der Tiefe. Die Punkte werden vor allem bei akuten, schmerzhaften oder hartnäckigen Beschwerden verwendet.

Yi Jing
Buch der Wandlungen

Ying-Quellpunkt
Der zweite Punkt der antiken Punkte, er befindet sich distal vom Finger- oder Zehengrundgelenk (Ausnahme Pe 8, He 8, Ni 2: sie befinden sich auf der Handfläche bzw. an der medialen Fußseite). Hier beginnt die Zirkulation von Qi und Blut in der Leitbahn. Die Punkte stärken das Yin und kühlen. Auf den Yang-Leitbahnen handelt es sich um die Wasserpunkte, auf den Yin-Leitbahnen um die Feuerpunkte.

Yuan-Quellpunkt
Punkt auf der Leitbahn, an dem das Yuan-Qi an die Oberfläche kommt. Auf den Yin-Leitbahnen handelt es sich um den Shu-Bach-Punkt, auf den Yang-Leitbahnen liegt der Punkt zwischen dem Shu-Bach-Punkt und dem Jing-Flusspunkt.

Yu-Yuan-Punkt

Zang-Organ
Speicherorgane: Es handelt sich um die Yin-Organe Leber, Herz, Pericard, Milz, Lunge und Niere, die transformieren und Essenz speichern.

Zhen-Qi
wahres Qi der Brust, das von Gu-Qi (Nahrungs-Qi) und Da-Qi (Himmels-Qi bzw. Atem-Qi) gebildet wird

6.3.2. Glossar zu Arzneistoffen

Anticholinerg wirkende Arzneistoffe

Arzneistoffe mit einer dem Acetylcholin entgegengesetzten Wirkung – erwünscht oder unerwünscht: Antiasthmatika (wie Aclidinium-, Glycopyrronium-, Ipratropium,- Ticotropium-, Umeclidiniumbromid), Antidepressiva (z. B. trizyklischen Antidepressiva und und Selektive-Serotonin-Rückaufnahmehemmer wie Amitriptylin, Clomipramin, Desipramin, Doxepin und Trimipramin sowie Paroxetin), Antipsychotika (z. B. Clozapin, Olanzapin, Perphenazin, Promethazin, Thioridazin), H1-Antihistaminika (z. B. Chlorphenamin, Clemastin, Dimenhydrinat, Diphenhydramin, Doxylamin, Hydroxyzin, Promethazin), Parkinsonmittel (Muscarin-Rezeptor-Antagonisten wie Biperiden, Bornaprin, Procyclidin, Trihexyphenidyl), Spasmolytika (Muscarin-Rezeptor-Antagonisten für den Gastrointestinaltrakt wie Butylscopolamin, Pirenzepin u.a. oder Muscarin-Rezeptor-Antagonisten für den Harntrakt wie Darifenacin, Fesoterodin, Oxybutynin, Propiverin, Solifenacin, Tolterodin, Trospiumchlorid)

Arzneistoffe, die die QT-Zeit verlängern

Antiarrhythmika (z. B. Kaliumkanalblocker wie Amiodaron, Dronedaron oder Sotalol, Natriumkanalblocker wie Ajmalin, Chinidin, Flecainid, Propafenon oder Ranolazin und Einzelstoffe wie Cinnarizin, Ivabradin, Vernakalant), Antibiotika (Fluorchinolone wie Ciprofloxacin, Levofloxacin oder Moxifloxacin, Makrolide wie Azithromycin, Clarithromycin, Erythromycin oder Roxithromycin sowie Metronidazol), Antidementiva (z. B. Donepezil, Galantamin und Rivastigmin), Antidepressiva (Monoaminoxidasehemmer wie Moclobemid oder Tranylcypromin, Tri- und Tetrazyklische Antidepressiva: Amitriptylin, Clomipramin, Doxepin, Maprotilin, Mianserin, Mirtazapin, Nortriptylin, Opiramol oder Trimipramin, Wiederaufnahmehemmer wie Citalopram, Escitalopram, Fluoxetin, Fluvoxamin, Sertralin, Trazodon, Venlafaxin), Antimykotika (Azol-Antimykotika wie Fluconazol, Isavuconazol, Itraconazol, Ketoconazol, Posaconazol oder Voriconazol und Amphothericin B), Antikonvulsiva (wie Pregabalin und Rufinamid), Atemwegstherapeutika (z. B. Beta-2-Adreno-Rezeptor-Agonisten Bambuterol, Clenbuterol, Fenoterol, Orciprenalin oder Reproterol und Muscarin-Rezeptor-Antagonisten wie Aclidinium-, Glycopyrronium-, Ipratropium-, Tiotropium- und Umeclidiniumbromid), Diuretika (z. B. Chlortalidon, Furosemid, Hydrochlorothiazid, Indapamid, Piretanid und Xipamid), H1-Antihistaminika (z. B. Clemastin, Desloratadin, Dimenhydrinat, Diphenhydramin, Ebastin, Hydroxyzin, Mizolastin und Promethazin), Immunsuppressiva (z. B. Chloroquin, Hydroxychloroquin, Tacrolimus und Triamcinolon), Lithium, Magen-Darm-Therapeutika (z. B. Antiemetika wie Granisetron, Ondansetron, Palonosetron oder Prokinetika wie Domperidon und Metoclopramid), Neuroleptika (Amisulprid, Asenapin, Clozapin, Droperidol, Haloperidol, Levomepromazin, Olanzapin, Paliperidon, Quetiapin, Risperidon, Sertindol, Sulpirid, Ziprasidon u. v. m.), Opioide (z. B. Buprenorphin und Levomethadon), Parkinsonmittel (z. B. N-Methyl-D-Aspartat-Rezeptor-Antagonisten wie Amantadin und Budipin, D2-Rezeptor-Antagonist wie Tiaprid, Monoamintransporter-2-Hemmer: Tetrabenazin), Psychostimulantien (z. B. Atomoxetin, Guanfacin und Pitolisant), Urologika (z. B. Muscarin-Rezeptor-Antagonisten wie Fesoterodin, Solifenacin und Tolterodin), Virustatika (z. B. Atazanavir, Boceprevir, Efavirenz, Foscarnet, Lopinavir, Rilvipirin, Saquinavir)

Arzneistoffe mit geringer therapeutischer Breite
Antiarrhythmika, Antibiotika, Antidepressiva, Antikoagulantien, Antikonvulsiva, Benzodiazepine, Herzglykoside, Immunsuppressiva, Lithium, Neuroleptika, Theophyllin, Zytostatika

Dopamin-Agonisten
dopaminerg wirkende Arzneistoffe wie Apomorphin, Bromocriptin, Cabergolin, Mutterkornalkaloide, Pramipexol, Quinagolid, Ropinirol, Rotigotin

Dopamin-Antagonisten
Gegenspieler von Dopamin an dessen Rezeptor wie Neuroleptika (z. B. Haloperidol, Levomepromazin, Pipamperon, Sulpirid) und Prokinetika (Alizaprid, Domperidon und Metoclopramid)

Monoaminooxidase-Hemmer
Arzneistoffe, die als gewünschte oder unerwünschte Wirkung das Enzym Monoaminooxidase hemmen, welche biogene Amine wie Adrenalin, Noradrenalin, Dopamin oder Serotonin verstoffwechselt: ACE-Hemmer, Antiarrhythmika (z. B. Amiodaron, Cinnarizin, Betablocker), Antidepressiva (z. B. Moclobemid, Tranylcypromin), Antikonvulsiva (z.B. Carbamazepin), Atemwegstherapeutika (z. B. β-Sympathomimetika, Codein), H1-Antihistaminika, Linezolid, Neuroleptika, Opioide, Parkinsonmittel (z. B: Rasagilin, Selegilin, Safinamid), Psychostimulantien, Sedativa, Triptane

serotonerg wirkende Arzneistoffe
Arzneistoffe mit erwünschter oder unerwünschter Serotonin-Wirkung: Antidepressiva, Dextrometorphan, Linezolid, Lithium, Opioide (v. a. Fentanyl, Methadon, Pethidin, Tramadol), Parkinsonmittel (z. B: Rasagilin, Selegilin, Safinamid), Psychostimulantien (z. B. Amphetamine, Cocain, Ecstasy, LSD, Magic Mushrooms), Triptane

7. Index

M

N

O

P

R

S

T

U

V

W

Z

Bildnachweis:

Abb 1: S. 10 Harryarts freepik

Abb 2: S. 12 freepik

Abb 3: S.13 freepik

Abb 4: S. 16: Adobe Stock, Nr. 163440113